DER GROSSE GU KOMPASS

Kleines Medizin-Lexikon

DR. NICOLE SCHAENZLER
DR. MED. ULF RIKER

DR. NICOLE SCHAENZLER
Jahrgang 1963, ist promovierte Philologin und seit vielen Jahren als Medizinjournalistin tätig. Sie ist Herausgeberin des Münchner Gesundheitsmagazins TOPFIT. Als Fachautorin hat sie zahlreiche Bücher zu medizinischen Themen verfasst. Bei GU sind von ihr bereits verschiedene Medizinratgeber erschienen, z. B. die beiden Großen Kompasse »300 Fragen zum Impfen« und »Laborwerte« – der meist verkaufte Ratgeber zum Thema –, der »Quickfinder Symptome« sowie »Magen und Darm natürlich behandeln«.

DR. MED. ULF RIKER
Jahrgang 1953, ist Internist mit Zusatzbezeichnung Homöopathie (Weiterbildungsermächtigter Dozent für Homöopathie) und Naturheilverfahren und in eigener Praxis in München tätig. Zuvor war er leitender Arzt eines kleinen internistischen Akutkrankenhauses mit naturheilkundlichem und homöopathischem Schwerpunkt.

WICHTIGER HINWEIS
Dieser Kompass vermittelt Ihnen einen Überblick über die 100 häufigsten körperlichen Erkrankungen und deren Diagnose- und Therapieformen. Er ersetzt jedoch nicht eine Beratung und gründliche Untersuchung durch Ihren Arzt. Nur er kann über Diagnose, Therapie und Dosierung von Präparaten entscheiden.
Medizinische Erkenntnisse sind einem ständigen Wandel unterworfen. Die Autoren haben größte Sorgfalt darauf verwendet, dass alle Angaben dem aktuellen Wissensstand entsprechen. Es können jedoch immer bislang noch nicht bekannte unerwünschte Wirkungen oder sonstige Gründe auftreten, sodass eine diagnostische oder therapeutische Methode nicht mehr angewendet werden darf oder sollte. Eine Haftung der Autoren oder des Verlags für eventuell entstandene Schäden, die aus den im Buch gemachten Hinweisen entstehen, ist daher ausgeschlossen.

Inhalt

Ein Wort zuvor 8

Das sollten Sie wissen 9

Die 100 häufigsten Krankheiten von A–Z 10
Aids 10
Akne 12
Alzheimer-Krankheit 13
Arteriosklerose 15
Arthritis, rheumatoide (RA, chronische Polyarthritis) 17
Arthrose 20
Asthma bronchiale (Bronchialasthma) 22
Basedow-Krankheit (Autoimmunhyperthyreose) 25
Bauchspeicheldrüsenentzündung (Pankreatitis) 26
Bauchspeicheldrüsenkrebs (Pankreaskarzinom) 29
Blasenentzündung (Harnblasenentzündung, Zystitis) 31
Blasenkrebs (Blasenkarzinom) 32
Blinddarmentzündung (Appendizitis) 33
Bluthochdruck (arterielle Hypertonie) 34
Borreliose (Lyme-Borreliose, Zecken-Borreliose) ... 36
Bronchitis, akute 38
Bronchitis, chronische 39
Brustkrebs (Mammakarzinom) 41
Colitis ulcerosa 43
Crohn-Krankheit (Morbus Crohn) 45
Darmkrebs (kolorektales Karzinom) 46
Darmpolypen 48
Diabetes mellitus (Zuckerkrankheit) 49
Divertikel/Divertikulitis 53
Eierstockkrebs (Ovarialkarzinom) 55
Eisenmangelanämie 56
Ekzem, allergisch bedingtes (allergisches Kontaktekzem) 58
Erkältungskrankheit (grippaler Infekt) 59
Fettstoffwechselstörungen 61
Fibromyalgie 64
Frühsommer-Meningoenzephalitis (FSME) 65
Gallensteine (Cholelithiasis) 67
Gebärmutterhalskrebs (Zervixkarzinom) 70
Gebärmutterkörperkrebs
   (Korpus- oder Endometriumkarzinom) 72

Genitalherpes (Herpes genitalis)	74
Gicht	75
Glomerulonephritis	77
Gonorrhö (Tripper)	80
Gürtelrose (Herpes zoster)	82
Hämorrhoiden	83
Harninkontinenz	84
Harnsteine (Nierensteine, Urolithiasis)	87
Hautkrebs	90
Hepatitis	92
Herzinfarkt (Myokardinfarkt)	96
Herzkrankheit, koronare (KHK)	99
Herzmuskelentzündung (Myokarditis)	101
Herzschwäche (Herzinsuffizienz), chronische	103
Hirnhautentzündung (Meningitis)	105
Hodenkrebs (Hodenkarzinom)	107
Hodgkin-Krankheit	109
Hörsturz	110
Influenza (echte Grippe, epidemische Grippe)	112
Krampfadern (Varizen)	114
Kropf (Struma)	116
Leberzirrhose (Schrumpfleber)	119
Leistenbruch (Leistenhernie, Inguinalhernie)	121
Leukämie	123
Lippenherpes (Herpes labialis)	126
Lungenembolie	127
Lungenemphysem	129
Lungenentzündung (Pneumonie)	132
Lungenkrebs (Lungen- bzw. Bronchialkarzinom)	134
Magenschleimhautentzündung (Gastritis)	136
Magen- und Zwölffingerdarmgeschwür (Ulcus ventriculi, Ulcus duodeni)	138
Malaria (Wechselfieber)	140
Menière-Krankheit	142
Migräne	144
Multiple Sklerose (MS)	147
Nahrungsmittelallergie (gastrointestinale Allergie)	149
Nasennebenhöhlenentzündung (Sinusitis)	151
Nesselsucht (Urtikaria)	153
Neurodermitis (atopisches Ekzem)	155
Nierenbeckenentzündung (Pyelitis/Pyelonephritis)	157
Nierenversagen, chronisches (chronische Niereninsuffizienz)	159
Osteoporose	162

Parkinson-Krankheit 165
Pollenallergie (allergische Rhinitis) 167
Prostatakrebs (Prostatakarzinom) 170
Prostatavergrößerung, gutartige (benigne Prostatahyperplasie) ... 172
Refluxkrankheit 174
Reizdarm (Reizkolon) 175
Reizmagen (funktionelle Dyspepsie) 177
Schilddrüsenentzündung (Thyreoiditis) 178
Schilddrüsenkrebs 180
Schilddrüsenüberfunktion (Hyperthyreose) 182
Schilddrüsenunterfunktion (Hypothyreose) 183
Schlafapnoe-Syndrom (SAS) 185
Schlaganfall (Apoplexie, Hirnschlag, Hirninfarkt) 187
Schuppenflechte (Psoriasis) 190
Sjögren-Syndrom 193
Spannungskopfschmerzen 195
Speiseröhrenentzündung (Ösophagitis) 196
Tinnitus 198
Trigeminusneuralgie 200
Übergewicht 202
Verschlusskrankheit, periphere arterielle (pAVK) 205
Verstopfung (Obstipation) 207
Vorhofflimmern 209
Zöliakie/Sprue (glutensensitive Enteropathie) 211

Die wichtigsten Untersuchungsmethoden von A–Z 214
Schulmedizinische Untersuchungen 214

Abstrich 214
Allergietests 214
Anamnese 215
Angiographie 216
Bauchspiegelung (Laparoskopie) 216
Biopsie 216
Blasenspiegelung (Zystoskopie) 217
Blutdruckmessung 217
Blutgasanalyse 218
Blutuntersuchung 218
Bronchoskopie 219
Computertomographie (CT) 219
Darmspiegelung (Koloskopie) 220
Doppler- und Farbduplexuntersuchung 221
Echokardiographie 221

EEG (Elektroenzephalographie)	222
EKG (Elektrokardiographie)	222
Endoskopie	223
Entzündungsparameter	223
ERC (Endoskopisch retrograde Cholangiographie)/ERCP (Endoskopisch retrograde Cholangiopankreatographie)	224
Gelenkspiegelung (Arthroskopie)	224
Herzkatheteruntersuchung (Koronarangiographie)	225
Kernspintomographie (Magnetresonanztherapie)	225
Körperliche Untersuchung	226
Lumbalpunktion	227
Lungenfunktionsprüfung	227
Magenspiegelung (Gastroskopie)	228
Mammographie	228
PET (Positronenemissionstomographie)	229
Pulsmessung	229
Rheumafaktoren	229
Röntgenuntersuchung	230
SPECT (Single-Photon-Emission-Computertomographie)	230
Stuhluntersuchung	231
Szintigraphie	231
Tumormarker	232
Ultraschalluntersuchung (Sonographie)	232
Urinuntersuchung	233
Videokapsel-Endoskopie	234

Alternativmedizinische Untersuchungen ... 234

Dunkelfeldmikroskopie	234
Homöopathische Anamnese	235
Irisdiagnostik	235
Kinesiologischer Muskeltest	236
Pulsdiagnostik in der Ayurvedischen Medizin	236
Pulsdiagnostik in der TCM	237
Zungendiagnostik	237

Die wichtigsten Therapien von A–Z ... 238
Therapien der Schulmedizin ... 238

Chirurgie	238
Elektrotherapie des Herzens	241

Krebstherapie	241
Manuelle Therapien	243
Medikamentöse Behandlung	245

Therapien der Alternativmedizin ... 246

Akupressur	246
Akupunktur	246
Anthroposophische Medizin	248
Aromatherapie	249
Atemtherapie	249
Ayurvedische Medizin	249
Biochemie nach Dr. Schüßler	250
Biofeedback	250
Bioresonanztherapie	251
Colon-Hydro-Therapie	251
Eigenbluttherapie	251
Entspannungstherapie	252
Ernährungstherapie	253
Homöopathie	254
Kinesiologie	255
Kneipptherapie	255
Kraniosakraltherapie	256
Magnetfeldtherapie	256
Neuraltherapie	257
Orthomolekulartherapie	257
Osteopathie	258
Phytotherapie	258
TCM (Traditionelle Chinesische Medizin)	258

Glossar

Medizinische Fachbegriffe von A–Z	260

Zum Nachschlagen ... 274

Bücher, die weiterhelfen	274
Adressen, die weiterhelfen	275
Sachregister	276
Impressum	288

Ein Wort zuvor

Nie zuvor war das öffentliche Interesse an medizinischen Themen größer als heute. Dabei entspringt der wachsende Informationsbedarf nicht nur dem Bedürfnis zu verstehen, was sich hinter den vielen medizinischen Fachbegriffen verbirgt, sondern als »mündiger Patient« will man in den Dialog mit den Fachleuten treten. Denn dem aufgeklärten, selbstbestimmten und mitbestimmenden Patienten fällt es leichter, den medizinischen Ausführungen des Arztes zu folgen und ihn als Verbündeten im Kampf gegen die Erkrankung zu akzeptieren. Zugleich vermittelt es ein Gefühl der Sicherheit, wenn man versteht, warum eine Krankheit entstanden ist, mit welchen Maßnahmen sie am besten diagnostiziert und wie sie erfolgreich behandelt werden kann. Zu wissen, was man selbst tun kann, um wieder gesund zu werden, ist wohl die wichtigste Voraussetzung für einen raschen Heilerfolg. Auch dies setzt voraus, dass man über die Vermeidung von Risikofaktoren zur Erhaltung von Gesundheit bzw. über den angemessen Umgang mit Krankheit Bescheid weiß.

Gesundheit sollte für Sie kein Fremdwort sein – in diesem Sinn hoffen wir, dass Ihnen unser Buch als aktuelle Informationsquelle bei medizinischen Fragestellungen rasch kompetente und verständliche Antworten und Anregungen liefert.

Dr. Nicole Schaenzler
Dr. med. Ulf Riker

Das sollten Sie wissen

Warum dieses Buch

Mit diesem Buch möchten wir Ihnen ein kleines Nachschlagewerk an die Hand geben, das Ihnen wichtige Begriffe der Medizin kompetent und verständlich erklärt. Kernstück ist ein Kapitel über die 100 häufigsten Erkrankungen der inneren Medizin und der angrenzenden Gebiete. Sie finden dort sowohl chronische Erkrankungen und ihre (spezielle) medizinische Diagnostik und Therapie als auch die häufigsten Erkrankungen mit Todesfolge (Herz-Kreislauf-Erkrankungen, Krebserkrankungen) und die Bedeutung der Vorsorge bzw. Früherkennung von Risikofaktoren dafür. Außerdem sind leichte und schwere Infektionskrankheiten und Entzündungen aufgeführt sowie der Stellenwert, den sie in der jährlichen Erkrankungsstatistik haben, und die Folgen, welche sich aus unsachgemäßer oder nicht rechtzeitig eingeleiteter Behandlung ergeben.
Jede Krankheit ist in Form eines Steckbriefs aufgebaut, der Ursachen und Symptome, Untersuchungs- und Therapiemöglichkeiten übersichtlich beschreibt – und zwar gemäß dem neuesten wissenschaftlichen Erkenntnisstand. Dabei zeigt sich, dass das Spektrum der (schul-)medizinischen und alternativmedizinischen Diagnostik und Therapie von Erkrankungen breit gefächert ist. Doch gerade die Kombination von allen Therapieansätzen hat sich in vielen Fällen zur Linderung oder Heilung von Erkrankungen bewährt.
In zwei weiteren Kapiteln werden die wichtigsten Untersuchungs- und Therapiemethoden näher erläutert, damit Sie wissen, was Sie erwartet. Viele wichtige Fachbegriffe aus diesem Buch, aber auch aus dem medizinischen Alltag finden Sie im Glossar am Ende des Buches.
Übrigens: Um ein flüssiges Lesen zu gewährleisten, wird im ganzen Buch immer nur von Arzt bzw. Therapeut und Patient gesprochen. Selbstverständlich sind damit auch Ärztinnen bzw. Therapeutinnen und Patientinnen gemeint.

Die 100 häufigsten Krankheiten von A–Z

Adipositas → Übergewicht (Seite 202)

Aids

Die erworbene Immunschwächekrankheit Aids (**a**cquired **i**mmune **d**eficiency **s**yndrome) wird durch das humane (menschliche) Immundefizienz-Virus (HIV) ausgelöst, das zu den Retroviren (→ Glossar, Seite 271) gehört. Es zerstört spezielle Immunzellen, was zu einem zunehmenden Verlust der körpereigenen Abwehrkräfte führt. Eine Heilung der Erkrankung ist bislang nicht möglich. Wird die Infektion jedoch rechtzeitig erkannt und konsequent medikamentös behandelt, kann der Ausbruch von Aids heutzutage meist verhindert oder zumindest deutlich hinausgezögert werden.

- Die Übertragung der Viren erfolgt über infizierte Körpersekrete, wobei Blut und Sperma die meisten Viren enthalten.
- Hauptübertragungswege sind Sexualkontakte (Geschlechts- bzw. Analverkehr) und der gemeinsame Gebrauch von kontaminierten Injektionsnadeln (z. B. bei Drogenabhängigen).
- Das (ungeborene) Kind einer infizierten Mutter kann sich in der Schwangerschaft oder während der Geburt anstecken. Zudem kann die Infektion über die Muttermilch erfolgen.
- Das Infektionsrisiko durch Bluttransfusionen ist inzwischen dank systematischer Untersuchung des Spenderbluts gering.
- Etwa 5 % der HIV-Infizierten sind auch nach 10 Jahren noch beschwerdefrei.

Ursachen
- HIV befällt spezielle Abwehrzellen (v. a. T-Lymphozyten bzw. T-Helferzellen, → Glossar, Seite 272) und das zentrale Nervensystem. Dabei verändert das Virus ständig seine Oberflächenstruktur, sodass die Abwehrreaktionen des Körpers nicht wirksam werden. Durch zunehmende Zerstörung der T-Lymphozyten kommt es zur manifesten Abwehrschwäche, es treten nun gehäuft sogenannte opportunistische Infektionen (→ Glossar, Seite 269) auf.

Symptome
- **Akute HIV-Primärinfektion (Kategorie A):** Bei vielen Infizierten tritt etwa 5 bis 30 Tage nach der Infektion eine kurze akute Erkrankung

auf, die mit unspezifischen Allgemeinsymptomen wie Fieber, Lymphknotenschwellungen, Kopfschmerzen, Hautausschlag und/oder Durchfall einem grippalen Infekt oder dem Pfeiffer-Drüsenfieber, einer Virusinfektion, ähnelt.
- **Latenzphase:** Weitgehende Beschwerdefreiheit, die bis zu einer Dauer von 10 Jahren nach der Infektion anhalten kann.
- **Aids-related-complex, ARC (Kategorie B):** u. a. länger anhaltende Lymphknotenschwellungen, Nachtschweiß, Gewichtsverlust, Durchfall, Fieber, Hautausschläge, Reizhusten, Erkrankungen der peripheren Nerven, Befall der Mundschleimhaut mit dem Hefepilz Candida albicans, → Gürtelrose (Seite 82)
- **Vollbild Aids (Kategorie C):** u. a. bösartige Tumoren, v. a. das Kaposi-Sarkom und Non-Hodgkin-Lymphom, → Lungenentzündung (Seite 132) durch das Bakterium Pneumocystis carinii und andere Krankheitserreger, Tuberkulose, Toxoplasmose, Befall der Lungen, Bronchien, Speise- und/oder Luftröhre mit dem Hefepilz Candida albicans, HIV-typische Hauterscheinungen wie Hautausschlag, Gehirnentzündung (subakute HIV-Enzephalitis), HIV-Auszehrungssyndrom (HIV-Kachexie)

Welche Untersuchung?
- Blutuntersuchung mittels HIV-Test (meist ELISA-Test), bei dem Antikörper gegen HI-Viren nachgewiesen werden. Ein positives Ergebnis muss in einem zweiten Test (z. B. Westernblot, spezifisches Nachweisverfahren für HIV-Antikörper) bestätigt werden.
- RT-PCR-Test (= Reverse Transkriptase-Polymerase-Kettenreaktion), mit dem man die HI-Viren im Blut direkt nachweisen kann. Dieser Test ist sehr genau und liefert schon wenige Tage nach der Untersuchung das Ergebnis. Da er aber sehr aufwendig und deshalb teuer ist, wird er als Standarduntersuchung derzeit nur bei Blutspendern durchgeführt.
- Regelmäßige Blutuntersuchungen, um das Fortschreiten der HIV-Infektion bzw. der Therapie zu überwachen. Dabei wird u. a. die Zahl der T-Helferzellen und T-Suppressorzellen (→ Glossar, Seite 272/273) ermittelt: Bei fortgeschrittener HIV-Infektion nimmt die absolute Zahl der T-Helferzellen ab und die der T-Suppressorzellen zu. Bei weniger als 350 Helferzellen pro Mikroliter Blut wird empfohlen, mit der Therapie zu beginnen, wenn Begleiterkrankungen vorliegen. Die Bestimmung von HIV (HIV-RNA) im Blutplasma (die Zahl der Viruskopien pro Milliliter Blutplasma = Viruslast) gibt Auskunft über den weiteren Verlauf der Erkrankung. Bei HIV-infizierten Personen, die keine Therapie erhalten, gilt eine Viruslast

von unter 10 000 als niedrig, ab 50 000 bis 100 000 Viruskopien liegt eine hohe Viruslast vor.
- Regelmäßige → körperliche Untersuchung (Seite 226)

Welche Therapie?
- Medikamentöse Therapie mit dem Ziel, den Ausbruch des Vollbilds Aids so lange wie möglich zu verzögern. Wegen des hohen Resistenzrisikos kommen heute in der Regel mindestens drei Substanzen gegen Retroviren zum Einsatz, die möglichst an unterschiedlichen Stellen des Virusvermehrungszyklus ansetzen.
- Die Behandlung mit antiretroviralen Medikamenten hat in den Industrienationen dazu geführt, dass bei vielen HIV-Infizierten die Krankheit spät ausbricht bzw. nur langsam fortschreitet. Ärmere Länder können sich diese teure Behandlung nicht leisten, dort ist die Sterblichkeitsrate nach wie vor sehr hoch.
- Verschiedene Maßnahmen zur Behandlung des jeweiligen Krankheitsbildes wie → Lungenentzündung (Seite 132)

Akne

Akne ist ein Oberbegriff für Erkrankungen der Talgdrüsen und Haarfollikel mit Knötchen- und Pustelbildung auf der Haut.
- Eine besonders häufige Form, die Akne vulgaris, tritt bevorzugt während der Pubertät auf. Oft nimmt sie bei Jungen einen schwereren Verlauf als bei Mädchen. Mit Ausklang der Pubertät heilt die Akne meist aus, in schweren Fällen kann sie allerdings auch im Erwachsenenalter fortbestehen.
- Im Erwachsenenalter sind v. a. Frauen mit erhöhtem Spiegel männlicher Geschlechtshormone (Androgene) betroffen.
- Sonderformen der Akne können u. a. durch Kortison **(Steroidakne)** und andere Medikamente (z. B. Anabolika, orale Empfängnisverhütungsmittel mit hohem Gestagenanteil), Umweltschadstoffe wie Chlor, Teerprodukte, Öl und chlorierte Kohlenwasserstoffe oder durch eine Kombination aus starker Sonneneinwirkung und Sonnenschutzmitteln bzw. Kosmetika **(Mallorca-Akne)** ausgelöst werden.

Ursachen
- Meist vererbte Veranlagung zu gesteigerter Talgproduktion (Seborrhö) sowie hormonelle Einflüsse, v. a. eine vermehrte Produktion von männlichen Hormonen
- In Verbindung mit Verhornungsstörungen der Haarfollikel, die eine Verstopfung der Ausführungsgänge bewirken, staut sich der

überschüssige Talg, es entstehen Mitesser (Komedonen). Wird die zähe Masse von Horn und Talg von Bakterien (Propionibacterium acnes) besiedelt, entzünden sich die Mitesser und es entwickeln sich die typischen Papeln und Pusteln.

Symptome
- Fettige Haut, Mitesser, Papeln, entzündliche Knötchen und eitrige Pusteln, v. a. auf talgdrüsenreichen Hautbezirken (Gesicht, Brust, Rücken), in schweren Fällen am ganzen Körper
- Abszesse und große Mitesser mit Fistelbildung (Fistelkomedonen) bei schwerer Akne und evtl. bleibenden Narben

Welche Untersuchung?
- »Blickdiagnose«: Begutachtung der Pusteln und Knoten
- Evtl. Blutuntersuchung zur Bestimmung des Hormonspiegels

Welche Therapie?
- Äußerliche Behandlung der Hautpartien mit Cremes bzw. Salben (z. B. Retinoide, Benzoylperoxid, Antibiotika, Azelainsäure), in schweren Fällen auch eine innerliche Behandlung mit Kapseln oder Tabletten (z. B. Isotretinoin, Antibiotika)
- Bei hormonellen Störungen evtl. Einnahme der Antibabypille bzw. von Hormontabletten, die den Androgenspiegel senken
- Für die tägliche Reinigung genügen lauwarmes Wasser und alkalifreie Waschlotionen. Nicht angewendet werden sollten scharfe Seifen oder alkoholhaltige Lotionen.
- Pickel auf keinen Fall selbst ausdrücken, dies verschlimmert die Akne und es können Narben zurückbleiben.
- Teebaumöl kann aufgrund seiner antibakteriellen Wirkung die Bildung eitriger Pusteln reduzieren. Achtung: Es sind allergische Reaktionen möglich.
- Speziell ausgewählte homöopathische Einzelmittel können die Talgproduktion der Haut reduzieren und die Bildung von Mitessern vermindern.

Allergie → Asthma bronchiale (Seite 22), → Ekzem, allergisch bedingtes (Seite 58), → Nahrungsmittelallergie (Seite 149), → Pollenallergie (Seite 167)

Alzheimer-Krankheit

Bei der nach Alois Alzheimer benannten degenerativen Hirnerkrankung kommt es, verursacht durch das fortschreitende Absterben

von Nervenzellen im Gehirn, zu einem allmählichen geistigen und körperlichen Verfall des Betroffenen. Die Erkrankung ist nicht heilbar.
- Die Lebenserwartung ist verkürzt und beträgt ab Krankheitsbeginn zwischen 7 und 12 Jahren.
- Meist zeigen sich die ersten Symptome nach dem 65. Lebensjahr; Frauen sind doppelt so häufig betroffen wie Männer.
- Vermutlich kommt die Erkrankung familiär gehäuft vor.

Ursachen
- Gehirnzellen sterben ab, das Gehirn schrumpft. Im Verlauf der Krankheit lagern sich immer mehr Eiweiß-Spaltprodukte (Amyloide, → Glossar, Seite 260) im Gehirn ab. Sie behindern u. a. die Reizübertragung zwischen den Nervenzellen, die für Lernprozesse, Orientierung und Gedächtnisleistungen unerlässlich ist.
- Wie es dazu kommt, ist noch nicht vollständig geklärt. Diskutiert werden Entzündungsprozesse im Gehirn sowie Umweltfaktoren im Zusammenspiel mit genetischen Faktoren. So haben etwa Menschen mit einer bestimmten Genform für das Apolipoprotein E (ein Eiweiß, das Cholesterin im Blut transportiert) ein erhöhtes Krankheitsrisiko. Das Alter gilt inzwischen ebenfalls als eigenständiger Risikofaktor.

Symptome
- **Frühstadium:** Besonders Vergesslichkeit (v. a. von kurz zurückliegenden Ereignissen), Zerstreutheit und Störungen im sprachlichen Ausdruck: Es werden wiederholt dieselben Fragen gestellt oder es wird im Gespräch nach Worten gesucht. Die Namen von bekannten Menschen entfallen, das Urteilsvermögen lässt nach.
- **Fortgeschrittenes Stadium:** Zurückliegende Ereignisse werden nun ebenfalls immer schlechter erinnert (z. B. Jugenderlebnisse); ausgeprägte Störungen der Merkfähigkeit und des Sprachvermögens, hinzu kommen u. a. zeitliche und räumliche Orientierungsschwierigkeiten, Reizbarkeit, Unruhe, Wahnvorstellungen, Ängstlichkeit, Depressivität und Aggressivität; die Selbstständigkeit ist bereits stark eingeschränkt.
- **Spätstadium:** Verlust der Alltagskompetenz mit völliger Pflegeabhängigkeit

Welche Untersuchung?
- Sicherung der Diagnose aufgrund der Symptome
- Evtl. → Computer- (Seite 219) oder → Kernspintomographie (Seite 225), mit denen sich der Abbau der Gehirnsubstanz als Schrumpfung des Gehirns nachweisen lässt

Welche Therapie?
Ziel der therapeutischen Maßnahmen ist es, die geistige Leistungsfähigkeit des Betroffenen möglichst lange zu erhalten.
- Im fortgeschrittenen Stadium steht der Erhalt der Alltagskompetenz des Patienten und eine Verzögerung der Pflegebedürftigkeit bzw. Heimeinweisung im Vordergrund, z. B. mithilfe von Psychotherapie, Logopädie (Sprachheilkunde), Ergotherapie (Beschäftigungstherapie) oder Krankengymnastik.
- Medikamentöse Behandlung mit Memantinen und Acetylcholinesterase-Hemmern, die die Botenstoffe Glutamat und Acetylcholin positiv beeinflussen, die bei der Alzheimer-Krankheit und anderen Demenzen gestört sind.

Angina pectoris → Herzkrankheit, koronare (Seite 99)

Apoplexie → Schlaganfall (Seite 187)

Appendizitis → Blinddarmentzündung (Seite 33)

Arterielle Hypertonie → Bluthochdruck (Seite 34)

Arteriosklerose

Als Arteriosklerose wird eine fortschreitende krankhafte Veränderung der Arterien als Folge von Ablagerungen in den Gefäßwänden bezeichnet. Dadurch kommt es früher oder später zu einer Verengung der betroffenen Blutgefäße mit einer erhöhten Gefahr für einen Arterienverschluss.
- Arteriosklerotische Veränderungen der Blutgefäße entwickeln sich über Jahre und beginnen mitunter bereits im Jugendalter. In der Regel zeigen sich die ersten Folgeerscheinungen aber erst im mittleren und höheren Lebensalter.
- Arteriosklerose ist der wichtigste Auslöser für Herz-Kreislauf-Erkrankungen: Sind Arterien betroffen, die das Gehirn versorgen, kann es zu einem → Schlaganfall (Seite 187) kommen; eine Arteriosklerose der Herzkranzgefäße (koronare → Herzkrankheit, Seite 99) ist die Hauptursache für einen → Herzinfarkt (Seite 96).
- Arteriosklerotische Veränderungen der Arterien von Becken und Beinen rufen die periphere arterielle → Verschlusskrankheit (Seite 205) hervor.

- Eine Arteriosklerose der Nierenarterie kann zu einer chronischen Nierenschädigung führen.

Ursachen
- Arteriosklerose beruht auf einer chronischen Entzündung der Gefäßwände. Voraussetzung scheint hierfür eine übermäßige Ansammlung von oxidiertem, LDL-gebundenem Cholesterin in den Gefäßen zu sein. Diese führt zu einer Schädigung der Innenauskleidung der Arterien (Endothel), wodurch das Immunsystem aktiviert wird: In dem Bemühen, den Schaden zu reparieren, docken u. a. Immunzellen sowie bestimmte weiße Blutkörperchen (Monozyten) an den Gefäßwänden an. Während die Immunzellen entzündungsfördernde Stoffe bilden, entwickeln sich die Monozyten zu Fresszellen (Makrophagen), die die Aufgabe haben, den »Fremdkörper« LDL-Cholesterin zu fressen. Je mehr Fett sie schlucken, desto größer und klebriger werden sie, sodass sie – zusammen mit Immunzellen, Entzündungsstoffen und kleineren Kalkmengen – zu sogenannten arteriosklerotischen Plaques zusammenfließen. Durch die Plaques werden Muskel- und Bindegewebszellen angeregt, sich vermehrt zu teilen. Die Gefäßwand verdickt sich und verhärtet, während der Innendurchmesser des Gefäßes immer weiter abnimmt. Dadurch kann das Blut nicht mehr richtig fließen (Durchblutungsstörungen), das Gewebe wird nicht ausreichend mit Sauerstoff versorgt.
- Arteriosklerotische Plaques können durch Wirbel im Blutstrom aufbrechen. Die anschließende Auflagerung eines Blutgerinnsels (Thrombus) auf eine geplatzte Plaque ist die häufigste Ursache des akuten Arterienverschlusses. Dadurch wird das hinter dieser Stelle liegende Gebiet komplett von der Blutversorgung abgeschnitten und stirbt ab, wenn das Blutgerinnsel nicht rasch aufgelöst werden kann (Herzinfarkt, Schlaganfall).
- Am Entstehungsprozess sind bestimmte Risikofaktoren beteiligt, von denen einige, z. B. eine erbliche Veranlagung, nicht beeinflussbar sind.
- Die wichtigsten beeinflussbaren Risikofaktoren sind: → Bluthochdruck (Seite 34), Rauchen, erhöhter Blutzuckerspiegel (→ Diabetes mellitus, Seite 49), → Fettstoffwechselstörungen (Seite 61), → Übergewicht (Seite 202), Bewegungsmangel.

Symptome
- In der Mehrzahl der Fälle verursacht die Arteriosklerose selbst keine Beschwerden. Abhängig davon, welche Blutgefäße betroffen sind, entwickeln sich jedoch typische Folgeerkrankungen, die

dann ein bestimmtes Beschwerdebild hervorrufen, z. B. Angina pectoris bei koronarer → Herzkrankheit (Seite 99).

Welche Untersuchung?
- → Anamnese (Seite 215) und → körperliche Untersuchung (Gewicht, Blutdruck etc., Seite 226)
- Blutuntersuchung zum Nachweis von Risikofaktoren, z. B. Bestimmung des Zucker- und Cholesterinspiegels im Blut
- Evtl. Blutuntersuchung zur Bestimmung des hs-CRP-Werts (→ C-reaktives Protein, Seite 223)
- Bildgebende Verfahren, z. B. Doppler-Ultraschalluntersuchung (→ Seite 221) oder Magnetresonanz-Angiographie (→ Seite 216) zur Untersuchung von verengten hirnversorgenden Arterien bzw. Becken- und Beinarterien; → Herzkatheteruntersuchung (Seite 225) bei Verdacht auf koronare Herzkrankheit

Welche Therapie?
- Konsequentes Ausschalten bzw. Behandlung aller bestehenden Risikofaktoren: Gewichtsnormalisierung, ausreichende Bewegung, Rauchverzicht. Evtl. zusätzlich medikamentöse Senkung eines erhöhten Blutdrucks, optimale Einstellung einer Zucker- und/oder Fettstoffwechselstörung
- Als **Basistherapie** zusätzlich Acetylsalicylsäure bzw. bei Unverträglichkeit ein anderer »Plättchenfunktionshemmer« (Thrombozytenaggregationshemmer), der verhindert, dass Blutplättchen (Thrombozyten) verkleben und an kritischen Engstellen bzw. auf Plaques Blutgerinnsel bilden
- Bei ausgeprägter Verengung und der Gefahr von Komplikationen möglichst Aufdehnung der betroffenen Arterien mit einem Katheter (z. B. Ballondilatation, → Seite 240) und Einlage eines Stents (→ Seite 240); evtl. Bypass-Operation (→ Seite 240)

Arthritis, rheumatoide (RA, chronische Polyarthritis)

Die rheumatoide Arthritis ist eine chronisch entzündliche Gelenkerkrankung, die eine fortschreitende Deformierung und Unbeweglichkeit mehrerer Gelenke zur Folge hat. Der Verlauf der RA kann individuell sehr unterschiedlich sein, oft entwickelt sie sich aber schubweise über mehrere Jahre hinweg. Die Erkrankung ist nicht heilbar, kann aber bei frühzeitiger Diagnose in ihrem Fortschreiten gebremst werden.
- Die RA kann in jedem Alter beginnen, doch nimmt die Häufigkeit mit steigendem Lebensalter zu. Frauen sind drei- bis viermal häufiger betroffen als Männer.

- In 10 bis 15 % der Fälle verschlechtert sich der Zustand der Gelenke rapide und führt früh zu bleibenden Behinderungen, u. U. auch zu einem begleitenden Befall der inneren Organe (maligne Form).
- Als Sonderform tritt die **juvenile rheumatoide Arthritis** bei Kindern unter 16 Jahren auf. Bei ihr werden verschiedene Subtypen unterschieden (z. B. Still-Syndrom).
- Gemäß dem amerikanischen rheumatologischen College liegt eine rheumatoide Arthritis vor, wenn vier oder mehr der folgenden Kriterien zutreffen:
  - Morgensteife der Gelenke, die mindestens eine Stunde dauert
  - Gelenkentzündung an mindestens drei Gelenken gleichzeitig
  - Gelenkentzündung an Hand- und Fingergelenken
  - Beidseitige Entzündung an denselben Gelenken
  - Rheumaknoten
  - Nachweis von Rheumafaktoren im Blut
  - Bestimmte Gelenkveränderungen der Hände im Röntgenbild

Ursachen
- Die Ursache ist unbekannt, wahrscheinlich gehört die RA zu den Autoimmunerkrankungen (→ Glossar, Seite 261). Evtl. spielt auch eine erbliche Veranlagung eine Rolle.
- Die Entzündung spielt sich v. a. in der Innenhaut der Gelenkkapsel (Synovialmembran, Synovialis) ab, greift jedoch durch verschiedene krankheitsspezifische Prozesse (Pannusbildung) auf die Gelenkflächen und schließlich auf alle Strukturen des Gelenks (v. a. Sehnen, Bänder und Schleimbeutel) und die Knochen über und schädigt diese.
- Jeder neue Entzündungsschub verläuft nach dem gleichen Muster, bis das Gelenk schließlich weitgehend zerstört ist.

Symptome
- Abgeschlagenheit, Muskelschmerzen, Gewichtsverlust, erhöhte Temperatur und nächtliches Schwitzen
- Anfangs Morgensteifigkeit v. a. der kleinen Fingergrund- und Fingermittelgelenke (die Fingerendgelenke sind nie betroffen!) mit Schwellungs-, Bewegungs- und Druckschmerzen (z. B. beim Händedruck)
- Im weiteren Verlauf tritt eine akute Gelenkentzündungen mit Schwellungen und Überwärmung auf, dabei sind immer mehrere Gelenke symmetrisch auf beiden Körperhälften betroffen; evtl. kommt es zur Bildung von typischen Rheumaknoten in Sehnen; Schwäche der gelenknahen Muskeln

- Mit fortschreitender Zerstörung der Gelenke kommt es zu ausgeprägten Fehlstellungen (z. B. Schwanenhals- oder Knopflochdeformität der Finger) und Behinderungen bis hin zum vollständigen Funktionsverlust der betroffenen Gelenke.

Welche Untersuchung?
- → Anamnese (Seite 215), → körperliche Untersuchung (Seite 226)
- → Blutuntersuchung (Seite 218) zum Nachweis von erhöhten → Entzündungsparametern (Seite 223) sowie des → Rheumafaktors (Seite 229), der nach längerem Krankheitsverlauf in bis zu 80 % der Fälle, zu Beginn der Erkrankung aber nur bei etwa 40 % der Patienten mit RA nachweisbar ist
- Meist Nachweis von Anti-Citrullin-Antikörpern (Anti-CCP), die früher positiv sind als der Rheumafaktor, sowie evtl. auch von Antikörpern gegen Zellkernbestandteile (antinukleäre Antikörper)
- → Ultraschalluntersuchung (Seite 232) betroffener Gelenke
- → Szintigraphie (Seite 231) zum (frühen) Nachweis einer Gelenkentzündung, evtl. dynamische → Kernspintomographie (Seite 225) zum (frühen) Nachweis von Knochenveränderungen
- Im konventionellen Röntgenbild sind typische Veränderungen der RA am Gelenk oft erst nach Monaten zu erkennen, sodass es für eine möglichst frühe Sicherung der Diagnose nicht geeignet ist.

Welche Therapie?
- Die frühzeitig eingeleitete Therapie zielt darauf ab, Schmerzen zu lindern, den entzündlichen und gelenkzerstörenden Krankheitsprozess zu verlangsamen und damit so lange wie möglich die Funktion und Kraft der Gelenke zu erhalten.
- Medikamentöse Therapie:
  - **Basistherapeutika**, die lebenslang eingenommen werden, z. B. Sulfasalazin (Azulfidine®), Methotrexat (z. B. Lantarel®), in schweren Fällen auch Immunmodulatoren (z. B. TNF-alpha-Rezeptorenblocker) oder Zytostatika, die in Regulationssysteme des Immunsystems eingreifen, etwa indem sie wichtige Entzündungsbotenstoffe hemmen.
  - **Akutmittel** (z. B. Glukokortikoide) zur Behandlung eines akuten Schubs; zur Schmerzbehandlung meist nichtsteroidale (→ Glossar, Seite 269) Antirheumatika (z. B. Diclofenac)
- Regelmäßig dosierte Bewegung oder Krankengymnastik zur Erhaltung bzw. Verbesserung der Beweglichkeit
- Physikalische Therapie: z. B. warme Umschläge (nicht während eines Schubs), Fango, Bewegungsbad, Krankengymnastik; im akut entzündlichen Schub kalte Umschläge

- Evtl. fleischarme Ernährung, die reich an Omega-3-Fettsäuren (z. B. in Lachs, Thunfisch, Hering oder auch als Fischölkapseln) ist
- Eine möglichst frühzeitige klassisch homöopathische Behandlung

Arthrose

Als Arthrose wird der Verschleiß eines Gelenks durch Abnutzung des Gelenkknorpels bezeichnet. Es handelt sich um ein komplexes Krankheitsgeschehen, das sich über Monate und Jahre entwickelt und mehrere Stadien durchläuft, die oft durch zunehmende Schmerzen und im weiteren Verlauf häufig auch durch eine Beeinträchtigung der Beweglichkeit gekennzeichnet sind.
- Mit zunehmendem Alter nutzt sich der Gelenkknorpel bei allen Menschen mehr oder weniger stark ab. Diese Abbauvorgänge rufen allein noch keine Beschwerden hervor, allerdings ist der Übergang in eine schmerzhafte Arthrose fließend.
- Zuerst ist das Knorpelgewebe betroffen, das die Knochen an den Kontaktstellen im Gelenk überzieht. Es verliert seine Elastizität und wird immer dünner. Ist der Knorpel weitgehend aufgebraucht, reiben die Gelenkflächen direkt aufeinander. Außerdem kommt es zu verschiedenen Umbauvorgängen, durch die sich das Gelenk verformen kann.
- Eine Arthrose tritt besonders häufig an den gewichttragenden Gelenken wie Hüft- und Kniegelenken, aber auch an den Händen (v. a. Finger und Daumen) und an der Wirbelsäule, seltener an Schulter, Ellenbogen oder Sprunggelenk auf.

Ursachen
- Vermutlich erbliche Veranlagung
- Bestimmte (Sport-)Verletzungen am Gelenk oder an gelenknahen Knochen, einseitige Gelenkbelastung, Entzündungsprozesse in den Gelenken, angeborene oder erworbene Gelenkfehlstellungen steigern das Risiko einer Arthrose deutlich.
- Weitere Risikofaktoren: Bewegungsmangel, → Übergewicht (Seite 202), einseitige, nähr- und vitalstoffarme Ernährung

Symptome
- **Frühstadium:** Schmerzen durch Abwinkeln oder Anziehen eines arthrotisch veränderten Gelenks, die wieder vergehen, wenn die Position gewechselt wird
- **Fortgeschrittenes Stadium:** Anlaufbeschwerden, d. h. die Schmerzen treten – oft zusammen mit einer Steifigkeit in dem betroffenen Gelenk – nach einer Ruhephase (z. B. nach längerem Sitzen) auf.

Die Beschwerden verschwinden wieder, wenn das arthrotisch veränderte Gelenk »eingelaufen« ist **(ruhende Arthrose)**. Zudem können die Schmerzen durch stärkere Belastungen wie etwa einen längeren Fußmarsch ausgelöst werden. Im weiteren Verlauf werden die Schmerzen heftiger, bis sie permanent, also auch im Ruhezustand (v. a. nachts), bestehen.
- Durch Überlastung (z. B. beim Sport) kann sich eine **aktivierte Arthrose** entwickeln. Dabei kommt es zu einer entzündlichen Reaktion im betroffenen Gelenk. Es bildet sich ein Erguss, das Gelenk schwillt an, ist überwärmt, gerötet und schmerzt heftig.

Welche Untersuchung?
- → Anamnese (Seite 215) und Erfassen des Beschwerdebilds sowie → körperliche Untersuchung (Seite 226)
- Bildgebende Verfahren wie → Röntgenuntersuchung (Seite 230), → Computer- (Seite 219) oder → Kernspintomographie (Seite 225) zur Bestimmung des Krankheitsstadiums
- Bei unklarem Befund evtl. → Gelenkspiegelung (Seite 224)

Welche Therapie?
Je früher der Betroffene aktiv gegen die Arthrose vorgeht, desto weniger schmerzstillende Medikamente sind notwendig. Deshalb stehen zunächst Bewegung und Schutz vor Überlastung im Vordergrund der Arthrosebehandlung.
- **Frühstadium (leichte bis mittelstarke Beschwerden)**
  - Regelmäßige Bewegung (z. B. Ausdauertraining wie Radfahren, Schwimmen, Nordic Walking)
  - Bei Übergewicht: Ernährungsumstellung, um das Gewicht zu reduzieren
  - Physikalische Therapie: v. a. Wärme, Hochfrequenzstrom, Infrarotlicht, pulsierende niedrig-frequentierte Magnetfelder (→ Magnetfeldtherapie, Seite 256), Ultraschall, Packungen
  - Krankengymnastik bzw. dosierte Bewegungstherapie
  - Spezielle Massagen, Muskelentspannung (z. B. Feldenkrais)
  - Medikamentöse Therapie: entzündungshemmende und schmerzlindernde Medikamente, z. B. antirheumatische Salben zum Einreiben, Paracetamol oder nichtsteroidale (→ Glossar, Seite 269) Antirheumatika (NSAR) zum Einnehmen
  - Verschiedene Injektionsbehandlungen, die die Regeneration des geschädigten Gelenkknorpels anregen sollen, z. B. bei Kniegelenksarthrose mit Hyaluronsäure
  - Knorpelaufbauende Mittel (Chondroprotektiva) zum Einnehmen, um die Zerstörung des Gelenkknorpels aufzuhalten

- Quaddelbehandlung (→ Glossar, Seite 271) mit Mistelextrakten in Gelenknähe, um die Durchblutung am Gelenk zu verbessern und die Schmerzen zu lindern
- **Fortgeschrittenes Stadium (starke Beschwerden)**

Zusätzlich zur Bewegungs-/medikamentösen Schmerztherapie
- Gelenkspülungen (z. B. mit Kortison), um entzündliche Prozesse zu hemmen
- Evtl. Gelenkpunktion zur Linderung eines Gelenkergusses
- Operativer Gelenkersatz, wenn alle Maßnahmen keine Besserung (mehr) bringen und die Aktivitäten des täglichen Lebens durch die Beschwerden zunehmend eingeschränkt sind

Asthma bronchiale (Bronchialasthma)

Asthma bronchiale ist eine anhaltende Entzündung der Atemwege, die mit einer Überempfindlichkeit der Bronchien einhergeht und über eine Verengung der Atemwege (Bronchialobstruktion) zu Husten, Kurzatmigkeit und anfallsweiser Atemnot führt. Die krankhafte Reaktion der Atemwegsschleimhaut kann durch die unterschiedlichsten Reize hervorgerufen werden.
- Derzeit leiden in Deutschland rund 8 Millionen Menschen an Asthma. Die Erkrankung kommt in allen Altersklassen vor, Kinder unter 10 Jahren sind besonders häufig betroffen. Asthma ist die häufigste chronische Erkrankung im Kindesalter.
- Bei Kindern verschwinden die Krankheitszeichen in der Pubertät oft vollständig, die Überempfindlichkeit der Atemwege bleibt allerdings ein Leben lang bestehen.
- Etwa ein Viertel aller Asthmatiker leidet an mittelschwerem (Schweregrad III) bis schwerem Asthma (Schweregrad IV), bei denen ein akuter Asthmaanfall lebensbedrohlich sein kann.

Ursachen
Zwei vermutlich erblich bedingte Faktoren sind an der Entstehung von Asthma beteiligt: die Übererregbarkeit der Bronchialschleimhäute und die Bereitschaft, allergisch zu reagieren. Bestimmte Veränderungen der Lebensbedingungen (z. B. der hohe Hygienestandard) in den letzten Jahrzehnten scheinen mit dazu beizutragen, dass die Zahl der Asthmaerkrankungen weiter zunimmt.
- Es werden drei Krankheitsformen unterschieden:
  - Das exogene oder allergische Asthma **(extrinsic Asthma)**, bei dem die Atemwegsentzündung durch einen bestimmten Stoff der Umwelt (z. B. Pollen, Hausstaubmilben) verursacht wird

- Das intrinsische, nichtallergische Asthma (**intrinsic Asthma**), das sich meist in Verbindung mit einer Atemwegsinfektion entwickelt
- Eine Mischform von beiden, die am häufigsten ist
- Hat sich ein Asthma bronchiale entwickelt, können viele weitere (nichtallergische) Stoffe einen Asthmaanfall auslösen, so z. B. Zigarettenrauch, Luftverschmutzung, kalte Luft, Nebel, aber auch körperliche Anstrengung (Anstrengungsasthma) oder bestimmte Medikamente (z. B. »Aspirin-Asthma«).

Bei unzureichender Behandlung können sich Folgeschäden an Lunge und Herz entwickeln.

Symptome
- Die 4 Leitsymptome sind: Husten, pfeifendes oder brummendes Atemgeräusch, Engegefühl im Brustkorb, Kurzatmigkeit bis hin zum schweren, lebensbedrohlichen Asthmaanfall.

AKUTER ASTHMAANFALL

Ein Asthmaanfall beginnt meist mit trockenem Husten, pfeifender Atmung und Kurzatmigkeit, die in Atemnot übergeht. Dem Betroffenen fällt es zunehmend schwerer, die in den Atemwegen befindliche Luft auszuatmen. Je schlechter die »verbrauchte« Luft aus der Lunge herausströmen kann, desto schwieriger wird es, »frische« Luft einzuatmen. Bei starker Atemnot kommt es zu einem Engegefühl in der Brust.

Welche Untersuchung?
- → Anamnese (Seite 215) und Erfassen der Beschwerden
- Körperliche Untersuchung (u. a. Abklopfen des Brustkorbs, Abhorchen der Lunge mit dem Stethoskop)
- → Lungenfunktionsprüfung (Seite 227) v. a. mittels Spirometrie, evtl. auch Ganzkörper-Plethysmographie
- → Blutgasanalyse (Seite 218) zur Beurteilung des Gasaustauschs in der Lunge
- Evtl. → Röntgenuntersuchung (Seite 230) zum Ausschluss einer Lungenschädigung
- Evtl. → Bronchoskopie (Seite 219)
- Evtl. Untersuchung des Auswurfs (Sputum)
- → Allergietests (Seite 214) bei Verdacht auf allergische Ursache
- Regelmäßige Selbstmessungen mit dem Peak-Flow-Meter (→ Glossar, Seite 270) und Dokumentation der Werte zur täglichen Überprüfung der Atemleistung

Welche Therapie?

Hauptziele der Therapie sind, die zugrunde liegende Entzündung einzudämmen, einer Verengung der Bronchien entgegenzuwirken, die Schleimbildung in den Bronchien zu verringern, das Abhusten des Sekrets zu erleichtern, Asthmaanfälle möglichst zu vermeiden sowie Spätschäden vorzubeugen.

Voraussetzung für eine erfolgreiche Asthmatherapie ist, den Kontakt mit auslösenden Faktoren (z. B. Allergene, Zigarettenrauch) zu meiden. Für die Therapiesteuerung unverzichtbar ist zudem die regelmäßige, mitunter mehrfach tägliche Messung des Peak-flows (Atemspitzenstoß) mit dem Peak-Flow-Meter.

- **Medikamentöse Therapie:** Je nach Beschwerdeintensität wird das Asthma von geringgradig wiederkehrend (I) bis schwer anhaltend (IV) in 4 Schweregrade eingeteilt; danach richtet sich auch der **medikamentöse Stufenplan**.
  - **Basistherapie** mit Dauermedikamenten (»Controller«)
  - **Akutbehandlung** mit Bedarfsmedikamenten (»Reliever«) für den akuten Asthmaanfall. Wenn möglich, werden die Medikamente inhaliert (Dosieraerosol oder Pulverinhalation), mitunter ist auch die Einnahme von Tabletten notwendig.
  - **Bedarfsmedikamente** (v. a. kurz wirksame Betasympathomimetika zur Inhalation) werden auch als »Notfallspray« bezeichnet und sollten stets mitgeführt werden.
  - **Dauermedikamente:** anti-entzündliche bzw. anti-allergische Medikamente (v. a. Kortison, Cromoglicinsäure) zur Eindämmung der Atemwegsentzündung sowie anti-obstruktive Medikamente (z. B. lang wirksame Betasympathomimetika, Theophyllin) mit atemwegserweiternder Wirkung
- Bei allergisch bedingtem Asthma kann zusätzlich eine spezifische Immuntherapie (Hyposensibilisierung) sinnvoll sein. Hierbei wird der Körper durch Zuführung der allergieauslösenden Stoffe in langsam steigender Dosierung an diese Stoffe gewöhnt und mit der Zeit unempfindlich gegen sie.

Die medikamentöse Kortison-Therapie darf niemals abrupt abgebrochen werden, sondern die Dosis wird allmählich verringert.

- **Nichtmedikamentöse Therapiemaßnahmen**
  - Erlernen von speziellen Atemtechniken (z. B. Lippenbremse)
  - → Akupunktur (Seite 246), → Bioresonanztherapie (Seite 251), → Entspannungstherapien (Seite 252), → Biofeedback (Seite 250), → Atemtherapie (Seite 249)
  - Homöopathische Konstitutionsbehandlung
  - Klimatherapeutische Maßnahmen, wie z. B. Höhlentherapie

(Speläotherapie). Hierbei hält sich der Patient unter ärztlicher Aufsicht täglich für einige Zeit im schadstoff- und allergenarmen Untertageklima auf, das in bestimmten Höhlen und stillgelegten Bergwerken herrscht.

Atopisches Ekzem → Neurodermitis (Seite 155)

Autoimmunhyperthyreose → Basedow-Krankheit (Seite 25)

Autoimmunthyreoiditis → Schilddrüsenentzündung (Seite 178)

Basaliom → Hautkrebs (Seite 90)

Basedow-Krankheit (Autoimmunhyperthyreose)

Bei der Basedow-Krankheit handelt es sich um eine Autoimmunkrankheit (→ Glossar, Seite 261), die als Leitsymptom eine
→ Schilddrüsenüberfunktion (Seite 182) hervorruft.
- Die Erkrankung tritt oft im 4. Lebensjahrzehnt auf, wobei Frauen 5-mal häufiger betroffen sind als Männer.
- Bei 50 % der Betroffenen bilden sich die Symptome von selbst zurück, bei 20 bis 40 % bereits im ersten Jahr.

Ursachen
- Entstehungsursachen sind v. a. erbliche Veranlagung, aber auch äußere Faktoren wie bestimmte Infektionen oder Stress.
- Aufgrund einer Fehlreaktion des Immunsystems entstehen sogenannte Autoantikörper gegen bestimmte Oberflächenstrukturen von Schilddrüsenzellen (TSH-Rezeptoren), die diese zu vermehrter Produktion von Hormonen veranlassen. Es entwickelt sich eine → Schilddrüsenüberfunktion (Seite 182), die eine Vergrößerung der Schilddrüse (→ Kropf, Seite 116) zur Folge hat.
- Mitunter richten sich die Autoantikörper (→ Glossar, Seite 261) auch gegen andere Körperstrukturen, meist die kleinen Augenmuskeln und deren Bindegewebe (in 90 % der Fälle), selten auch die vordere Schienbeinmuskulatur (zu ca. 4 %) oder die Knochenhaut an Händen und Fingern (zu ca. 1 %).

Symptome
- Die Überschwemmung des Körpers mit Schilddrüsenhormonen ruft typische Symptome der Schilddrüsenüberfunktion hervor.

- Die Augäpfel treten aus ihren Höhlen hervor, evtl. kombiniert mit verstärktem Tränenfluss, Rötung, Brennen, »starrem Blick«, selten auch Doppeltsehen, wenn die Augenmuskeln betroffen sind (»Basedow-Augen«).
- Evtl. teigige Schwellungen an den Schienbeinvorderseiten (Myxödem) und/oder starke Schwellungen an Händen und Fingern (Akropachie)

Welche Untersuchung?
- → Anamnese (Seite 215) und Erfassen der Beschwerden durch einen Hormonspezialisten (Endokrinologen)
- → Ultraschalluntersuchung (Seite 232) der Schilddrüse
- Blutuntersuchung zur Bestimmung der Schilddrüsenhormone (T4, T3, TSH) sowie zum Nachweis möglicher Autoantikörper (z. B. TRAK, TPO-AK). Bei der Basedow-Krankheit sind T3 und T4 erhöht, TSH erniedrigt, außerdem sind Schilddrüsen-Rezeptor-Antikörper vorhanden.
- Evtl. → Szintigraphie (Seite 231) der Schilddrüse

Welche Therapie?
- Keine ursächliche Therapie möglich
- Therapie der Schilddrüsenüberfunktion
- Evtl. Einnahme von Kortison und/oder Bestrahlung der Augenhöhlen zur Behandlung des Augenleidens

Bauchspeicheldrüsenentzündung (Pankreatitis)

Eine akute Entzündung des Bauchspeicheldrüsengewebes äußert sich durch Bauchschmerzen und Verdauungsstörungen. Sie schädigt die Bauchspeicheldrüsenzellen, wodurch die Funktion des Organs eingeschränkt ist. Im Idealfall regeneriert sich die Bauchspeicheldrüse nach überstandener Krankheit wieder vollständig, in schweren Fällen kann sich jedoch ein lebensbedrohliches Krankheitsbild mit Todesfolge entwickeln. Die chronische Bauchspeicheldrüsenentzündung geht mit einer fortschreitenden, irreparablen Zerstörung von Bauchspeicheldrüsengewebe einher.
- In etwa 85 % der Fälle bleibt die akute Entzündung auf die Bauchspeicheldrüse beschränkt **(akut ödematöse Pankreatitis)** und kann bei rechtzeitig eingeleiteter intensivmedizinischer Therapie geheilt werden. Bei ca. 15 % der Patienten kommt es zu einer plötzlichen, breitflächigen Zerstörung von Bauchspeicheldrüsengewebe, die Bauchspeicheldrüsenzellen sterben ab **(akut nekrotisierende Pankreatitis)**. Zudem können noch andere Organe in

Mitleidenschaft gezogen werden. Auch wenn der Patient sich erholt, ist die Bauchspeicheldrüse in der Folge meist lebenslang in ihrer Funktion beeinträchtigt.
- Bei der **chronischen Bauchspeicheldrüsenentzündung** kommt es zu einem allmählichen narbigen Umbau und damit zu einer Zerstörung der funktionstüchtigen Zellen. Dadurch ist die Produktion von Verdauungsenzymen (Verdauungsstörungen) und Insulin (Insulinmangeldiabetes) vermindert oder kommt zum Erliegen. Weitere typische Komplikationen sind mit Bauchspeicheldrüsensaft gefüllte Pseudozysten (v. a. an der Oberfläche der Bauchspeicheldrüse), Abszesse oder Fisteln (→ Glossar, Seite 264).

Ursachen
- **Akute Bauchspeicheldrüsenentzündung**
  - Gallenwegserkrankungen, v. a. → Gallensteine (Seite 67), die in der Mündung von Gallengang und Bauchspeicheldrüsengang in den Zwölffingerdarm stecken bleiben und dadurch den Abfluss der Verdauungssäfte in den Darm verhindern (in 45 % der Fälle)
  - Chronischer Alkoholmissbrauch (in 35 % der Fälle) bzw. gesteigerte Empfindlichkeit gegen Alkohol auch bei mäßigem Genuss
  - Seltener Medikamente (z. B. Betablocker, Entwässerungsmittel, ACE-Hemmer, Kortison)
  - Selten Virusinfektionen, v. a. Mumps, → Hepatitis (Seite 92), → Aids (Seite 10) oder → Sjögren-Syndrom (Seite 193)
- **Chronische Bauchspeicheldrüsenentzündung**
  - Chronischer Alkoholmissbrauch (in 85 % der Fälle)
  - Gendefekte
  - Fehlanlage der Bauchspeicheldrüsengänge (Pancreas divisum)
  - Medikamente (→ akute Form)
  - Stoffwechselstörungen
- Bei 15 % der Betroffenen ist keine Ursache feststellbar (**idiopathische Bauchspeicheldrüsenentzündung**).

Symptome
- **Akute Bauchspeicheldrüsenentzündung**
  - Plötzlicher Beginn von starken, dumpfen Oberbauchschmerzen (oft gürtelförmig in den Rücken ausstrahlend)
  - Blähungen, Übelkeit, Erbrechen
  - Evtl. Fieber und Blutdruckabfall
  - Evtl. Gelbsucht (→ Hepatitis, Seite 92)

Da eine Bauchspeicheldrüsenentzündung lebensbedrohliche Komplikationen hervorrufen kann, ist eine sofortige intensivmedizinische Versorgung notwendig.

- **Chronische Bauchspeicheldrüsenentzündung**
  - Schubweise auftretende, oft gürtelförmig in den Rücken ausstrahlende Oberbauchschmerzen, die Stunden bis Tage anhalten und von Schub zu Schub heftiger werden können
  - Verdauungsstörungen, v. a. Blähungen, Unverträglichkeit von Fett sowie Fettstühle (→ Glossar, Seite 264) und Durchfälle
  - Gewichtsverlust
  - → Diabetes mellitus (Insulinmangeldiabetes, Seite 49)

Welche Untersuchung?
- → Blutuntersuchungen (Seite 218, Erstdiagnose und Verlaufskontrolle) v. a. zum Nachweis erhöhter Werte der Bauchspeicheldrüsenenzyme (Lipase, Amylase, Elastase 1), erhöhter → Entzündungsparameter (Seite 223), evtl. auch eines erhöhten Blutzuckerspiegels
- Bei Verdacht auf Gallensteine als Ursache zusätzlich Bestimmung der (meist erhöhten) Gallen- und Leberwerte
- → Ultraschalluntersuchung (Seite 232) und → Computertomographie (Seite 219) der Bauchspeicheldrüse
- Evtl. endoskopische Kontrastmitteluntersuchung (→ ERCP, Seite 224) zum Nachweis von Veränderungen der Bauchspeicheldrüsengänge. Diese Untersuchung sollte nur nach vollständigem Abklingen der akuten Entzündung erfolgen, weil das Kontrastmittel die Entzündung verstärken kann.

Welche Therapie?
- **Akute Bauchspeicheldrüsenentzündung**
  - Engmaschige intensivmedizinische Überwachung
  - Infusionen, um den Elektrolyt- und Flüssigkeitshaushalt zu stabilisieren sowie zur Kalorienzufuhr bei verordneter Nulldiät
  - Schmerzlindernde Medikamente
  - Antibiotika bei Abszessbildung oder infizierten Pseudozysten
  - Sind Gallensteine die Auslöser, werden sie operativ entfernt.
  - Bleiben die Maßnahmen ohne Erfolg oder liegt eine nekrotisierende (= gewebeabsterbende) Form vor, wird oft zusätzlich das zerstörte Bauchspeicheldrüsengewebe operativ entfernt.
  - Nach überstandener Erkrankung Verzicht auf Alkohol
- **Chronische Bauchspeicheldrüsenentzündung**
  - Kohlenhydratreiche Ernährung mit häufigen kleinen Mahlzeiten und konsequenter Alkoholverzicht
  - Bei eingeschränkter Produktion der Verdauungsenzyme regelmäßige Zufuhr von Bauchspeicheldrüsenenzymen in Tablettenform (z. B. Lipase zur Fettverdauung)

- Evtl. zusätzliche Einnahme von fettlöslichen Vitaminen
- Bei erhöhtem Blutzuckerspiegel infolge einer verringerten Insulinproduktion der Inselzellen regelmäßige Insulinspritzen
- Therapie der entzündlichen Schübe, → akute Form (Seite 28)
- Evtl. chirurgische Entfernung von geschädigtem Bauchspeicheldrüsengewebe, wenn Komplikationen drohen

Bauchspeicheldrüsenkrebs (Pankreaskarzinom)

Bei Bauchspeicheldrüsenkrebs handelt es sich um eine bösartige Tumorerkrankung, die als besonders aggressiv gilt. Die Heilungsaussichten sind gering, da sich Symptome erst ab einer gewissen Tumorgröße bemerkbar machen, sodass die Diagnose meist in einem fortgeschrittenen Stadium gestellt wird.

- Der Bauchspeicheldrüsenkrebs ist der dritthäufigste Tumor des Verdauungstraktes nach dem Darmkrebs und dem Magenkrebs.
- Besonders oft tritt die Erkrankung im 5. und 6. Lebensjahrzehnt auf, wobei Männer etwas häufiger als Frauen davon betroffen sind.
- Der Tumor geht in ca. 95 % der Fälle von den Gangzellen des bauchspeichelbildenden (exokrinen) Gewebes aus und befällt meist den Pankreaskopf. Nur etwa bei 5 % der Betroffenen hat er seinen Ursprung im hormonbildenden (endokrinen) Gewebe der Bauchspeicheldrüse.

Ursachen
- Die Ursache ist unbekannt.
- Risikofaktoren sind übermäßiger Zigaretten- und Alkoholkonsum sowie eine chronische → Bauchspeicheldrüsenentzündung (Seite 26).

DIE TUMORARTEN BEI BAUCHSPEICHELDRÜSENKREBS

Der Verlauf der Erkrankung hängt im Wesentlichen von der Tumorart ab:
- Das besonders häufig auftretende **Adenokarzinom** wächst schnell und breitet sich in der Regel rasch über den Blutweg und die Lymphbahnen in Leber, Lunge, Skelett und andere Organe aus. Die Prognose ist daher verhältnismäßig ungünstig.
- Das seltenere **Cystadenokarzinom** wächst lange örtlich begrenzt und hat daher eine deutlich günstigere Prognose.
- Die **endokrinen Tumoren** der Bauchspeicheldrüse wachsen relativ langsam, die Prognose ist daher ebenfalls günstiger.

Symptome
- Zunächst oft ohne Symptome
- Uncharakteristische Beschwerden wie Übelkeit und Erbrechen, Appetitmangel, Verdauungsstörungen, Gewichtsverlust oder Druckgefühl im Oberbauch. Sie treten meist erst dann auf, wenn der Tumor so groß geworden ist, dass er die Produktion der Verdauungsenzyme oder deren Abfluss in den Zwölffingerdarm behindert, oder wenn er bereits auf andere Organe wie Magen, Zwölffingerdarm, Leber oder Bauchfell übergegriffen hat.
- Evtl. Gelbsucht, wenn der Tumor direkt auf den Gallengang drückt oder ihn verschließt und so den Gallenabfluss behindert
- Evtl. Rückenschmerzen, da sich die Bauchspeicheldrüse unmittelbar vor der Wirbelsäule befindet
- Evtl. → Diabetes mellitus (Seite 49), wenn die Insulinproduktion durch den Tumor beeinträchtigt ist
- Evtl. Thrombose der oberflächlichen Venen mit entzündlichen Reaktionen an der Gefäßwand (Thrombophlebitis)

Welche Untersuchung?
- → Körperliche Untersuchung (Seite 226)
- Blutuntersuchung zur Bestimmung von Tumormarkern (z. B. CA 19-9, CA 50, CA 195, CA 242, CA 72-4), die oft erhöht sind, sowie zur Überprüfung von Organfunktionen (z. B. Nieren, Leber)
- → Ultraschalluntersuchung (Seite 232) der Bauchspeicheldrüse, → Computertomographie (Seite 219) und evtl. → Kernspintomographie des Bauchraums (Seite 225)
- → Biopsie (Seite 216) zur feingeweblichen Untersuchung
- Evtl. weiterführende Untersuchung zur Feststellung der Tumorausbreitung wie z. B. Skelettszintigraphie (→ Szintigraphie, Seite 231), → Bauchspiegelung (Seite 216), → ERCP (Seite 224)

Welche Therapie?
- Sie hängt von der Art des Bauchspeicheldrüsenkrebses und vom Krankheitsstadium zum Zeitpunkt der Diagnose ab. Es kommen die operative Entfernung des Tumors, → Chemotherapie (Seite 243), → Strahlentherapie (Seite 242) oder eine Kombination dieser Therapieformen infrage.
- Begleitende Maßnahmen zur Stärkung der körpereigenen Selbstheilungskräfte: Mistel- und andere Therapien der → anthroposophischen Medizin (Seite 248), Ernährungsumstellung, Zufuhr von Verdauungsenzymen, Therapien der → ayurvedischen Medizin (Seite 249) und → TCM (Seite 258)

Blasenentzündung (Harnblasenentzündung, Zystitis)

Meist ist die Harnblase durch eine bakterielle Infektion entzündet. Dies äußert sich durch Schmerzen und Brennen beim Wasserlassen.
- Frauen sind häufiger als Männer betroffen, weil die Bakterien leichter durch ihre kürzere Harnröhre wandern können.

Ursachen
- Meist Bakterien aus der Darmflora (v. a. Colibakterien), die über die Harnröhre in die Blase aufsteigen
- Begünstigende Faktoren sind Harnabflussstörungen, z. B. bei Harnröhrenverengung, → Harnsteine (Seite 87), → Prostatavergrößerung bei Männern (Seite 172), ein (dauerhaft) gelegter Blasenkatheter, Schwangerschaft, reges Sexualleben (»Flitterwochenzystitis«), bestimmte Stoffwechselstörungen (v. a. → Diabetes mellitus (Seite 49), → Gicht (Seite 75).

Symptome
- Gesteigerter und häufiger Harndrang, wobei nur geringe Urinmengen ausgeschieden werden
- (Krampfartige) Schmerzen sowie Brennen beim Wasserlassen
- Evtl. in den Rücken ausstrahlendes Druckgefühl im Unterleib
- Trüber, flockiger Urin, evtl. mit Blutbeimengungen; selten auch Eiter im Urin

Welche Untersuchung?
- Sicherung der Diagnose anhand der Beschwerden sowie eines → Urin-Streifen-Schnelltests (Seite 233). Bei einer akuten Blasenentzündung befinden sich meist zu viele weiße Blutkörperchen im Urin, und das Nitrit ist erhöht.
- Evtl. → bakteriologische Urinuntersuchung (Seite 233)

Welche Therapie?
Ziel ist die vollständige Beseitigung der Krankheitserreger, um einer → Nierenbeckenentzündung (Seite 157) bzw. einem chronischen Verlauf vorzubeugen.
- Behandlung mit Antibiotika
- Erhöhte Flüssigkeitszufuhr von mindestens 2,5 l pro Tag (z. B. Harnblasentees aus Schachtelhalmkraut, Bärentrauben- oder Birkenblättern)
- Harndesinfizierende Pflanzenextrakte (z. B. Brunnenkresse, Aroniabeeren) als Fertigarzneien
- Feucht-warme Auflagen auf die Blasengegend

- Homöopathische Akutbehandlung (→ Seite 254); homöopathische Konstitutionsbehandlung oder → Eigenbluttherapie (→ Seite 251) bei wiederkehrenden Blasenentzündungen
- Rückfallprophylaxe durch unspezifische lokale Abwehrsteigerung (UroVaxom-Tabletten)

Blasenkrebs (Blasenkarzinom)

Bei Blasenkrebs geht der bösartige Tumor in der Regel von der Schleimhaut der Harnblase aus. Die Heilungsaussichten hängen davon ab, welcher Art der Tumor ist und in welchem Stadium die Diagnose gestellt bzw. die Therapie eingeleitet wird.

- Blasenkrebs ist die fünfthäufigste bösartige Krebserkrankung; in Deutschland erkranken jährlich etwa 16 000 Menschen daran.
- Das durchschnittliche Erkrankungsalter liegt bei 65 Jahren, wobei Männer fast 3-mal häufiger als Frauen betroffen sind.
- Ca. 80 % der Blasentumore sind oberflächlich, d. h. sie sind auf die Schleimhaut der Blase (**papilläres Urothelkarzinom**) beschränkt, ohne die tieferen Muskelschichten zu infiltrieren. Diese oberflächlichen Tumore werden entsprechend ihrer Eindringtiefe (T-Stadium) und ihrer Neigung zur Metastasenbildung (G-Stadien) in drei Risikogruppen eingeteilt.
- Blasentumore, die ins Muskelgewebe eingedrungen sind, werden als **muskelinfiltrierende Karzinome** (T2) bezeichnet.

Ursachen
- Kontakt mit krebserregenden Stoffen (Karzinogene) aus der Umwelt, v. a. Nikotin (durch langjähriges Rauchen), Nitrosamine, Benzidine oder verschiedene Aldehyde, die in der Farb-, Gummi- und Textilindustrie verwendet werden
- Bei Männern eine Harnabflussstörung, z. B. bei → Prostatavergrößerung (Seite 172)

Symptome
- Blut im Urin (Hämaturie)
- Im fortgeschrittenen Stadium evtl. auch vermehrter Harndrang, Schmerzen beim und nach dem Wasserlassen

Welche Untersuchung?
- Ultraschalluntersuchung, evtl. (auch) → Computertomographie (Seite 219) oder → Kernspintomographie (Seite 225)
- → Blasenspiegelung (Zystoskopie, Seite 217) mit Weißlicht, heute auch mit fluoreszierenden Substanzen (Fluoreszenzzystoskopie),

die sich in den kranken Zellen anreichern; diese fluoreszieren unter blauem Licht und sind so besser zu erkennen.
- Röntgenkontrastuntersuchung der ableitenden Harnwege
- Urinuntersuchung zum Nachweis bösartiger Zellen
- → Biopsie (Entnahme einer Gewebeprobe, Seite 216)

Welche Therapie?
- Vollständige Entfernung des Tumors, z. B. mit einer elektrischen Schlinge; dieser Eingriff wird meist bereits im Rahmen der Blasenspiegelung durchgeführt.
- Je nach Tumorstadium zusätzlich Chemo- und BCG- (Bazillus-Calmette-Guerin-)Immuntherapie als Blasenspültherapie
- Operative Totalentfernung der Blase, evtl. auch der Prostata bzw. Gebärmutter im fortgeschrittenen Stadium. Für die entfernte Blase kann eine Ersatzblase (Neoblase) aus einem Stück Darm gebildet werden.
- Evtl. kombinierte → Strahlen- und → Chemotherapie als Alternative zur Operation (Seite 242/243)
- Begleitende Maßnahmen zur Stärkung der körpereigenen Selbstheilungskräfte: homöopathische Konstitutionsbehandlung, Ernährungsumstellung, Mistel- und andere Therapien der → anthroposophischen Medizin (Seite 248), Therapien der → ayurvedischen Medizin (Seite 249) und → TCM (Seite 258)

Blasenschwäche → Harninkontinenz (Seite 84)

Blinddarmentzündung (Appendizitis)

Bei einer Blinddarmentzündung ist der Wurmfortsatz am Beginn des Dickdarms (Appendix vermiformis) entzündet. In 95 % der Fälle handelt es sich um eine akute Erkrankung, die sofort operativ behandelt werden muss.
- Eine Blinddarmentzündung kann in jedem Alter auftreten, besonders oft zwischen dem 5. und 30. Lebensjahr.

Ursachen
- Die Ursache ist unklar, folgende Auslöser werden diskutiert:
  - Abknickung des Wurmfortsatzes, Kotstein oder Fremdkörper, wodurch der Wurmfortsatz verlegt wird. In dem verengten Abschnitt setzen sich (Darm-)Bakterien fest und rufen eine eitrige Entzündung hervor.
  - Virusinfektionen (z. B. Mumps, Masern)
  - Wurmbefall (Appendicitis helminthica)

Symptome
- Plötzlich einsetzende, immer stärker werdende Bauchschmerzen, die im Oberbauch oder um den Nabel herum beginnen und dann in den rechten Unterbauch wandern
- Oft sind die Schmerzen an bestimmten Druckpunkten besonders heftig, z. B. in der Mitte zwischen Nabel und rechtem Beckenknochen-Vorsprung (McBurney-Punkt).
- Verstärkung der Schmerzen durch Druck auf die betroffene Bauchregion, die typischerweise heftiger werden, wenn der Druck nachlässt (Loslassschmerz), und durch Bücken
- Verstärkung der Schmerzen durch Hüpfen auf dem rechten Bein oder durch Anheben des rechten Beins gegen Widerstand
- Evtl. Übelkeit, Erbrechen und leichtes Fieber

BLINDDARMDURCHBRUCH

Bei einem Blinddarmdurchbruch platzt der Wurmfortsatz (Appendix vermiformis). Die eitrige Entzündung bricht in den Bauchraum durch und breitet sich auf das Bauchfell aus (Bauchfellentzündung). Dann ist eine sofortige Notoperation erforderlich.

Welche Untersuchung?
- Tastuntersuchung des Bauchs und der typischen Druckpunkte
- Evtl. → Ultraschalluntersuchung (Seite 232) oder → Computertomographie (Seite 219) zum Nachweis einer Verdickung des Wurmfortsatzes
- Evtl. Urinuntersuchung, um eine Harnwegsinfektion (v. a. bei Kindern) auszuschließen
- Evtl. Blutuntersuchung zum Nachweis einer Entzündung, z. B. erhöhte Anzahl von weißen Blutkörperchen (Leukozyten)

Welche Therapie?
- Operative Entfernung des Blinddarms (Appendektomie)

Bluthochdruck (arterielle Hypertonie)

Der ideale Blutdruckwert von Erwachsenen liegt nach den Richtlinien der Weltgesundheitsorganisation (WHO) bei 120/80 mmHg. Bluthochdruck besteht nach Definition verschiedener internationaler Expertengremien dann, wenn bei mehrmaligen Messungen zu verschiedenen Zeiten Werte über 140/90 mmHg gemessen werden.

- Ab dem 50. Lebensjahr leidet fast jeder zweite Deutsche unter zu hohem Blutdruck.
- Bluthochdruck ist direkt oder indirekt für eine Reihe von Organ- und Gefäßerkrankungen verantwortlich, so v. a. für → Arteriosklerose (Seite 15), koronare → Herzkrankheit (Seite 99), Durchblutungsstörungen des Gehirns (→ Schlaganfall, Seite 187) und Nierenfunktionsstörungen (chronisches → Nierenversagen, Seite 159).
- Bluthochdruck geht oft einher mit anderen Erkrankungen des sogenannten Wohlstands-Syndroms **(metabolisches Syndrom)**. Dazu gehören neben dem erhöhten Blutdruck (bauchbetontes) → Übergewicht (Seite 202), erhöhte Blutfettwerte (→ Fettstoffwechselstörungen, Seite 61), ein gestörter Zuckerstoffwechsel (gestörte Glukosetoleranz) bzw. → Diabetes mellitus vom Typ 2 (Seite 49). In dieser Kombination erhöht sich das Risiko für Organ- und Gefäßerkrankungen noch einmal um ein Vielfaches.

Ursachen

Es wird unterschieden zwischen primärem bzw. essenziellem Bluthochdruck (über 90 %) und sekundärem Bluthochdruck.

- Die Ursache für die Entstehung eines **essenziellen Bluthochdrucks** ist unbekannt. Begünstigende Faktoren sind erbliche Veranlagung, Übergewicht, ungesunde Ernährungsgewohnheiten, Rauchen, übermäßiger Alkoholkonsum, hormonelle Einflüsse und seelische Belastungen (z. B. Stress).
- **Sekundärer Bluthochdruck** kommt insbesondere vor bei chronischen Nierenerkrankungen, z. B. → Glomerulonephritis (Seite 77), Verengungen der Nierenarterien oder Nierentumoren, angeborenen Herz- und Gefäßerkrankungen oder hormonellen Störungen.
- Vom chronischen arteriellen Bluthochdruck ist ein vorübergehender Blutdruckanstieg etwa durch Erkrankungen des Nervensystems, die Einnahme bestimmter Medikamente (z. B. Kortison) oder während einer Schwangerschaft abzugrenzen.

Symptome

- Verursacht in der Regel keine Beschwerden; Kopfschmerzen, Schwindel, Herzklopfen, Atemnot bei Belastung oder Sehstörungen können erste Warnzeichen sein.

Welche Untersuchung?

- 3-malige Messung des Blutdrucks zu mindestens 2 verschiedenen Zeitpunkten
- 24-Stunden-Blutdruckmessung unter Alltagsbedingungen
- Krankengeschichte (u. a. Medikamenteneinnahme, Rauchen, Alkoholkonsum) und → körperliche Untersuchung (Seite 226)

- Urinuntersuchung zum Ausschluss einer Nierenerkrankung
- Blutuntersuchungen zum Ausschluss hormoneller Erkrankungen und evtl. weiterer Risikofaktoren für Herz-Kreislauf-Krankheiten
- → Echokardiographie (Seite 221), um eine mögliche Verdickung der Herzwände als Folge des Bluthochdrucks zu quantifizieren
- → Farbduplexuntersuchung (Seite 221) der Nierenarterien bei Verdacht auf eine Verengung
- Zur Selbstkontrolle: Regelmäßige Blutdruckmessungen mit einem Blutdruckmessgerät

Welche Therapie?
Ziel der Therapie ist die dauerhafte Normalisierung des Blutdrucks, um Organschäden zu vermeiden. Wichtig ist auch die gleichzeitige Behandlung aller Risikofaktoren. Je mehr Risikofaktoren bestehen bzw. wenn eine koronare → Herzkrankheit (Seite 99) oder → Nierenversagen (Seite 159) vorliegen, desto niedriger muss der Blutdruck eingestellt werden.

- Behandlung möglicher Ursachen bei sekundärem Hochdruck, wie z. B. operative Beseitigung einer Nierenarterienverengung, Therapie von hormonellen Störungen
- Bei essenziellem Bluthochdruck sind allgemeine Maßnahmen am wichtigsten, wie Gewichtsreduktion, fett- und evtl. salzarme Kost, Rauchverzicht, Einschränkung des Kaffee- und Alkoholkonsums, regelmäßige körperliche Aktivität, insbesondere Ausdauertraining, sowie → Entspannungstherapie (Seite 252) zum Stressabbau.
- Wenn diese Allgemeinmaßnahmen nicht ausreichen, zusätzlich medikamentöse Therapie mit blutdrucksenkenden Präparaten, z. B. Betablockern, ACE-Hemmern, Kalzium-Antagonisten und entwässernden Präparaten (Diuretika) bzw. deren Kombination. Die Präparate müssen oft lebenslang eingenommen werden.
- → Biofeedback (Seite 250)
- Die klassische homöopathische Therapie kann sehr wesentlich zur Reduktion erhöhter Blutdruckwerte beitragen.

Borreliose (Lyme-Borreliose, Zecken-Borreliose)

Borreliose ist eine bakterielle Erkrankung, die unterschiedliche Organe betreffen kann. Sie äußert sich meist ähnlich wie ein grippaler Infekt mit Fieber, Abgeschlagenheit und Kopfschmerzen. Die Bakterien werden durch den Biss von Zecken (Holzbock) übertragen. Schützende Kleidung (besonders Kopfbedeckung) und sogenannte Repellents (z. B. Autan®) können das Zeckenbiss-Risiko reduzieren.

- Die Durchseuchung der Zecken in Mitteleuropa mit dem Erreger liegt derzeit bei 15 bis 20 %, kann aber regional auch bis zu 65 % betragen. Die Ansteckungsgefahr ist zwischen März und November (Gipfel von Juli bis August) am größten.
- Nach dem Biss einer infizierten Zecke beträgt die Infektionsrate 10 %, die Erkrankungsrate ca. 4 %.

Ursachen
- Infektion mit dem Bakterium Borrelia burgdorferi

Symptome
Die Erkrankung verläuft in drei Stadien; allerdings müssen nicht alle Stadien vorkommen.
- **1. Stadium:** Nach einer Inkubationszeit von 1 bis 6 Wochen entsteht eine kreisförmige Rötung um die Zeckenbissstelle (Wanderröte, Erythema migrans). Diese wandert ringförmig nach außen und bleibt einige Tage großflächig bestehen. Evtl. kommt es zu leichten grippeähnlichen Symptomen. Oft verläuft dieses Stadium unbemerkt. Stellt sich die charakteristische Rötung ein, ist dies ein sicherer Hinweis auf die Erkrankung, das Ausbleiben der Wanderröte bedeutet nicht, dass keine Infektion erfolgt ist.
- **2. Stadium:** Wochen bis Monate später stellen sich ausgeprägte Symptome ein. Durch den Befall des Nervensystems kann es zu zeitweiligen Hirnnervenausfällen kommen, die oft eine Gesichtslähmung (Fazialislähmung) und andere neurologische Störungen hervorrufen. Zudem können eine → Hirnhaut- (Seite 105), Rückenmarks- (Myelitis), Gelenk- und Muskelentzündung sowie eine zerebrale Gefäßentzündung (Vaskulitis) auftreten. Ist auch das Herz beteiligt, entwickeln sich Herzrhythmusstörungen, im Extremfall auch eine → Herzmuskelentzündung (Seite 101). Unbehandelt geht die Erkrankung in das chronische 3. Stadium über.
- **3. Stadium:** Monate bis Jahre später kommt es zu bleibenden Gelenkentzündungen (v. a. an den Kniegelenken), Störungen des Zentralnervensystems bis hin zur Entwicklung einer chronisch-progressiven Gehirnentzündung und zur Verdünnung und Fältelung der Haut (»Pergamenthaut«). Evtl. treten auch chronische Müdigkeit, Kraftlosigkeit und Persönlichkeitsveränderungen auf.

Welche Untersuchung?
- Blutuntersuchung zum Nachweis von Antikörpern (Lyme-IgG, Lyme-IgM, Lyme-Westernblot-IgM)
- Evtl. Lumbalpunktion (Entnahme von Rückenmarksflüssigkeit im Lendenwirbelbereich) und/oder Gelenkpunktion

Welche Therapie?
- Medikamentöse Therapie mit Antibiotika (z. B. Tetrazykline), die bei schwerem Verlauf evtl. intravenös erfolgt

Bowen-Krankheit → Hautkrebs (Seite 90)

Bronchialasthma → Asthma bronchiale (Seite 22)

Bronchialkarzinom → Lungenkrebs (Seite 134)

Bronchitis, akute

Bei einer akuten Bronchitis handelt es sich um eine harmlose Entzündung der Bronchialschleimhaut, die meist im Rahmen einer → Erkältungskrankheit (Seite 59) auftritt.
- Im Säuglings- und Kleinkindalter manifestiert sich die akute Bronchitis häufig als obstruktive (spastische) Bronchitis. Diese geht mit einer Verengung der Bronchien einher und äußert sich durch eine pfeifende, giemende Atmung und evtl. Atemnot.

Ursachen
- Meist Viren, seltener Bakterien (in 10 % der Fälle), sehr selten Pilze (z. B. Soorbronchitis)
- Im Rahmen einer anderen Erkrankung (z. B. Masern)
- Selten nichtinfektiöse Ursache, z. B. Inhalation von Reizstoffen wie Gase oder Staub

Symptome
- Zunächst bellender, trockener, oft schmerzhafter Husten; nach 1 bis 2 Tagen weißlich bis gelblich gefärbter Auswurf
- Evtl. dickrahmig gelber bzw. grünlich-eitriger Schleim, wenn sich eine bakterielle Infektion hinzugesellt hat
- Evtl. leichte Atemnot, rasselnde Atemgeräusche, Fieber

Welche Untersuchung?
- → Körperliche Untersuchung (Seite 226) und Abhören der Atemgeräusche mit dem Stethoskop
- Bei schwerem Verlauf evtl. Röntgenuntersuchung der Lunge zum Ausschluss einer → Lungenentzündung (Seite 132)

Welche Therapie?
- Medikamentöse Therapie mit schleimlösenden Substanzen, bei bakterieller Infektion mit Antibiotika, bei obstruktiver Bronchitis

mit bronchienerweiternden Arzneimitteln (z. B. kurz wirksame Betasympathomimetika)
- Inhalation mit Salzlösung, schleimlösenden Pflanzentinkturen
- Ausreichende Flüssigkeitszufuhr, Rauchverzicht

Bronchitis, chronische

Bei der chronischen Bronchitis besteht eine permanente Entzündung der Bronchialschleimhaut. Heilt die Erkrankung nicht aus, können schwere Schäden an Lunge und Herz entstehen.
- Eine chronische Bronchitis liegt nach Definition der Weltgesundheitsorganisation (WHO) vor, wenn Husten und Auswurf in zwei aufeinander folgenden Jahren während mindestens 3 Monaten bestehen.
- Die chronische Bronchitis ist in den westlichen Industrieländern die häufigste chronische Lungenerkrankung.
- Eine nicht ausgeheilte chronische Bronchitis mündet meist in eine **chronisch obstruktive Bronchitis** (chronic obstructive pulmonary disease = COPD) mit anhaltender Verengung der Bronchien und anderen nicht mehr rückbildungsfähigen Um- und Abbauprozessen des Bronchialsystems.

Ursachen
- Langjähriges Rauchen: 90 % der Betroffenen sind Raucher.
- Chronische Schädigung durch staubige Luft am Arbeitsplatz
- Nicht ausgeheilte bzw. wiederholt auftretende akute → Bronchitis (Seite 38)
- Sehr selten Antikörpermangelsyndrome (z. B. IgA-Mangel)

Symptome
- **1. Stadium (chronische, nichtobstruktive Bronchitis, CB):** Husten und Auswurf über längere Zeit (bevorzugt am Morgen); kann in diesem Stadium ausgeheilt werden
- **2. Stadium (chronisch obstruktive Bronchitis):** Chronische und nicht mehr rückgängig zu machende Veränderungen der Bronchien mit Verdünnung der Bronchialwand und Absonderung von zähem Schleim, der nicht mehr richtig abgehustet werden kann. Zusätzlich zum morgendlichen Abhusten Atemgeräusche, schwere Hustenattacken und Atemnot bei Anstrengung, evtl. Engegefühl in der Brust, Gewichtsverlust, verminderte Leistungsfähigkeit
- **3. Stadium** mit den typischen Spätkomplikationen:
  - Eingeschränkte Leistungsfähigkeit der Lunge (respiratorische Insuffizienz). Dadurch kann die Lunge zunächst nicht genügend

Sauerstoff aufnehmen und später auch nicht mehr ausreichend Kohlendioxid abgeben. Es kommt zu Atemnot und einer Zyanose (→ Glossar, Seite 273), außerdem zu Unruhe, Verwirrtheit, Herzrhythmusstörungen, Schlafstörungen, (morgendlichen) Kopfschmerzen und Leistungsminderung.
- Bleibende Überblähung der Lungen (→ Lungenemphysem, Seite 129)
- Krankhafte Veränderung der rechten Herzkammer hin zu einer Rechtsherzschwäche (Cor pulmonale, → Herzschwäche, Seite 103)

Atemwegsinfekte sind nun sehr häufig und führen zu einer teilweise bedrohlichen Verschlechterung der chronischen Bronchitis. Sie müssen – möglichst nach mikrobiologischer Untersuchung des Auswurfs – konsequent mit Antibiotika behandelt werden.

Welche Untersuchung?
- Krankengeschichte (Rauchen!) und → körperliche Untersuchung (Seite 226), v. a. Abhören der Atemgeräusche (Giemen, Pfeifen, Brummen) mit dem Stethoskop
- → Lungenfunktionsprüfung (Seite 227)
- → Röntgenuntersuchung (Seite 230) oder → Computertomographie (Seite 219) der Lunge (stadiumabhängig)
- Evtl. → Blutgasanalyse (Seite 218) zur Beurteilung des Gasaustauschs in der Lunge
- Bei jedem Infekt mikrobiologische Untersuchung des Auswurfs
- Evtl. → Bronchoskopie (Seite 219)
- Weiterführende Untersuchungen zum Ausschluss bzw. Nachweis von Komplikationen, z. B. → Herzkatheteruntersuchung (Seite 225) bei Verdacht auf Rechtsherzschwäche

Welche Therapie?
Im Vordergrund stehen vorbeugende Maßnahmen, um weitere Lungenschädigungen zu verhindern. Diese müssen konsequent und oft lebenslang durchgeführt werden. Wichtig für die erfolgreiche Behandlung sind das frühzeitige Erkennen der Erkrankung sowie eine frühzeitige Ausschaltung der Risikofaktoren.
- Raucher: Strenges Rauchverbot als wichtigste Maßnahme
- Bei Staubbelastung: Bekämpfung bzw. Vermeidung des Staubs (z. B. durch Arbeitsplatzwechsel)
- Antibiotika bei bakterieller Infektion
- Ausreichende Flüssigkeitszufuhr und Wasserdampfinhalation bei zähem Schleim
- Viel Bewegung an der frischen Luft

- → Atemtherapie (Seite 249)
- Medikamentöse Therapie mit bronchienerweiternden Medikamenten, je nach Stadium bei Bedarf oder als Dauertherapie (v. a. Anticholinergika, kurz und lang wirksame Betasympathomimetika, Theophyllin)
- Spezielle Behandlung von Spätkomplikationen (z. B. Sauerstoff-Kurzzeit- oder Langzeittherapie bei einem Lungenemphysem)
- Pneumokokken-Schutzimpfung (alle 5 Jahre) zur Vorbeugung einer → Lungenentzündung (Seite 132)
- Homöopathische Konstitutionsbehandlung (→ Seite 254)
- Bei wiederkehrenden bakteriellen Infekten der Luftwege Einnahme von Broncho-Vaxom®, einem Immunstimulans, zur Vorbeugung (im Sinne einer Art »Impfung«) und/oder → Eigenbluttherapie (Seite 251)

Brustkrebs (Mammakarzinom)

Bei Brustkrebs geht der bösartige Tumor in der Regel vom Drüsenanteil des Brustgewebes, meist von den Milchgängen, aus. Schon in einem frühen Stadium findet eine Streuung der Krebszellen (Metastasen) im Körper statt.
- Brustkrebs ist in Deutschland die häufigste Krebserkrankung bei Frauen. Pro Jahr kommt es zu ca. 46 000 Neuerkrankungen, jedes Jahr sterben fast 18 000 Frauen daran.
- Das mittlere Erkrankungsalter liegt bei 63,5 Jahren, allerdings ist inzwischen jede fünfte betroffene Frau jünger als 50 Jahre.
- Auch Männer können an Brustkrebs erkranken: Jährlich wird bei ca. 400 Männern die Erkrankung diagnostiziert.
- Brustkrebs ist nach der international gültigen TNM-Klassifikation eingeteilt, die die Ausbreitung des Tumors, den Befall von Lymphknoten sowie das Fehlen oder Vorhandensein von Metastasen berücksichtigt.
- Es werden 4 Stadien unterschieden; das Frühstadium (Carcinoma in situ), bei dem der Tumor noch nicht in tiefere Gewebeschichten eingedrungen ist, hat die besten Heilungschancen.

Ursachen
- Die Ursache ist unbekannt, doch scheinen mehrere Faktoren an der Entstehung von Brustkrebs beteiligt zu sein.
- V. a. erbliche Veranlagung, insbesondere wenn Mutter oder Schwester von Brustkrebs betroffen sind
- Seit Entdeckung des »Brustkrebsgens« gilt: Liegt ein BRCA-1- und

BRCA-2-Gendefekt vor, besteht ein hohes Risiko, vor dem 70. Lebensjahr an Brustkrebs zu erkranken.
- Weitere Risikofaktoren sind:
  - Vermehrte Zystenbildung im Drüsengewebe (Mastopathie)
  - Evtl. früher Beginn der Menstruation (vor dem 12. Lebensjahr), später Eintritt der Menopause (nach dem 52. Lebensjahr), Kinderlosigkeit oder eine späte Schwangerschaft
  - Hormonersatztherapie im Klimakterium mit Östrogenen und/oder Gestagenen länger als 5 Jahre

Symptome
- Ein tastbarer, verhärteter oder leicht verdickter Knoten in der Brust ist meist der erste Hinweis. Der Knoten kann unter der Haut zunächst frei beweglich (Frühstadium) oder mit der Brustwand bzw. mit der darüber liegenden Haut verwachsen sein.
- Evtl. eingedellte oder ledrige Haut über dem Knoten
- Evtl. eingezogene Brustwarze oder Absonderung von Flüssigkeit (z. B. Blut) aus der Brustwarze
- Im fortgeschrittenen Stadium Grobporigkeit, Schwellung und/oder eitrige Geschwüre auf der Haut und (selten) Druckschmerzgefühl in der Brust

Welche Untersuchung?
- Tastuntersuchung durch den Frauenarzt
- Röntgenuntersuchung der Brust (Mammographie)
- → Ultraschalluntersuchung (Seite 232) der Brust und Lymphknoten
- → Biopsie (Seite 216) von verdächtigem Gewebe; hierbei wird mit einer Stanze Gewebe aus dem Knoten entnommen.
- Evtl. Skelettszintigraphie (→ Szintigraphie, Seite 231) bei Verdacht auf Tumorabsiedelungen in den Knochen
- **Zur Früherkennung**
  - Monatliche Selbstuntersuchung der Brust durch Abtasten, am besten etwa eine Woche nach Beginn der Periode bzw. an einem festen Tag im Monat nach den Wechseljahren
  - Außerdem wird empfohlen, spätestens ab dem 40. Lebensjahr regelmäßige Tastuntersuchungen durch den Arzt, ab dem 50. Lebensjahr eine Basismammographie und danach regelmäßig alle zwei Jahre eine Mammographie durchführen zu lassen. Bei familiärer Vorbelastung sollte die Brustkrebsvorsorgeuntersuchung jährlich ab dem 40. Lebensjahr erfolgen.

Welche Therapie?
- → Operative Tumorentfernung (Seite 241), wenn möglich als brusterhaltende Operation

- Plastisch-operativer Wiederaufbau der Brust, wenn eine Amputation notwendig wurde
- → Strahlen- (Seite 242) und/oder → Chemotherapie (Seite 243)
- Hormontherapie (z. B. Antiöstrogenbehandlung)
- Evtl. Immuntherapie
- Begleitende Maßnahmen zur Stärkung der körpereigenen Selbstheilungskräfte: homöopathische Konstitutionsbehandlung, Ernährungsumstellung, Mistel- und andere Therapien der → anthroposophischen Medizin (Seite 248), Therapien der → ayurvedischen Medizin (Seite 249) und → TCM (Seite 258)
- Eine psychotherapeutische Begleitung kann den Krankheitsverlauf bzw. die Heilungsaussichten verbessern.

Cholangitis (Gallengangentzündung) → Gallensteine (Seite 67)

Cholelithiasis → Gallensteine (Seite 67)

Cholesterinwert, erhöhter → Fettstoffwechselstörungen (Seite 61)

Cholezystitis (Gallenblasenentzündung) → Gallensteine (Seite 67)

Colitis ulcerosa

Colitis ulcerosa gehört neben der → Crohn-Krankheit (Seite 45) zu den chronisch entzündlichen, meist in Schüben verlaufenden Darmerkrankungen (CED). Dabei bilden sich in der Dickdarmschleimhaut zahlreiche Entzündungsherde und kleinere Geschwüre, aus denen es leicht blutet. Die Entzündung beginnt meist im untersten Abschnitt des Dickdarms, dem Mastdarm (Rektum), und kann sich von dort aus kontinuierlich über den gesamten Dickdarm ausdehnen. Die Erkrankung ist nur durch die operative Entfernung des Dickdarms heilbar.
- Colitis ulcerosa tritt oft das erste Mal zwischen dem 20. und 40. Lebensjahr, gelegentlich bereits im frühen Jugendalter auf.
- 5 bis 10 % der Patienten bleiben nach einer einzigen Krankheitsattacke viele Jahre beschwerdefrei.
- Bei etwa 10 % der Fälle überlappt sich das Krankheitsbild von Colitis ulcerosa mit dem der Crohn-Krankheit, sodass eine eindeutige Zuordnung nicht möglich ist.

Ursachen
- Die Ursache ist unbekannt; möglicherweise handelt es sich um eine Autoimmunkrankheit (→ Glossar, Seite 261). Als Auslöser werden überschießende Immunreaktionen innerhalb der Darmschleimhaut, eine genetische Veranlagung, Umweltfaktoren, eine chronische Störung der Durchlässigkeit der Darmschleimhaut infolge einer Entzündung durch Bakterien oder ein Mangel an Defensinen (→ Glossar, Seite 262) in der Darmschleimhaut diskutiert.

Symptome
- In der Regel wechseln sich Phasen weitgehender Beschwerdefreiheit mit schweren Krankheitsepisoden ab.
- **Im akuten Stadium:** blutig-schleimige Durchfälle viele Male am Tag, schmerzhafte Darmentleerung, heftige, oft krampfartige Bauchschmerzen (v. a. im linken Unterbauch), Fieber und ein ausgeprägtes Krankheitsgefühl
- Oft Blutarmut und Eisenmangel als Folgen des Blutverlusts
- Oft Gewichtsverlust
- Mitunter Beschwerden infolge von entzündlichen Prozessen auch an anderen Organen, v. a. an Mundschleimhaut und Haut (z. B. Aphthen, Erythema nodosum), Leber, Augen und/oder Gelenken

Während eines Schubs kann sich u. U. ein Teil des Dickdarms übermäßig erweitern (toxisches Megakolon) und einen Darmdurchbruch mit Bauchfellentzündung verursachen. Dies ist lebensgefährlich und erfordert die Einweisung in ein Krankenhaus.

Welche Untersuchung?
- → Darmspiegelung (Seite 220) mit Entnahme einer Gewebeprobe
- → Ultraschall- (Seite 232), → Röntgenuntersuchung (Seite 230), evtl. auch → Computer- (Seite 219) oder → Kernspintomographie (Seite 225)
- Untersuchung des Stuhls
- Zur Erstdiagnose und Verlaufskontrolle: Blutuntersuchung zur Bestimmung von → Entzündungsparametern (Seite 223), die im akuten Schub meist erhöht sind

Colitis ulcerosa gilt als Risikofaktor für → Darmkrebs (Seite 46). Darmspiegelungen sollten regelmäßig durchgeführt werden.

Welche Therapie?
- Medikamentöse Therapie mit entzündungshemmenden Mitteln, v. a. 5-Aminosalicylate (z. B. Mesalazin); evtl. zusätzlich Kortikosteroide (→ Glossar, Seite 268; z. B. Budesonid; Prednisolon im akuten Stadium), im hochakuten Schub auch Immunsuppressiva

(→ Glossar, Seite 265). Die Präparate stehen in Tablettenform, als Einläufe, Zäpfchen oder Schaumpräparate zur Verfügung; evtl. intravenöse Zuführung während eines besonders schweren Schubs oder in einer akuten Notsituation.
- Im schweren Schub evtl. Verabreichung von Flüssignahrung (»Astronautenkost«) oder Ernährung durch Infusionen (parenterale Ernährung) zur Entlastung des Magen-Darm-Trakts
- Bei **toxischem Megakolon**: Zunächst Legen eines Darmrohrs oder Anlage einer äußeren Darmfistel zur Entlastung des betroffenen Dickdarmabschnitts; bringt dies keine Besserung, ist eine Operation (Proktokolektomie) notwendig.
- Langfristig meist operative Entfernung des Dickdarms, wobei die Stuhlkontinenz heute in der Regel erhalten bleiben kann
- Evtl. individuell abgestimmte Ernährungsumstellung, bei nachgewiesener Laktoseintoleranz milchfreie (laktosefreie) Kost
- → Akupunktur (Seite 246), Therapien der → anthroposophischen Medizin (Seite 248) oder → Homöopathie (Seite 254) als Begleitmaßnahmen im Schub sowie zur Schubprophylaxe

COPD → Bronchitis, chronische (Seite 39)

Crohn-Krankheit (Morbus Crohn)

Die Crohn-Krankheit gehört neben → Colitis ulcerosa (Seite 43) zu den chronisch entzündlichen, meist in Schüben verlaufenden Darmerkrankungen (CED). Die Crohn-Krankheit kann vom Mund bis zum Anus mehrere nicht zusammenhängende Stellen des Verdauungstrakts befallen und zudem alle Schichten der Darmwand betreffen. Am häufigsten tritt sie am Übergang vom Dünndarm zum Dickdarm (Ileum) auf. Die Erkrankung ist nicht heilbar.
- Die Crohn-Krankheit kommt zwar seltener als Colitis ulcerosa vor, nimmt aber seit einigen Jahren kontinuierlich zu. Die Ursache dafür ist nicht genau bekannt.
- Die Erkrankung tritt oft erstmals zwischen dem 20. und 40. Lebensjahr, selten bereits im frühen Jugendalter auf.
- Bei etwa 10 % der Fälle überlappt sich das Krankheitsbild der Crohn-Krankheit mit dem von → Colitis ulcerosa (Seite 43), sodass eine eindeutige Zuordnung nicht möglich ist.
- Die Gefahr eines toxischen Megakolons (Seite 44) oder von → Darmkrebs (Seite 46) ist geringer als bei Colitis ulcerosa, dafür gehäuft Fisteln (→ Glossar, Seite 264) zu umliegenden Darmabschnitten, zur Blase oder Körperoberfläche.

Ursachen
- Ähnlich wie → Colitis ulcerosa (Seite 43)
- Nach neuesten Erkenntnissen schwächen vermutlich Mutationen in einem Gen namens NOD2 die Abwehr gegen Bakterien, sodass diese vermehrt in die Schleimhaut des Darms eindringen können. Dadurch wird das Immunsystem aktiviert und es treten die typischen Entzündungsreaktionen auf.

Symptome
- In der Regel wechseln sich Phasen weitgehender Beschwerdefreiheit mit schweren Krankheitsepisoden ab.
- **Im akuten Stadium:** Durchfälle (oft ohne Blut) viele Male am Tag, heftige, oft kolikartige Schmerzen, v. a. im rechten Oberbauch, Appetitlosigkeit, Übelkeit, mäßiges Fieber und starkes Krankheitsgefühl
- Bildung von Fisteln und/oder Abszessen v. a. in der Afterregion
- Häufig gestörte Nährstoffaufnahme infolge der Entzündung, die dann verschiedene Mangelerscheinungen (z. B. Eisen-, Vitamin-B12-Mangel) und Gewichtsverlust nach sich zieht
- Weitere mögliche Begleiterscheinungen → Colitis ulcerosa

Welche Untersuchung?
- Alle bei → Colitis ulcerosa (Seite 43) genannten
- Zusätzlich Spiegelung von Speiseröhre und Magen (→ Seite 228), evtl. Röntgenuntersuchung oder → Videokapsel-Endoskopie (Seite 234) des Dünndarms

Welche Therapie?
- Medikamentöse Therapie: → Colitis ulcerosa (Seite 43)
- Evtl. Ballondilatation (→ Seite 240) von verengten Darmabschnitten
- Evtl. operativer Verschluss von Fisteln
- Bei Komplikationen evtl. minimalchirurgische Maßnahmen mit dem Ziel, möglichst viel Darm zu erhalten
- Ernährungsumstellung: → Colitis ulcerosa (Seite 43)
- Begleitmaßnahmen: → Colitis ulcerosa (Seite 43)

Darmdivertikel → Divertikel (Seite 53)

Darmkrebs (kolorektales Karzinom)

Bei Darmkrebs geht der bösartige Tumor vom Darmgewebe aus. Meist entwickelt sich das Karzinom im Bereich des Grimmdarms (Kolonkarzinom) oder des Mastdarms (Rektumkarzinom). Dagegen ist der Befall des Dünndarms extrem selten. Die Heilungsaussichten richten sich v. a. danach, in welchem Erkrankungsstadium der Tumor entdeckt und behandelt wird.

- Darmkrebs ist hierzulande die zweithäufigste Krebserkrankung. Jährlich erkranken in Deutschland rund 69 000 Menschen an Darmkrebs und ca. 27 000 Menschen sterben daran.
- Meist tritt die Erkrankung nach dem 50. Lebensjahr (in 90 % der Fälle), gelegentlich auch schon vor dem 40. Lebensjahr auf.
- Darmkrebs ist nach der international gültigen TNM-Klassifikation eingeteilt, die die Ausbreitung des Tumors, den Befall von Lymphknoten sowie das Fehlen oder Vorhandensein von Metastasen berücksichtigt.
- Es werden 4 Stadien unterschieden; das Frühstadium (Carcinoma in situ), bei dem der Tumor noch nicht in tiefere Gewebeschichten eingedrungen ist, hat die besten Heilungschancen.

Ursachen
- Familiäre Vorbelastung bzw. genetische Faktoren → Darmpolypen (Seite 48)
- Langjährige chronisch entzündliche Darmerkrankungen (v. a. → Colitis ulcerosa (Seite 43), auch → Crohn-Krankheit (Seite 45)
- Ballaststoffarme, fett- und fleischreiche Ernährung
- → Übergewicht (Seite 202)
- Langjähriger Konsum von Zigaretten und Alkohol

Symptome
- Im Frühstadium meist ohne Symptome, später evtl. (sichtbare) Blutbeimengungen im Stuhl, Veränderungen der Stuhlgewohnheiten (z. B. Durchfall und Verstopfung im Wechsel), Bauchschmerzen, Müdigkeit, Kraft- und Gewichtsverlust, Fieber

Welche Untersuchung?
- Tastuntersuchung des Mastdarms
- Labortest zum Nachweis von Blut im Stuhl (→ Haemoccult-Test, Seite 231)
- → Darmspiegelung (Seite 220) mit Entnahme einer Gewebeprobe (→ Biopsie, Seite 216)
- Evtl. Röntgen-Doppelkontrastuntersuchung, Computertomographie oder 3D-Kernspintomographie des Dickdarms (→ virtuelle Darmspiegelung, Seite 221)
- Evtl. weiterführende Untersuchung zur Beurteilung der Tumorausdehnung, z. B. → Ultraschalluntersuchung (Seite 232) oder → Computertomographie (Seite 219) des Bauchraums

- Blutuntersuchung zur Bestimmung des Tumormarkers CEA (Carcino-Embryonales-Antigen) evtl. zur Erstdiagnose, aber immer zur Verlaufskontrolle nach der Entfernung des Tumors

REGELMÄSSIGE VORSORGE

Durch regelmäßige Darmspiegelungen ist eine sichere Frühdiagnose mit hohen Heilungschancen möglich. Sind bereits Verwandte 1. Grades betroffen, sollte ab dem 40. Lebensjahr alle 3 bis 5 Jahre eine Darmspiegelung durchgeführt werden.

Welche Therapie?
- Operative Entfernung des betroffenen Darmabschnitts; meistens ist kein künstlicher Darmausgang notwendig.
- Evtl. → Strahlen- (Seite 242) und/oder → Chemotherapie (Seite 243)
- Begleitende Maßnahmen zur Stärkung der körpereigenen Selbstheilungskräfte: homöopathische Konstitutionsbehandlung, Ernährungsumstellung, Mistel- und weitere Therapien der → anthroposophischen (Seite 248), → ayurvedischen (Seite 249) und chinesischen Medizin (→ TCM, Seite 258)

Darmpolypen

Darmpolypen sind Aussprossungen der Dickdarmschleimhaut. Diese sitzen entweder breit auf der Schleimhaut auf oder wachsen an einem Stiel aus der Darmwand heraus. Sie sind zunächst harmlos, doch können v. a. die häufigen adenomatösen Polypen zu einem bösartigen Tumor (→ Darmkrebs, Seite 46) entarten.
- Meist bilden sich Dickdarmpolypen nach dem 50. Lebensjahr.
- Erblich bedingte Sonderformen sind die **Polyposis intestinalis** (Polyposis = Vielzahl von Polypen) sowie die **Familiäre Adenomatöse Polyposis (FAP),** bei denen sich bereits in jungen Jahren mehr als hundert Polypen bilden.

Ursachen
- Evtl. erbliche Veranlagung
- Ein (altersbedingtes) Ungleichgewicht zwischen dem Abbau und der Erneuerung der Darmschleimhaut: Es entstehen mehr neue Zellen als alte absterben; die überzähligen Zellen wölben sich in das Darminnere vor.

Symptome
- In der Regel keine Beschwerden; sehr große Polypen können das Darmrohr verengen und dadurch eine Verstopfung und krampfartige Bauchschmerzen hervorrufen, im Extremfall einen Darmverschluss verursachen.

Welche Untersuchung?
- → Darmspiegelung (Seite 220) mit Entnahme einer Gewebeprobe zur Erstdiagnose; Kontrolluntersuchung nach 3 Jahren

Welche Therapie?
- Abtragung der Polypen mittels einer Biopsiezange oder einer Drahtschlinge im Rahmen einer Darmspiegelung
- Die rechtzeitige Entfernung von Dickdarmpolypen ist eine wichtige Maßnahme zur Vorbeugung von Darmkrebs.

Diabetes mellitus (Zuckerkrankheit)

Diabetes mellitus ist eine chronische Stoffwechselerkrankung, bei der der Zuckergehalt im Blut infolge eines absoluten (Typ 1) oder relativen (Typ 2) Mangels an dem blutzuckersenkenden Hormon Insulin erhöht ist. Beim Typ-1-Diabetes wird kein Insulin mehr, beim Typ-2-Diabetes nicht mehr ausreichend Insulin freigesetzt. Mit einer konstant guten Blutzuckereinstellung lassen sich Folgeerkrankungen wie schwere Schäden am Gefäßsystem, an Nerven und Organen vermeiden oder zumindest lange hinauszögern.

- Insgesamt leiden etwa 5 Millionen Deutsche – hauptsächlich ältere Frauen und Männer – an Diabetes mellitus, Tendenz steigend. Etwa 90 % der Zuckerkranken sind Typ-2-Diabetiker.
- Prinzipiell kann Diabetes mellitus in jedem Alter auftreten. Früher trat der Diabetes vom Typ 2 jedoch fast ausschließlich im höheren Alter auf, wohingegen der Typ-1-Diabetes in der Regel bereits im Kindes- und Jugendalter beginnt. Mittlerweile erkranken in den Industriestaaten immer öfter auch übergewichtige Kinder an Diabetes vom Typ 2.
- Daneben gibt es Sonderformen, die infolge genetischer Defekte oder anderer Erkrankungen auftreten, wie z. B. → Bauchspeicheldrüsenentzündung (Seite 26), Mukoviszidose oder Eisenspeicherkrankheit.
- Mitunter entwickelt sich ein Diabetes in der Schwangerschaft (**Gestationsdiabetes**), der oft nach Beendigung der Schwangerschaft wieder verschwindet. Für das Ungeborene kann der Diabetes der Mutter gesundheitsschädigend sein.

Ursachen

- **Typ-1-Diabetes**
  - Genetische Faktoren im Zusammenspiel mit einer Fehlsteuerung des Immunsystems. Bei dieser Diabetesform spielt die erbliche Veranlagung aber eine weniger wichtige Rolle als beim Diabetes vom Typ 2.
  - Autoimmunerkrankung, bei der das Abwehrsystem die körpereigenen insulinproduzierenden Inselzellen (Langerhans-Inseln) der Bauchspeicheldrüse durch Antikörper angreift und zerstört. Die Folge ist ein absoluter Insulinmangel, d. h. die Inselzellen produzieren zunächst nur noch sehr wenig und später meist gar kein Insulin mehr.
- **Typ-2-Diabetes**
  - Erbliche Veranlagung im Zusammenspiel mit bestimmten Umweltfaktoren. → Übergewicht (Seite 202) gilt als wichtigster Auslöser für den Ausbruch der Erkrankung.
  - Typ-2-Diabetes wird durch zwei Faktoren verursacht, die sich gegenseitig beeinflussen: Zunächst reagieren die Körperzellen nicht mehr empfindlich genug auf Insulin, sodass sie die Glukose aus dem Blut nur noch eingeschränkt aufnehmen können (Insulinresistenz). Während der dadurch ansteigende Blutzuckerspiegel anfangs durch eine vermehrte Insulinproduktion noch ausgeglichen werden kann, reicht die Insulinproduktion eines Tages nicht mehr aus. Der Blutzuckerspiegel bleibt nun dauerhaft erhöht, aus der anfänglichen Zuckerverwertungsstörung (gestörte Glukosetoleranz) ist ein »manifester« Typ-2-Diabetes geworden.
  - Bei vielen Typ-2-Diabetikern besteht ein metabolisches Syndrom (→ Bluthochdruck, Seite 34).
- **Typ-1- und Typ-2-Diabetes**
  Ein lange bestehender bzw. schlecht eingestellter Diabetes verursacht oft Folgeerkrankungen wie → Herzinfarkt (Seite 96), → Schlaganfall (Seite 187), Durchblutungsstörungen und Nervenschädigungen in den Beinen (diabetischer Fuß, Neuropathie), → Nierenversagen (Seite 159), Sehstörungen bis hin zu Erblindung durch Netzhautschädigungen (diabetische Retinopathie), Sensibilitätsstörungen und vielen weiteren Schäden an Blutgefäßen, Nerven und anderen Organen.

Symptome

Während die Entwicklung zum manifesten Typ-1-Diabetes relativ rasch verläuft, entsteht der Typ-2-Diabetes schleichend, sodass er oft erst bei einer Routineuntersuchung festgestellt wird.

UNTER- UND ÜBERZUCKERUNG

- **Unterzuckerung (Hypoglykämie):** Wird meist ausgelöst durch Fehler in der Behandlung mit Insulin oder blutzuckersenkenden Medikamenten. Sie äußert sich durch Nervosität, Zittrigkeit, starkes Schwitzen, Herzklopfen und schnellen Puls, im weiteren Verlauf evtl. mit Heißhunger, verminderter Konzentrationsfähigkeit, Sprech-, Seh- und Gehstörungen, Taubheitsgefühlen am Mund, in Händen und Beinen und schließlich mit Bewusstlosigkeit.
- **Überzuckerung (Hyperglykämie):** Als Symptome treten starker Durst, häufiges Wasserlassen, Müdigkeit, im weiteren Verlauf Apathie und Schläfrigkeit bis hin zur Bewusstlosigkeit (diabetisches Koma) auf.
- V. a. beim Typ-1-Diabetes kann sich eine Ketoazidose entwickeln: Da der Körper trotz des hohen Blutzuckerspiegels den Zucker nicht nutzen kann, muss er zur Energiegewinnung Fette verstoffwechseln. Dadurch fallen vermehrt saure Ketonkörper (Sammelbezeichnung für Verbindungen, die beim Fettabbau entstehen) an, und es kommt zu einer Übersäuerung des Körpers; der Atem riecht dann nach faulem Obst. Eine Überzuckerung und Ketoazidose sind lebensbedrohlich, wenn die Therapie zu spät einsetzt.

- **Typ-1-Diabetes:** Großer Durst, häufige Toilettengänge mit Ausscheiden großer Urinmengen, Müdigkeit, Leistungsminderung, Gewichtsverlust, evtl. nächtliche Wadenkrämpfe, evtl. Sehstörungen, evtl. Hautjucken und häufige bakterielle bzw. Pilzinfektionen der Haut
- **Typ-2-Diabetes:** Wenn überhaupt, nur gering ausgeprägte und uncharakteristische Beschwerden, evtl. Heißhungerattacken, Schwitzen, Kopfschmerzen

Welche Untersuchung?
- **Laboruntersuchung zur Erstdiagnose**
  - Mindestens zweimalige Bestimmung des Nüchternblutzuckers im Blutserum; hierfür muss der Patient mindestens 8 Stunden vor der Blutentnahme nüchtern sein.
  - Bei unklarem Befund oder zum Nachweis einer gestörten Glukosetoleranz, die eine Vorstufe des Diabetes sein kann, evtl. oraler Glukosetoleranztest (OGTT). Hierfür wird nach 12-stündigem Fasten morgens zunächst der Nüchternblutzucker bestimmt und danach eine Lösung mit 75 g Glukose getrunken. Nach zwei Stunden wird erneut die Blutzuckerkonzentration und evtl. die Glukosekonzentration im Urin bestimmt.

- Bestimmung von Insulin, C-Peptid und Proinsulin im Blutplasma zum Nachweis einer Vorstufe des Diabetes
- Evtl. zusätzlich Bestimmung des Adiponektinwerts (→ Glossar, Seite 260) im Blut
- Untersuchung auf zusätzliche Risikofaktoren, v. a. → Bluthochdruck (Seite 34) und → Fettstoffwechselstörungen (Seite 61)
- **Kontrolluntersuchungen zur Sicherung einer konstant guten Blutzuckereinstellung bzw. zur Vorbeugung von Folgeerkrankungen**
  - Tägliche Selbstkontrolle durch Messung des Blutzuckerspiegels (z. B. mit Teststreifen oder einem speziellen Blutzuckermessgerät) und evtl. des Zuckers im Urin (v. a. bei Typ-2-Diabetikern, die mit blutzuckersenkenden Tabletten behandelt werden)
  - Regelmäßige Messungen von Azeton im Urin (v. a. bei Typ-1-Diabetes); ist das Ergebnis dreifach positiv, muss sofort der Arzt aufgesucht werden.
  - Bestimmung des HbA1- oder HbA1c-Wertes durch den Arzt; diese Werte geben Aufschluss über die Zuckereinstellung in den letzten 6 bis 8 Wochen.
  - Evtl. Fructosamin-Test: Die Fructosamin-Konzentration gibt die Blutzuckerwerte der letzten 7 bis 21 Tage wieder und wird meist zum Wirkungsnachweis einer Therapieänderung durchgeführt.
  - Regelmäßige Eiweißbestimmung (Albumin) im Urin zum Ausschluss einer Nierenfunktionsstörung (→ Nierenversagen, Seite 159) sowie regelmäßige Augenuntersuchung zur Vorbeugung einer diabetisch bedingten Augenerkrankung (diabetische Retinopathie)

Welche Therapie?
- **Typ-1-Diabetes**
  - Um das fehlende körpereigene Insulin zu ersetzen, muss lebenslang Insulin gespritzt werden.
  - Optimale Abstimmung von Nahrungs- und Insulinzufuhr. Während Zeitpunkt und Zusammensetzung der Mahlzeiten bei der **konventionellen Insulintherapie** einem starr vorgegebenen Insulintherapieschema folgen müssen, kann die Insulinzufuhr bei der **intensivierten Insulintherapie** bedarfsgerecht an eine relativ frei bestimmbare Nahrungsaufnahme angepasst werden.
  - Regelmäßige körperliche Aktivität
- **Typ-2-Diabetes**
  - Konsequente Gewichtsreduktion durch Ernährungsumstellung; besteht der Diabetes erst seit Kurzem, können sich dadurch die Blutzuckerwerte bereits normalisieren.

- Regelmäßige Bewegung, denn körperliche Aktivität erhöht die Empfindlichkeit der Muskeln für Insulin.
- Einnahme von blutzuckersenkenden Tabletten (z. B. Metformin, Sulfonylharnstoffe)
- Ist die körpereigene Insulinproduktion weitgehend zum Erliegen gekommen: dauerhafte Insulintherapie, evtl. zusätzlich zu blutzuckersenkenden Medikamenten
- Behandlung der Begleiterkrankungen, z. B. blutdrucksenkende Medikamente bei Bluthochdruck oder blutfettsenkende Präparate bei einer Fettstoffwechselstörung

Diabetikern wird empfohlen, an einer speziellen Schulung teilzunehmen, bei der sie praktische Maßnahmen im täglichen Umgang mit dem Diabetes erlernen.

Divertikel/Divertikulitis

Bei **Divertikeln** des Dickdarms handelt es sich um sackförmige Ausstülpungen der Darmschleimhaut, die sich durch Lücken in der Darmwandmuskulatur gebildet haben. Treten sie in größerer Zahl auf, spricht man von einer **Divertikulose**. Entzünden sich ein oder mehrere Divertikel, liegt eine **Divertikulitis** vor.

- Erworbene Divertikel des Dickdarms sind in den westlichen Industrieländern eine häufige Erscheinung bei Menschen in höherem Lebensalter und gelten als Zivilisationskrankheit. 20 % der Betroffenen entwickeln als Komplikation eine Divertikulitis.

Ursachen
- **Divertikel:** wahrscheinlich erworbene Darmwandschwäche in Kombination mit Bewegungsstörungen des Dickdarms, die zu einer Druckerhöhung im Darm führen
- **Divertikulitis:** Die Entzündung entsteht überwiegend durch Darminhalt (Stuhlpfropf), der sich in einem Divertikel aufgestaut hat.

RISIKOFAKTOREN FÜR DIE ENTSTEHUNG EINES DIVERTIKELS

- Höheres Lebensalter
- Ballaststoffarme Ernährung
- Unzureichende Flüssigkeitsaufnahme
- Chronische → Verstopfung (Seite 207)

Symptome
- **Divertikel** verursachen in der Regel keine Symptome.
- Typisch für eine **Divertikulitis** sind krampfartige Bauchschmerzen, meist im linken, mitunter auch im rechten Unterbauch, Druckempfindlichkeit, Fieber, Stuhlunregelmäßigkeiten (z. B. Verstopfung und Durchfall im Wechsel), Übelkeit und Erbrechen.

Greift der Entzündungsprozess auf die gesamte Darmwand und benachbarte Organe über, kann es zu schwerwiegenden Komplikationen mit Abszessbildung, Bauchfellentzündung, Fistelbildung zu Nachbarorganen, aber auch zu Blutungen, einem Darmwanddurchbruch oder Darmverschluss kommen. Wiederholte Entzündungen von Divertikeln können zur Narbenbildung mit zunehmender Verengung des Darms (Stenose) führen.

Welche Untersuchung?
- **Divertikel** werden oft zufällig, meist im Rahmen einer → Darmspiegelung (Seite 220) entdeckt.
- **Divertikulitis:** Körperliche Untersuchung (der entzündete Darmabschnitt ist oft als druckschmerzhafte »Walze« zu tasten) sowie → Ultraschalluntersuchung (Seite 232), Röntgenkontrastuntersuchung (→ Röntgenuntersuchung, Seite 230) bzw. → Computertomographie (Seite 219) des Dickdarms mit Kontrastmittel
- → Blutuntersuchung (Seite 218) zur Bestimmung der Anzahl an weißen Blutkörperchen sowie der Blutkörperchensenkungsgeschwindigkeit, die typischerweise erhöht sind.

Welche Therapie?
- Bei sehr leichten Formen der Divertikulitis reichen evtl. eine medikamentöse Behandlung mit Antibiotika, krampflösenden und schmerzstillenden Mitteln, Bettruhe und eine spezielle Diät (»Astronautenkost«) aus. Zur Darmschonung erfolgt die Nahrungs- und Flüssigkeitszufuhr meist intravenös im Krankenhaus. Hier werden auch engmaschige Kontrolluntersuchungen zur Vorbeugung von Komplikationen durchgeführt.
- Evtl. chirurgische Entfernung des entzündeten Divertikels sowie des betroffenen Darmabschnitts bei Komplikationen
- Bei Abszessbildung in der Bauchhöhle ultraschall- oder computertomographiegesteuerte Punktion, evtl. chirurgische Stillung von Blutungen
- Zur Vorbeugung bzw. Nachbehandlung: Umstellung auf eine ballaststoffreiche Diät unter Zugabe von Weizenkleie sowie deutliche Steigerung der Flüssigkeitszufuhr, feuchtwarme Wickel, evtl. Milchzucker bei Verstopfung

Dyspepsie, funktionelle → Reizmagen (Seite 177)

Eierstockkrebs (Ovarialkarzinom)

Eierstockkrebs ist in der Regel von höchster Bösartigkeit und kann sich aus unterschiedlichen Zellen des Eierstockgewebes entwickeln. Die Heilungsaussichten sind häufig gering, weil meist spät Symptome auftreten, sodass die Diagnose oft erst in einem fortgeschrittenen Stadium gestellt wird.

- Eierstockkrebs ist der dritthäufigste Tumor des Genitaltrakts bei Frauen, aber die häufigste Todesursache unter den gynäkologischen Tumoren. Insgesamt erkranken jährlich in Deutschland rund 10 000 Frauen an dieser Krebsart.
- Eierstockkrebs tritt besonders oft zwischen dem 50. und 70. Lebensjahr auf.
- Ovarialkarzinome entwickeln sich in 65 % der Fälle aus Zellen der Schleimhaut, die die Eierstöcke außen überziehen **(epitheliale Ovarialkarzinome)**. Eine Variante sind mit Flüssigkeit gefüllte Zysten, die schwer von funktionellen Eierstockzysten zu unterscheiden sind. Daneben können Ovarialkarzinome aus dem Bindegewebe des Eierstocks hervorgehen **(Stromatumoren)**, oder sie entwickeln sich aus unreifen Eizellen im Eierstock **(Keimzelltumoren)**. Hinzu kommen **Mischformen** und unklassifizierte Tumoren sowie Ovarialkarzinome, die sich als Metastasen anderer Krebserkrankungen bilden, v. a. bei → Brustkrebs (Seite 41), → Gebärmutterkörper- (Seite 72) und → Darmkrebs (Seite 46).
- Beim Eierstockkrebs werden nach der TNM- (→ Glossar, Seite 272) sowie nach der FIGO-Klassifikation (Fédération Internationale de Gynécologie et d'Obstétrique) vier Tumorstadien unterschieden, wobei FIGO I, bei dem das Ovarialkarzinom auf die Eierstöcke beschränkt ist, die besten Heilungsaussichten hat.

Ursachen
- Unklare Ursache, etwa 5 % treten familiär gehäuft auf.
- Als Risikofaktoren gelten Ovulationsstörungen (Störungen beim Eisprung) und Zyklusstörungen sowie Kinderlosigkeit. Die langfristige Einnahme der »Antibabypille« senkt dagegen das Risiko.

Symptome
- Verursacht lange Zeit keine Beschwerden
- Evtl. Bauch- und Kreuzschmerzen und/oder Druckgefühl im Becken, Zunahme des Bauchumfangs, Blutungen außerhalb des Zyklus, Beschwerden beim Wasserlassen

- Evtl. Symptome, verursacht durch Metastasen, die sich im Bauchfell oder in anderen Organen (z. B. Darm oder Leber) angesiedelt haben, z. B. Verdauungsstörungen

Welche Untersuchung?
- Gynäkologische Tastuntersuchung
- Vaginale Ultraschalluntersuchung
- Evtl. Blutuntersuchung zur Bestimmung des Tumormarkers CA-125, der bei Eierstockkrebs oft erhöht ist

Welche Therapie?
- Operative Entfernung des Tumors, wobei in der Regel auch beide Eierstöcke mit Eileitern, die Gebärmutter und die benachbarten Lymphknoten, im fortgeschrittenen Stadium evtl. auch Teile des Darms entfernt werden
- → Chemotherapie (Seite 243) im Anschluss an die Operation
- Begleitende Maßnahmen zur Stärkung der körpereigenen Selbstheilungskräfte: homöopathische Konstitutionsbehandlung, Ernährungsumstellung, Mistel- und andere Therapien der → anthroposophischen Medizin (Seite 248), Therapien der → ayurvedischen Medizin (Seite 249) und → TCM (Seite 258)

Eisenmangelanämie

Bei der Eisenmangelanämie liegt ein zu geringes Eisenangebot für die Bildung des roten Blutfarbstoffs (Hämoglobin) vor. Dadurch ist nicht nur das Hämoglobin vermindert, sondern auch die Zahl der roten Blutkörperchen (Erythrozyten) kann verringert sein. Diese tragen das Hämoglobin in sich und transportieren mit ihm den Sauerstoff aus der Lunge in die Organe und Gewebe. Eine ausgeprägte Eisenmangelanämie führt zu einer Sauerstoffunterversorgung der Organe und Gewebe.
- Die Eisenmangelanämie ist die häufigste Form (80 %) der Blutarmut (Anämie).
- Ein gesteigerter Eisenbedarf besteht in der Schwangerschaft, bei Frühgeborenen und Kindern in der Wachstumsphase.

Ursachen
Eisenverluste durch chronische Blutungen sind die häufigste Ursache eines Eisenmangels (80 %).
- (Starke) Menstruationsblutung
- Chronische (Sicker-)Blutungen aus dem Verdauungstrakt, z. B. bei → Magengeschwür (Seite 138), → Darmkrebs (Seite 46) oder

→ Hämorrhoiden (Seite 83), aus dem Urogenitaltrakt, aus Nase, Zahnfleisch oder Lunge
- Akute Blutverluste durch eine Operation oder aufgrund von schweren Verletzungen
- Seltener Blutverluste bei der Dialyse, durch häufige Blutabnahmen, Blutspenden
- Verminderte Eisenresorption, z. B. bei Sprue (→ Zöliakie/ Sprue, Seite 211) oder bei einer Teilentfernung des Magens

Symptome
- Rasche Ermüdbarkeit, Abgeschlagenheit, Konzentrationsschwäche, Kopfschmerzen, leichte Erregbarkeit
- Evtl. Atemnot, Herzrasen, Infektanfälligkeit
- Haut- und Schleimhautblässe
- Zungenbrennen, Schluckbeschwerden
- Erhöhte Brüchigkeit und Rillenbildung der Nägel
- Diffuser Haarausfall, trockene Haut, Juckreiz
- Schlecht heilende Aphthen der Mundschleimhaut, eingerissene Mundwinkel

Welche Untersuchung?
- Blutuntersuchung
  - Kleines → Blutbild (Seite 219), v. a. zur Beurteilung der Menge und des Erscheinungsbilds der roten Blutkörperchen. Bei Eisenmangelanämie sind die roten Blutkörperchen meist zu klein, evtl. unregelmäßig geformt und enthalten pro Zelle zu wenig Hämoglobin. V. a. bei starkem Eisenmangel liegt auch die Zahl der roten Blutkörperchen oft unter dem Normbereich.
  - Bestimmung des Eisen- und Ferritinspiegels (Eisenspeicherprotein) im Blut; zumindest die Ferritinwerte sind bei Eisenmangelanämie immer erniedrigt.
  - Evtl. weiterführende Untersuchungen zur Abklärung der Ursache bzw. der (verborgenen) Blutungsquelle (z. B. Untersuchung des Stuhls auf Blut)

Welche Therapie?
- Ggf. Behandlung der Grunderkrankung
- Anheben des Eisengehalts durch die Gabe von Eisentabletten oder -saft, bei Unverträglichkeit oder unzureichender Aufnahme auch durch Infusion
- Bewusste Ernährung mit eisenhaltigen Lebensmitteln (z. B. Getreideprodukte, Blattgemüse, Fleisch); evtl. Verzicht auf den Genuss von Kaffee und schwarzem Tee

Ekzem, allergisch bedingtes (allergisches Kontaktekzem)

Als allergisch bedingtes Ekzem werden Hauterscheinungen bezeichnet, die als Folge einer fehlgesteuerten Immunreaktion auf den Kontakt mit bestimmten Stoffen auftreten.

- Das allergisch bedingte Ekzem ist bei Erwachsenen die häufigste Ekzemform und die Hautallergie schlechthin.
- Vom allergisch bedingten Ekzem ist das **toxische Kontaktekzem** abzugrenzen. Dieses äußert sich zwar oft durch die gleichen Symptome, doch sind es die Stoffe selbst (z. B. Säuren, Laugen, Waschmittel), die durch ihre aggressiven bzw. giftigen Eigenschaften die Haut schädigen.
- Eine Sonderform ist die **Photokontaktallergie:** Die Hautveränderungen werden durch Sonne in Verbindung mit Substanzen ausgelöst, die die Lichtempfindlichkeit steigern, so z. B. Duft- oder Konservierungsstoffe in Kosmetika, aber auch bestimmte Medikamente bzw. pflanzliche Arzneien (z. B. Johanniskraut).

Es gibt unzählige Substanzen, die ein allergisches Ekzem hervorrufen können. Die wichtigsten sind: nickelhaltige Metalllegierungen, Chromate als Bestandteile von Leder und Baustoffen, Farben und Appreturen in Textilien, Hautpflegemittel und Kosmetika, Salbengrundlagen (z. B. Wollwachs) und Pflanzenbestandteile (v. a. von Korbblütlern, z. B. Kamille oder Arnika), Salben, Cremes oder Lösungen.

WAS IST EINE ALLERGIE?

Eine Allerigie ist eine fehlgesteuerte Immunreaktion gegenüber körperfremden Substanzen wie Pollen, Hausstaub oder Tierhaaren. Das Immunsystem reagiert auf eigentlich harmlose, an sich unschädliche Umweltfaktoren mit einer krank machenden Überempfindlichkeit. Der Erstkontakt mit dem allergieauslösenden Stoff verursacht zwar noch keine Symptome, doch setzt er bei empfindlichen Menschen eine Reaktion in Gang: Das Immunsystem bildet einen speziellen Abwehrstoff, das Immunglobulin E (IgE), wodurch der Körper »sensibilisiert« wird. Bei einem erneuten Kontakt kommt es zu einer »überschießenden« Reaktion des Immunsystems. Die nunmehr vorhandenen Antikörper werden gegen die Allergene mobilisiert. Im Zusammenspiel mit bestimmten weißen Blutkörperchen (Mastzellen) werden verschiedene entzündungsauslösende Substanzen und vor allem Histamin, ein Gewebehormon, in die Blutbahn freigesetzt. Diese Substanzen rufen das typische Krankheitsbild hervor.

Ursachen
- Erblich bedingte Neigung vermutlich in Kombination mit bestimmten Umweltfaktoren. So steigt die Wahrscheinlichkeit, an einem allergisch bedingten Ekzem (und generell an einer Allergie) zu erkranken, wenn Eltern oder Geschwister bereits betroffen sind.

Symptome
- **Im akuten Stadium:** geschwollene, gerötete Haut mit meist stark juckenden Knötchen und Bläschen, die aufplatzen, nässen und Krusten bilden
- Die Erscheinungen bleiben in der Regel auf die Kontaktstelle und deren nähere Umgebung begrenzt; u. U. kann das allergische Ekzem aber auch auf unberührte Hautbezirke übergreifen, z. B. durch Verteilen der Substanz mit den Händen.
- **Bei längerem Einwirken des Allergens:** gerötete, schuppende, verdickte Haut mit Rissen und evtl. Reliefbildung

Welche Untersuchung?
- → Epikutan-Test (Seite 215)

Welche Therapie?
- Konsequentes Vermeiden der Auslöser
- **Im akuten Stadium:** Medikamentöse Lokaltherapie mit Kortisonpräparaten; bei nässenden Hautpartien evtl. auch zinkhaltige Salben und/oder feuchte Umschläge
- Rückfettende Salben zur Hautpflege, aber auch Rückfettung »von innen« durch Einnahme von Nachtkerzenöl-Präparaten
- Zusätzlich hautschädigende Einflüsse vermeiden (z. B. kein Kontakt mit Putz- oder Lösungsmitteln, Tragen von Handschuhen bei Arbeiten im nassen Milieu)
- Homöopathische Konstitutionstherapie

Ekzem, atopisches → Neurodermitis (Seite 155)

Endometriumkarzinom → Gebärmutterkörperkrebs (Seite 72)

Erkältungskrankheit (grippaler Infekt)

Eine Erkältungskrankheit ist eine weit verbreitete, meist virusbedingte Infektionskrankheit. Oft bleibt der Infekt auf Nase (Schnupfen), Rachen, Hals und/oder Bronchien (akute → Bronchitis, Seite 38)

beschränkt, doch kann er sich auch auf Nebenhöhlen (→ Nasennebenhöhlenentzündung, Seite 151) und Ohren (v. a. Mittelohrentzündung) ausdehnen. Bei stark ausgeprägten Beschwerden könnte eine → Influenza (Seite 112) vorliegen. Dann sollte man auf alle Fälle zum Arzt gehen.
- Jeder Erwachsene erkrankt etwa 3-mal jährlich an einer Erkältungskrankheit, Kindergarten- und Schulkinder häufiger.
- Die Ansteckung erfolgt durch Tröpfcheninfektion oder durch das Berühren von infizierten Gegenständen (z. B. Türklinke).

Ursachen
- Meist Viren (v. a. Rhinoviren)
- Sehr selten Bakterien; allerdings kann sich im Verlauf der Erkrankung eine bakterielle Infektion hinzugesellen.

Symptome
- Müdigkeit, Abgeschlagenheit, Kopf- und Gliederschmerzen
- Trockenes Gefühl bzw. Brennen oder Kitzeln in Hals- und Rachenraum sowie in der Nase
- **Schnupfen:** Schwellung der Nasenschleimhaut mit erschwerter Nasenatmung; vermehrte Absonderung eines anfangs wässrigen, durchsichtigen Schleims, der sich allmählich verdickt und weißlich bis gelblich trüb wird
- Oft Schluckbeschwerden, Halsschmerzen, Husten
- Evtl. (leicht) erhöhte Temperatur
- Stark gerötete bzw. geschwollene Mandeln und geröteter Rachen mit Fieber über 38,5 °C können auf eine eitrige bakterielle Infektion (»Mandelentzündung«) hinweisen, die dann mit Antibiotika behandelt werden muss.

Welche Untersuchung?
- Wenn die Erkältungskrankheit länger als 7 Tage besteht und/oder sich nach Tagen der Besserung wieder verstärkt, wenn ein zähflüssiger grüner Schleim oder andere Symptome auftreten, sollte ein HNO-Arzt aufgesucht werden.

Welche Therapie?
- Bei **Schnupfen**
  - Warme Hühnersuppe (1 bis 3 Portionen pro Tag)
  - Abschwellende Nasentropfen oder -spray (z. B. Oxymetazolin), die ohne ärztliche Aufsicht nicht länger als maximal 5 Tage angewendet werden sollten.
  - Bei längerfristiger Anwendung von abschwellenden Nasentropfen oder -spray führt der abschwellende Effekt zu einer vermin-

derten Durchblutung der Nasenschleimhaut. Dadurch kann sich eine chronische Entzündung mit Borkenbildung, Schleimhautuntergang und üblem Geruch entwickeln. Auch kann die Schleimhaut etwa 4 bis 6 Stunden nach Anwendung des Nasensprays wieder verstärkt anschwellen.

- Kochsalz- und Meerwasserlösungen zur Verflüssigung des Schleims
- Pflanzliche Schnupfenmittel als Fertigarznei z.B. in Dragee- oder Kapselform
- Pflanzliche oder homöopathische Kombinationspräparate gegen Erkältungskrankheiten
- Einreiben der Brust mit ätherischen Ölen, z. B. Thymian-, Pfefferminz-, Cajeput- oder Eukalyptusöl (die Öle nicht pur auftragen, sondern 5 Tropfen in 50 ml Jojobaöl mischen und davon 1 Esslöffel einmassieren)
- Inhalation bzw. Dampfbäder mit Kamillenblüten, Teebaumöl
- → Aromatherapie (Seite 249), z. B. mit Wacholder-, Thymian-, Rosmarinöl
- Homöopathische Akutbehandlung (→ Homöopathie, Seite 254)
- → Biochemie nach Dr. Schüßler (Seite 250)
- Ausreichende Flüssigkeitszufuhr (mindestens 2 bis 2,5 l Kräutertee, Mineralwasser oder Fruchtsaft pro Tag)
- Erhöhung der Luftfeuchtigkeit durch Aufhängen von feuchten Tüchern über der Heizung
- Bei **Halsschmerzen**: Gurgeln mit lauwarmem Salzwasser, Lutschen von Salbei- und anderen Bonbons, evtl. Gurgeln mit antiseptischen Wirkstoffen (z. B. Chlorhexidin)
- Bei **Husten**: → Bronchitis, akute (Seite 38)
- Bei Beteiligung der **Nasennebenhöhlen**: → Nasennebenhöhlenentzündung (Seite 151)
- Zur Vorbeugung bzw. Stärkung des Immunsystems: z. B. → Kneipptherapie (Seite 255), → Eigenbluttherapie (Seite 251), → Orthomolekulartherapie (Seite 257), → Phytotherapie (Seite 258), Bakterien-Autolysate (→ Glossar, Seite 261, z. B. Broncho-Vaxom®) zur Vorbeugung (im Sinne einer Art »Impfung«)

Fettstoffwechselstörungen

Als Fettstoffwechselstörungen werden vom Normwert abweichende Konzentrationen von Fetten im Blut bezeichnet. Meist handelt es sich um eine Erhöhung der Blutfettwerte (Hyperlipoproteinämie). Ist die Fettstoffwechselstörung genetisch verursacht, spricht man

von einer primären Fettstoffwechselstörung. Sekundäre Fettstoffwechselstörungen entstehen meist aufgrund anderer Erkrankungen oder durch eine falsche Lebensweise (z. B. zu fettreiche Ernährung).
- Die häufigsten Fettstoffwechselstörungen sind ein zu hoher Cholesterinwert im Blut (Hypercholesterinämie), zu viele Triglyceride im Blut (Hypertriglyceridämie), oder Cholesterin- und Triglyceridspiegel sind gleichzeitig erhöht (kombinierte Hyperlipidämie).
- Erhöhte Blutfettwerte gelten als einer der Hauptrisikofaktoren für die Entstehung von → Arteriosklerose (Seite 15) und damit für eine koronare → Herzkrankheit (Seite 99). Erhöhte Fettwerte in den Normbereich zu senken ist deshalb eine der wichtigsten Maßnahmen, um Herz-Kreislauf-Erkrankungen vorzubeugen und zu behandeln.
- Ein (mäßig) erhöhter Gesamtcholesterinspiegel sagt noch nicht viel über die Gefährdung aus, deshalb müssen auch LDL- und HDL-Cholesterin bestimmt werden, um das Risiko besser abschätzen zu können: Ein hoher HDL-Spiegel im Blut gilt als Schutzfaktor für die Gefäße bzw. vor der Entwicklung einer koronaren Herzkrankheit; verminderte Werte von HDL und/oder erhöhte Werte von LDL-Cholesterin gelten als Risikofaktoren.
- Ein hoher Lipoprotein-a-Wert ist ein eigenständiger Risikofaktor für die Arteriosklerose.

Ursachen
- Erbliche Vorbelastung in Kombination mit falscher Lebensweise, so v. a. Überernährung bzw. zu fettreiche Ernährung, Übergewicht, erhöhter Alkoholkonsum, mangelnde Bewegung
- Begleiterscheinung von anderen Erkrankungen, wie z. B. → Diabetes mellitus (Seite 49), → Schilddrüsenunterfunktion (Seite 183), Leber- oder Nierenfunktionsstörungen
- Einnahme bestimmter Medikamente, z. B. entwässernder Mittel (Diuretika), Verhütungsmittel oder Kortison
- Auf einem genetischen Defekt beruhende Fettstoffwechselstörungen (z. B. familiäre Hypercholesterinämie, familiär defektes Apolipoprotein B 100, familiäre Dysbetalipoproteinämie), die oft mit sehr hohen LDL-Cholesterinspiegeln einhergehen und eine extreme Gefahr für Herz-Kreislauf-Krankheiten darstellen

Symptome
- Keine direkt spürbaren Symptome
- Indirekte Auswirkungen: Bei einer Erhöhung des »bösen« LDL-Cholesterins und/oder einem Mangel an »gutem« HDL-Cholesterin besteht das Risiko, dass sich die Gefäße durch die

vermehrte Ablagerung von Fetten an der Gefäßwand arteriosklerotisch verändern (→ Arteriosklerose, Seite 15) und es so zu einer Minderdurchblutung z. B. des Herzens (koronare → Herzkrankheit, Seite 99), des Gehirns und anderer Organe kommt.
- Stark erhöhte Triglyceridwerte können u. U. eine akute → Bauchspeicheldrüsenentzündung (Seite 26) auslösen.

Welche Untersuchung?
- Blutuntersuchung, bei der das Gesamtcholesterin und bei dessen Erhöhung auch HDL- und LDL-Cholesterin, die Triglyceride, mitunter auch der Lipoprotein-a-Wert gemessen werden
- Untersuchung auf weitere Risikofaktoren für Herz-Kreislauf-Krankheiten, wie Rauchen, → Bluthochdruck (Seite 34), Zuckerstoffwechselstörungen (→ Diabetes mellitus, Seite 49), → Übergewicht (Seite 202) etc.
- Bei Verdacht auf eine familiär bedingte Fettstoffwechselstörung evtl. Analysen des Erbguts (DNA-Analyse)

CHECK-UP-35-UNTERSUCHUNG

Diese Untersuchung bietet eine Bestimmung des Cholesterinspiegels für jeden Gesunden ab dem 35. Lebensjahr alle 2 Jahre an. Hat ein Familienmitglied, das jünger als 65 Jahre ist, bereits erhöhte Cholesterinwerte, einen Herzinfarkt oder Schlaganfall, sollte man seine Cholesterinwerte schon früher bestimmen lassen.

Welche Therapie?
Ziel der Therapie ist, die Blutfettwerte zu normalisieren und so das Risiko für Folgeerkrankungen zu senken.
- Bei Übergewicht fett- und kalorienreduzierte Kost zur Gewichtsreduktion; tierische (gesättigte) Fette möglichst durch pflanzliche (einfach bzw. mehrfach ungesättigte) Fette ersetzen; Gehalt an Ballaststoffen (z. B. Haferkleie) erhöhen
- Regelmäßige Bewegung
- Rauchverzicht und Einschränkung des Alkoholkonsums (v. a. bei erhöhten Triglyceridwerten)
- Behandlung der Grunderkrankung, z. B. Therapie einer Schilddrüsenunterfunktion
- Evtl. zusätzlich medikamentöse Therapie mit blutfettsenkenden Präparaten (Lipidsenkern), z. B. Statinen
- Ausschaltung bzw. optimale Behandlung weiterer Risikofaktoren, wie z. B. Bluthochdruck, Diabetes mellitus

Fettsucht → Übergewicht (Seite 202)

Fibromyalgie

Als Fibromyalgie wird ein chronisches Schmerzsyndrom an Muskeln, Bindegewebe und Knochen mit typischen schmerzhaften Druckpunkten (»tender points«) bezeichnet. Hinzu kommen verschiedene funktionelle und vegetative Begleitsymptome.
- Frauen zwischen 30 und 60 Jahren sind am häufigsten von Fibromyalgie betroffen. In seltenen Fällen können aber auch Männer oder Kinder daran erkranken.
- Oft nehmen Häufigkeit und Intensität der Beschwerden nach dem 60. Lebensjahr ab.

Ursachen
- Die Ursache ist unbekannt. U. a. wird diskutiert, ob eine Störung der Schmerzverarbeitung in Gehirn und Rückenmark (Zentralnervensystem) verantwortlich ist.
- Evtl. besteht eine erbliche Veranlagung, da die Erkrankung familiär gehäuft auftritt.
- Evtl. Mangel an Serotonin, einem wichtigen Gewebehormon
- Oft zeigen sich die ersten Symptome in Stresssituationen, nach einer Krankheit, einer Operation oder einem Unfall.

Symptome
Kennzeichnend für Fibromyalgie sind bestimmte druckschmerzempfindliche Punkte. Man findet sie am Nacken, oberhalb der Schulterblätter, bei den Schlüsselbeinen, in der Kreuzbeingegend, an den äußeren Oberschenkeln (unterhalb des Beckenknochens), in den Kniekehlen und an den Ellbogen. Vom American College of Rheumatology wurden folgende Kennzeichen für Fibromyalgie (ACR-Kriterien) festgelegt:
- Schmerzen über mindestens drei Monate in mindestens drei der folgenden vier Körperregionen: rechte und linke Körperhälfte ober- und unterhalb der Taille. Mindestens 11 von 18 Druckpunkten sind schmerzhaft.
- Vegetative Beschwerden, z. B. kalte Finger und Zehen, trockener Mund, übermäßiges Schwitzen, Zittern
- Funktionelle Beschwerden wie Schlafstörungen, Abgeschlagenheit, Depression, Empfindungsstörungen, → Migräne (Seite 144), → Spannungskopfschmerzen (Seite 195), Schwellungsgefühl, Steifigkeitsgefühl, Atem- und Herzbeschwerden, Verdauungsbeschwerden, Bauchkrämpfe, Beschwerden beim Wasserlassen etc.

- Nicht alle Symptome treten gleichzeitig auf. Ausschlaggebend ist, dass die Beschwerden mindestens 3 Monate bestehen.

Welche Untersuchung?
- → Anamnese (Seite 215) und Erfassen der Beschwerden
- Verschiedene Untersuchungen, um andere Erkrankungen auszuschließen (z. B. Bestimmung der Entzündungswerte und Rheumafaktoren im Blut)

Alle Befunde sind bei Fibromyalgie unauffällig.

Welche Therapie?
- Bislang ist keine ursächliche Therapie bekannt.
- Verschiedene Maßnahmen zur Linderung der Symptome, wie regelmäßige Bewegung, das Erlernen und die konsequente Ausübung einer Entspannungstechnik (z. B. autogenes Training, progressive Muskelentspannung nach Jacobson), Vermeidung von Stressauslösern, Krankengymnastik
- Physikalische Maßnahmen: Wärme, Bindegewebsmassagen, UVA-Phototherapie, Ganzkörper-Kältetherapie
- → Akupunktur (Seite 246), → Neuraltherapie (Seite 257), → Magnetfeldtherapie (Seite 256)
- Homöopathische Konstitutionsbehandlung unter Berücksichtigung psychosomatischer Phänomene
- TENS (Transkutane elektrische Nervenstimulation) zur Schmerzlinderung, eine besondere Form der Elektrotherapie. Hierbei werden mittels Elektroden durch die Haut hindurch elektrische Impulse abgegeben, die auf Nerven einwirken.
- Evtl. Antidepressiva bei Depression und/oder Schlafstörungen

Das Wichtigste ist zu lernen, den Schmerz anzunehmen und mit ihm umzugehen. Hier können auch der Austausch mit ebenfalls Betroffenen in einer Selbsthilfegruppe und/oder eine psychosomatische Therapie oder Psychotherapie hilfreich sein.

Frühsommer-Meningoenzephalitis (FSME)

Als FSME wird eine Virusinfektion des Gehirns und der Hirnhäute bezeichnet, die durch den Biss von Zecken übertragen wird. In der Regel heilt die Erkrankung folgenlos aus. Sind zusätzlich das Gehirn und/oder das Rückenmark betroffen, kann es jedoch zu bleibenden Schäden kommen.
- Die Durchseuchung der Zecken in Europa mit dem Virus liegt derzeit bei 5 bis 10 %, wobei die Ansteckungsgefahr von März bis November (v. a. Juli bis September) am größten ist.

Ursachen
- Infektion mit dem FSME-Virus, das durch den Biss einer Zecke (Holzbock) übertragen wird

Symptome
FSME verläuft in der Regel in zwei Phasen:
- **1. Phase:** Nach einer Inkubationszeit von 2 bis 28 Tagen treten zunächst grippeähnliche Symptome mit Fieber auf. Die Beschwerden klingen nach 2 bis 4 Tagen wieder ab. Bei etwa zwei Drittel der Patienten endet die Erkrankung mit dem Rückgang des Fiebers.
- **2. Phase:** In 10% der Fälle kommt es nach einem beschwerdefreien Intervall von 6 bis 10 Tagen zu einem erneuten Fieberanstieg sowie in 60% der Fälle zu einer → Hirnhautentzündung (Seite 105). Es kann sich auch eine kombinierte Gehirn-/Hirnhautentzündung (Meningoenzephalitis) entwickeln; sehr selten sind auch das Rückenmark und die Rückenmarkshäute (Meningoenzephalomyelitis) beteiligt.
  - → **Hirnhautentzündung:** Seite 105
  - **Hirnhaut-/Gehirnentzündung:** Zusätzlich zu den Symptomen der Hirnhautentzündung treten eine Bewusstseinstrübung bis hin zum Koma sowie Bewegungsstörungen oder Krampfanfälle auf. Bei etwa jedem zehnten Betroffenen bleiben Spätschäden zurück, z. B. Anfallsleiden (Epilepsie) ode auch psychische Veränderungen.
  - **Hirnhaut-/Gehirnentzündung mit Beteiligung des Rückenmarks:** Zusätzlich zu den o. g. Symptomen oft Lähmungen, v. a. der Arme oder Schultern. Spätschäden sind möglich (v. a. bleibende Lähmungen); in seltenen Fällen endet diese schwerste Verlaufsform tödlich.

Welche Untersuchung?
- Blutuntersuchung zum Nachweis von FSME-spezifischen IgM- und IgG-Antikörpern
- Evtl. Lumbalpunktion (→ Seite 227)

Welche Therapie?
- Eine ursächliche Behandlung ist nicht möglich, deshalb steht die Linderung der Symptome im Vordergrund. Dies geschieht z. B. durch Bettruhe, schmerzlindernde, evtl. auch krampflösende Medikamente. Patienten mit einer Hirnhautentzündung bedürfen der ständigen intensivmedizinischen Überwachung zur Rund-um-die-Uhr-Kontrolle der Vitalfunktionen in einem Krankenhaus.

- Maßnahmen zur Stärkung des Immunsystems nach der Akutbehandlung, z. B. → Homöopathie (Seite 254), → Biofeedback (Seite 250), → Bioresonanztherapie (Seite 251)
- Bis zu 96 Stunden nach der Infektion kann mit einer passiven Immunisierung mit Immunglobulinen versucht werden, den Ausbruch der Krankheit zu verhindern.
- Schützende Kleidung (auch Kopfbedeckung) und sogenannte Repellents (z. B. Autan®) können das Risiko, von Zecken gebissen zu werden, deutlich reduzieren.
- Wer in einem Risikogebiet wohnt bzw. dorthin reist, kann sich zur Vorbeugung gegen FSME impfen lassen.

Gallenblasenentzündung → Gallensteine (Seite 67)

Gallengangentzündung → Gallensteine (Seite 67)

Gallenkolik → Gallensteine (Seite 67)

Gallensteine (Cholelithiasis)

Gallensteine entstehen durch Kristallablagerungen von Inhaltsstoffen (v. a. Cholesterin, Kalziumsalze und Bilirubin) der Gallenflüssigkeit. Diese Ablagerungen formen sich dann entweder in der Gallenblase oder im Gallengang zu festen Steinen, die den Abfluss der Galle blockieren können. Wandern die Gallensteine, kann auch die Bauchspeicheldrüse in Mitleidenschaft gezogen werden, es entsteht eine akute → Bauchspeicheldrüsenentzündung (Seite 26). Zudem sind Gallensteine die Hauptursache für eine Gallenblasen- oder Gallengangentzündung sowie für eine Gallenkolik.

- Bis zu 15 % aller Frauen und 7,5 % der Männer haben Gallensteine, wobei das Risiko für ein Gallensteinleiden im höheren Alter zunimmt.
- Am häufigsten (80 %) treten **Cholesterinsteine** bzw. gemischte Steine auf, die überwiegend Cholesterin enthalten, gefolgt von **Pigment- bzw. Bilirubinsteinen** (20 %); **Kalziumbilirubinatsteine** sind selten. Diese können einzeln (Solitärstein) oder in Gruppen auftreten, sie können sehr klein sein, aber auch die Größe einer Walnuss erreichen.

Ursachen
- Erbliche Veranlagung
- Cholesterinreiche, ballaststoffarme Ernährung; Fastenkuren

- Übergewicht
- Einnahme von bestimmten Medikamenten (v. a. clofibrathaltige Präparate zur Senkung eines erhöhten Triglyceridspiegels)
- Gallensäureverlust-Syndrom
- → Leberzirrhose (Seite 119) oder → Crohn-Krankheit (Seite 45) erhöhen das Risiko für Gallensteine um bis zu 30 %.

Symptome
- In 75 % der Fälle handelt es sich um **stumme Gallensteine**, die keine Beschwerden verursachen.
- **Symptomatische Gallensteine:** unspezifische Oberbauchbeschwerden, z. B. Druck- und/oder Völlegefühl im (rechten) Oberbauch (unter dem Rippenbogen), Blähungen, Unverträglichkeit von bestimmten Speisen oder Getränken (z. B. fette, gebratene, blähende Speisen, Kaffee, kalte Getränke)
- Werden die Oberbauchschmerzen heftiger und strahlen sie im weiteren Verlauf gürtelförmig nach rechts in den Rücken aus, besteht Fieber, mitunter auch eine Gelbsucht, liegt meist zusätzlich eine **Gallenblasenentzündung (Cholezystitis)** oder eine **Gallengangentzündung (Cholangitis)** vor. Ursache ist eine bakterielle Infektion (v. a. durch die Darmbakterien Escherichia coli). Unbehandelt kann v. a. die Gallenblasenentzündung einen chronischen Verlauf nehmen. Als Spätfolge schrumpft die Gallenblase; zudem steigt das Risiko, ein Gallenblasenkarzinom zu entwickeln.
- Verlegt ein Gallenstein den Gallengang, kommt es zu einer **Gallenstauung**, wodurch der Gallenfarbstoff Bilirubin und andere gallenpflichtige Substanzen großenteils ins Blut übertreten. Die Folge ist eine **Gelbsucht** (→ Hepatitis, Seite 92).

GALLENKOLIK

Eine Gallenkolik wird meist durch einen eingeklemmten Gallenstein im Gallenblasenhals oder Ausführungsgang der Gallenblase ausgelöst. Kennzeichen sind heftige, nahezu unerträgliche, wellenförmig oder krampfartig verlaufende Schmerzen im rechten und/oder mittleren Oberbauch, die häufig in den Rücken und in die rechte Schulter ausstrahlen. Die Kolikschmerzen dauern zwischen 15 Minuten und 5 Stunden (selten länger) und können von Brechreiz und Erbrechen sowie von Aufstoßen, evtl. auch von einer vorübergehenden Gelbsucht begleitet werden. Typisch für eine Gallenkolik sind außerdem Schweißausbrüche; mitunter steigt die Körpertemperatur leicht an (> 38,5 °C).

Welche Untersuchung?
- Blutuntersuchung im Labor zum Nachweis von erhöhten Leberenzymen (gamma-GT, alkalische Phosphatase und Leucinaminopeptidase) und konjugiertem Bilirubin bei einer Gallenstauung; erhöhte Entzündungswerte bei einer Gallenblasen- oder einer Gallengangentzündung
- → Ultraschalluntersuchung (Seite 232) zur Darstellung der Gallensteine sowie zur Begutachtung der Gallenwege, Gallenblase, Leber und meist auch der Bauchspeicheldrüse
- Evtl. → Computertomographie (Seite 219) des Oberbauchs
- Evtl. Hochfrequenz-(HF-)Signalanalyse mittels Ultraschall, um die Gallensteinart festzustellen
- Evtl. → ERC (Seite 224) und/oder kernspintomographische Darstellung (→ Kernspintomographie, Seite 225) der Gallenwege
- Evtl. → ERCP (Seite 224) beim Verdacht, dass durch Steine im Gallengang auch die Bauchspeicheldrüse betroffen ist

Welche Therapie?
- **Stumme Gallensteine** bedürfen in der Regel so lange keiner Therapie, bis sich Beschwerden einstellen.
- **Symptomatische Gallensteine**
  - Auflösen der Gallensteine mithilfe von Medikamenten und/oder Stoßwellen **(extrakorporale Stoßwellen-Lithotripsie)**. Diese Möglichkeiten, die oft miteinander kombiniert werden, kommen nur infrage, wenn die Steine z. B. nicht verkalkt sind, eine bestimmte Größe nicht überschreiten, es keine Komplikationen durch die Steine gibt und sich die Gallenblase noch zusammenziehen kann. Die Behandlung dauert länger als die operative Therapie.
  - Endoskopische (laparoskopische) Entfernung der Gallensteine und Gallenblase, wenn sich die Gallensteine in der Gallenblase befinden und/oder eine Gallenblasenentzündung besteht.
  - Eine offene Operation ist nur in Ausnahmefällen notwendig.
- **Gallenkolik:** Medikamentöse Therapie zur Schmerzlinderung sowie zur Erweiterung und Entspannung der Gallenwege. Nach einer Gallenkolik sollte 24 Stunden keine Nahrung aufgenommen und anschließend auf eine gesunde, v. a. fettreduzierte Ernährung geachtet werden.
- **Gallenblasenentzündung:** Endoskopische (laparoskopische) Entfernung der Gallenblase sowie Antibiotikatherapie

Ein Leben ohne Gallenblase hat keine bleibenden Nachteile. Manchmal tritt während der ersten Tage oder Wochen nach der

Gallenblasenentfernung dünner Stuhl auf. Eine spezielle Diät nach der Operation ist nicht erforderlich. Die Ernährung sollte sich danach richten, was vertragen wird. Empfehlenswert ist eine ausgewogene, fettarme, vitamin- und ballaststoffreiche Kost.

Gastritis → Magenschleimhautentzündung (Seite 136)

Gebärmutterhalskrebs (Zervixkarzinom)

Als Gebärmutterhalskrebs wird ein bösartiger Tumor bezeichnet, der sich aus dem Plattenepithel im unteren Drittel der Gebärmutter, dem Gebärmutterhals, entwickelt hat. Betroffen sein kann der Gebärmutterhalskanal oder der untere Abschnitt des Gebärmutterhalses (Gebärmuttermund), der in die Scheide ragt. Meist werden Vorstufen der Erkrankung bereits im Rahmen der Früherkennungsuntersuchung erkannt, sodass die Sterblichkeit an Gebärmutterhalskrebs in Deutschland stark zurückgegangen ist.

- Jedes Jahr erkranken in Deutschland knapp 7000 Frauen an Gebärmutterhalskrebs, etwa 1800 sterben daran. Es sind überwiegend jüngere Frauen betroffen, doch kommt die Erkrankung immer häufiger auch in den Wechseljahren vor.
- Gebärmutterhalskrebs ist nach der international gültigen TNM-Klassifikation eingeteilt, die die Ausbreitung des Tumors, den Befall von Lymphknoten sowie das Fehlen oder Vorhandensein von Metastasen berücksichtigt. Es werden 4 Stadien (FIGO-Stadien) unterschieden, wobei das Frühstadium (Carcinoma in situ), bei dem der Tumor noch nicht in tiefere Gewebeschichten eingedrungen ist, die besten Heilungsaussichten hat.

Ursachen
- Infektion mit bestimmten Untertypen der humanen Papillomaviren (v. a. HPV 16 oder 18, seltener HPV 31 oder 45). Bei rund 95 % aller Betroffenen wird gleichzeitig einer dieser Hochrisiko-HPV-Typen in der Schleimhautschicht des Gebärmutterhalses nachgewiesen. In seltenen Fällen kann auch eine latente Infektion mit Niedrigrisiko-HPV-Typen (z. B. HPV 6 und HPV 11, die v. a. für die Bildung von Feigwarzen verantwortlich sind) eine Entartung der Zellen in Gang setzen.
- Ein wirksamer Schutz ist die Verwendung von Kondomen bei häufigem Partnerwechsel.
- Zur Vorbeugung können sich Mädchen im Alter zwischen 12 und

17 Jahren (vor dem ersten Geschlechtsverkehr) gegen die beiden Hochrisiko-HPV-Typen 16 und 18 (Cervarix®) bzw. zusätzlich zu diesen gegen die beiden Niedrigrisiko-HPF-Typen 6 und 11 (Gardasil®) impfen lassen. Beide Impfstoffe sehen drei Impfungen innerhalb eines halben Jahres vor.

Symptome
- Verursacht zunächst meist keine Beschwerden
- Im weiteren Verlauf oft Blutungen, die unabhängig vom Zyklus bzw. nach der Menopause auftreten (z. B. während des Geschlechtsverkehrs) sowie evtl. unangenehm riechender, bräunlicher oder fleischwasserfarbener, leicht blutiger Ausfluss
- Evtl. Blutungen nach dem Geschlechtsverkehr (Kontaktblutungen)
- Ab einer gewissen Größe kann der Tumor den Harnleiter einengen, sodass es zu Blasenentleerungsstörungen bis hin zum Funktionsverlust der Nieren kommt. Je nach betroffenem Nachbarorgan (v. a. Eierstöcke, Mastdarm, Beckengefäße und -nerven) können weitere Symptome, wie z. B. Schmerzen im unteren Rücken, hinzukommen.

Welche Untersuchung?
- Tastuntersuchung der Gebärmutter, evtl. auch des Beckens
- Zellabstrich (→ **Pap-Abstrich**, Seite 214) von Muttermund und Gebärmutterhals, mit dem Krebszellen oder Vorstufen von Krebszellen frühzeitig erkannt werden können

Frauen ab dem 20. Lebensjahr sollten jährlich einen Pap-Abstrich zur Früherkennung von Gebärmutterhalskrebs durchführen lassen. Wird die Erkrankung im Vor- bzw. Frühstadium erkannt, kann sie in fast allen Fällen geheilt werden.

- Nachweis von HP-Viren: Zur weiteren Abklärung kann ein Infektionsnachweis von humanen Papillomaviren **(HPV-Test)** durchgeführt werden.
- Lupenoptische Betrachtung des Gebärmuttermundes und der Scheide mit einem speziellen Sichtinstrument (Kolposkopie)
- Gewebeentnahme von Gebärmuttermund und Gebärmutterhals (Biopsie)
- Kegelförmige Ausschneidung des Gebärmutterhalses (Konisation) mit einem Skalpell, einem speziellen Laser oder einer Hochfrequenzschlinge; bei lokal begrenztem Befund stellt der diagnostische Eingriff gleichzeitig die Therapie dar.

Welche Therapie?
- Konisation (→ oben) zur Behandlung eines Frühkarzinoms; anschließend erfolgt eine Ausschabung des Gebärmutterhalses.

- Operative Entfernung der Gebärmutter im fortgeschrittenen Stadium. Neben der Gebärmutter werden meist auch Teile der Scheide und des Bandapparats der Gebärmutter entfernt.
- Evtl. → Strahlentherapie (Seite 242) und/oder → Chemotherapie (Seite 243) im Anschluss an die Operation
- Begleitende Maßnahmen zur Stärkung der körpereigenen Selbstheilungskräfte: homöopathische Behandlung, Ernährungsumstellung, Mistel- und andere Therapien der → anthroposophischen Medizin (Seite 248), Therapien der → ayurvedischen Medizin (Seite 249) und → TCM (Seite 258)

Gebärmutterkörperkrebs (Korpus- oder Endometriumkarzinom)

Bei Gebärmutterkörperkrebs geht der bösartige Tumor meist von der drüsigen Schleimhaut aus, die den oberen, breiteren Anteil der Gebärmutter (Gebärmutterkörper) innen auskleidet. Wird die Operation in einem sehr frühen Krankheitsstadium vorgenommen, liegt die Heilungschance bei 90 %.

- In Deutschland erkranken jährlich rund 11 000 Frauen an Gebärmutterkörperkrebs. Das mittlere Erkrankungsalter liegt bei 69 Jahren, nur in etwa 5 % der Fälle tritt er vor den Wechseljahren auf. Die Sterblichkeit ist in den letzten Jahren deutlich rückläufig.
- Vom Gebärmutterkörperkrebs ist der → Gebärmutterhalskrebs (Seite 70) abzugrenzen.
- Gebärmutterkörperkrebs ist nach der international gültigen TNM-Klassifikation eingeteilt, die die Ausbreitung des Tumors, den Befall von Lymphknoten sowie das Fehlen oder Vorhandensein von Metastasen berücksichtigt. Es werden 4 Stadien (FIGO-Stadien) unterschieden, wobei das Frühstadium (Carcinoma in situ), bei dem der Tumor noch nicht in tiefere Gewebeschichten eingedrungen ist, die besten Heilungsaussichten hat.

Ursachen
- Die Ursache ist ungeklärt; eine wahrscheinliche Ursache ist ein Übergewicht von Östrogenen gegenüber Gestagenen, wie dies z. B. im hormonellen Umstellungsprozess während der Wechseljahre vorkommt. Ebenso gilt die alleinige Östrogensubstitution in den Wechseljahren als einer der wichtigsten Risikofaktoren.

Nach derzeitigem Kenntnisstand ist das Risiko eines Gebärmutterkörperkrebses nicht erhöht, wenn Wechseljahresbeschwerden zusätzlich zu Östrogen mit Gestagen behandelt werden.

- Weitere Risikofaktoren sind frühe Menarche (erste Menstruation) und späte Menopause (letzte Menstruation) sowie Kinderlosigkeit, Zyklusstörungen, Polyzystisches Ovarsyndrom (POS), aber auch → Übergewicht (Seite 202), → Bluthochdruck (Seite 34) und → Diabetes mellitus (Seite 49).

Symptome
- Blutungen nach der Menopause, oft schwächer als eine Menstruationsblutung, zusätzlich evtl. unangenehm riechender, bräunlicher bzw. fleischwasserfarbener, trüber oder leicht blutiger Ausfluss und (wehenartige) Unterleibsbeschwerden
- Evtl. Blutungen nach dem Geschlechtsverkehr (Kontaktblutungen) und Beschwerden bei der Blasen-/Darmentleerung

Jede Blutung nach der Menopause sollte unbedingt ärztlich abgeklärt werden. Ist Gebärmutterkörperkrebs die Ursache, ist die Erkrankung zu diesem Zeitpunkt in der Regel noch nicht weit fortgeschritten, sodass die Heilungsaussichten sehr gut sind.

Welche Untersuchung?
- Tastuntersuchung der Gebärmutter sowie des Beckens zur Abklärung der geschilderten Symptome
- Vaginalultraschalluntersuchung
- Feingewebliche Untersuchung der Gebärmutterschleimhaut; hierfür wird meist mithilfe einer Ausschabung **(fraktionierte Abrasio)** der Gebärmutterschleimhaut, die von der Scheide her erfolgt, oder im Rahmen einer Spiegelung des Gebärmutterinnenraums **(Hysteroskopie)** eine Gewebeprobe entnommen.
- Evtl. → Ultraschalluntersuchung (Seite 232) bzw. → Computer- (Seite 219) oder → Kernspintomographie (Seite 225) des Bauchraums zum Ausschluss/Nachweis von Tochtergeschwülsten außerhalb der Gebärmutter

Welche Therapie?
- Operative Entfernung der Gebärmutter. Da bei Gebärmutterkrebs oft Tochtergeschwülste in den Eierstöcken zu finden sind, werden in der Regel auch die Eierstöcke operativ entfernt. Bei größerer Ausdehnung der Erkrankung müssen auch die Lymphknoten im Bereich des Beckens oder Anteile der Scheide mitentfernt werden.
- Evtl. Strahlentherapie im Anschluss an die Operation
- Evtl. Hormonbehandlung mit hohen Dosen Gestagen bei leichtgradigen Vorstufen bzw. wenn eine Operation nicht möglich ist
- Begleitende Maßnahmen zur Stärkung der körpereigenen Selbstheilungskräfte: homöopathische Behandlung, Umstellung der

Ernährung, Mistel- und andere Therapien der → anthroposophischen Medizin (Seite 248), Therapien der → ayurvedischen Medizin (Seite 249) und → TCM (Seite 258)

Gelbsucht → Hepatitis (Seite 92)

Gelenkentzündung → Arthrose (Seite 20), → Arthritis, rheumatoide (Seite 17)

Gelenkerguss → Arthrose (Seite 20), → Arthritis, rheumatoide (Seite 17)

Genitalherpes (Herpes genitalis)

Herpesinfektionen an den Schleimhäuten der Geschlechtsorgane werden durch Herpes-Simplex-Viren vom Typ 2 (HSV 2) verursacht. Nach dem ersten Ausbruch kommt es meist lebenslang immer wieder zu akuten Krankheitsphasen.
- Genitalherpes wird gewöhnlich sexuell übertragen und gehört deshalb zu den Geschlechtskrankheiten.
- Leidet eine Schwangere kurz vor der Geburt unter Genitalherpes, wird das Baby per Kaiserschnitt entbunden, da für Neugeborene eine Infektion lebensgefährliche Folgen haben kann.

Ursache
- Infektion hauptsächlich mit dem Herpes-Simplex-Virus Typ 2
In 90 % der Fälle verläuft die Erstinfektion unbemerkt. Doch siedeln sich die Viren im Bereich von Nervenwurzeln an und vermehren sich, wenn das Abwehrsystem geschwächt ist, z. B. durch Infektionen oder Stresssituationen, dann erneute Infektion.

Symptome
- Zunächst meist Juckreiz, Kribbeln, Hautrötung und Wundsein
- Innerhalb weniger Stunden entwickeln sich die charakteristischen schmerzhaften, mit Flüssigkeit gefüllten Bläschen v. a. im Bereich der Scheide oder am Gebärmutterhals bei Frauen, bei Männern am Penis oder rund um den After oder im Mastdarm, wenn die Erkrankung per Analverkehr übertragen wurde. Nach dem Aufplatzen bilden sie flache Geschwüre, die allmählich verkrusten und nach etwa 10 bis 14 Tagen abheilen.
- Zusätzlich evtl. Fieber, Abgeschlagenheit, Muskel- und Gelenkschmerzen, geschwollene Lymphknoten in der Leiste sowie klarer Ausfluss bei Frauen

Welche Untersuchung?
- Körperliche Untersuchung; meist kann die Diagnose bereits durch den Krankheitsverlauf und die Begutachtung des Herpesausschlags gesichert werden (»Blickdiagnose«).
- Evtl. Blutuntersuchung zum Nachweis von HSV-Antigenen sowie evtl. Abstrich der Bläschen zum Nachweis der Virus-DNA

Welche Therapie?
- Medikamentöse Therapie mit einem virushemmenden Mittel (Aciclovir) zum Einnehmen oder zur lokalen Anwendung
- Verhinderung von Rückfällen oft durch individuell gewählte homöopathische Einzelmittel möglich

Gicht

Gicht beruht auf einer Störung des Purinstoffwechsels (Purine sind Vorstufen der Harnsäure), bei der es infolge eines erhöhten Harnsäurespiegels im Blut zu einer Ablagerung von Harnsäurekristallen im Körper kommt. Diese lösen dann die typischen Entzündungsreaktionen an Gelenken und bestimmten Organen aus.
- Überwiegend sind Männer betroffen, wobei der erste Gichtanfall in der Regel zwischen dem 40. und 60. Lebensjahr auftritt. Bei Frauen kommt Gicht fast nur nach den Wechseljahren vor.
- Sehr häufig tritt Gicht gemeinsam mit Erkrankungen des »Metabolischen Syndroms« (→ Bluthochdruck, Seite 34) auf.

Ursachen
- Erbliche Veranlagung zu einem erhöhten Harnsäurespiegel
- Der Ausbruch der Erkrankung hängt in hohem Maß von der Ernährung ab; v. a. eine purinreiche Nahrung (z. B. hoher Fleischanteil) sorgt für eine Erhöhung der Harnsäure und damit für die Entstehung von Gicht.
- Alkohol, denn er hemmt die Ausscheidung der Harnsäure durch die Nieren.

Harnsäure fällt im Purinstoffwechsel als Endprodukt an und ist im Blut und Gewebe praktisch immer vorhanden. Im Blut kann sie nur bis zu einer bestimmten Konzentration gelöst werden; wird dieser Wert überschritten (Hyperurikämie), kommt es zur Ausfällung von Harnsäurekristallen in der Gelenkflüssigkeit. Die Folge ist eine schwere Entzündungsreaktion (akuter Gichtanfall).
- Vorbedingung für einen **akuten Gichtanfall** ist eine länger bestehende Erhöhung der Harnsäure im Blut. Wichtigster Auslöser für einen Gichtanfall ist üppiges fett- und fleischreiches Essen

und/oder hoher Alkoholkonsum. Zudem können körperliche Anstrengungen oder kleinste Verletzungen von Gelenken, in denen die Harnsäurekristalle bereits seit langem »stumm« im Knorpel liegen und dann durch einen heftigen Stoß in die freie Gelenkhöhle freigesetzt werden, aber auch Fastenkuren, Operationen oder bestimmte Medikamente einen Gichtanfall hervorrufen.

Symptome
- Ein Anstieg des Harnsäurespiegels im Blut verursacht keine akuten Beschwerden. Erst bei einer dauerhaften Erhöhung kommt es zu Veränderungen an Knochen, Gelenken, Weichteilen und/oder an den Nieren.
- **Akuter Gichtanfall**
  - Typischerweise nachts plötzlich auftretende, stark schmerzhafte Entzündung eines einzelnen Gelenks, meist des Großzehengrundgelenks. Ebenso können Knie- oder Sprunggelenk, Ferse, Hand-, Daumen- oder ein Fingergelenk betroffen sein. Das Gelenk ist stark gerötet, geschwollen, schmerzt stark bei Bewegung und ist berührungsempfindlich; oft wird sogar die Bettdecke als schmerzhaft empfunden.
  - Ohne Medikamente dauern die Attacken einige Stunden bis mehrere Tage. Bleibt die Erkrankung unbehandelt, verläuft sie chronisch: Die Zahl der betroffenen Gelenke nimmt zu, die Anfälle werden heftiger, häufiger und dauern länger an. Häufig gehen sie mit Fieber einher.
- Bei **chronischen Verläufen** kommt es zu fortschreitenden Gelenkzerstörungen sowie zu Ablagerungen von Harnsäurekristallen in den Knochen und Weichteilen, es bilden sich sogenannte **Gicht-Tophi** (Gichtknoten). Sie können geschwürig aufbrechen und Infektionskomplikationen nach sich ziehen. Außerdem kann sich eine **Gicht-Niere** mit Verkalkung und Nierensteinen (→ Harnsteine, Seite 87) entwickeln.

Welche Untersuchung?
- **Blutuntersuchung im Labor**
  - Bestimmung des Harnsäurespiegels im Blut. Bei mehr als 6,4 mg/dl ist die Harnsäure erhöht. Liegen die Werte über 9 mg/dl, kann sich ein akuter Gichtanfall entwickeln; andererseits kann er aber auch bei normalem Wert auftreten.
  - Evtl. Bestimmung der → Entzündungsparameter (Seite 223), die bei einem Gichtanfall erhöht sind
- Harnsäurebestimmung im 24-Stunden-Urin bei Verdacht auf eine gestörte Harnsäureausscheidung durch die Nieren

- Evtl. Bestimmung des Urinsediments zum Nachweis von Harnsäurekristallen im Urin; dies kann auf Harnsäuresteine in den Harnwegen hinweisen.
- Gelenkpunktion zur Gewinnung von Gelenkflüssigkeit. Die mikroskopische Untersuchung der Gelenkflüssigkeit (Synovia-Analyse) dient dem Nachweis von Harnsäurekristallen.
- Evtl. Colchicintest: Bewirkt das Medikament eine rasche Linderung der akuten Beschwerden, handelt es sich wahrscheinlich um einen Gichtanfall.

Welche Therapie?
- **Akuter Gichtanfall:** Medikamentöse Therapie mit schmerzlindernden und entzündungshemmenden Mitteln (v. a. Colchicin, Antirheumatika, in Ausnahmefällen auch Kortison)
- Unterstützend wirken kühlende Umschläge mit Alkohol und Ruhigstellen des betroffenen Gelenks.
- Falls notwendig, sollte der Auflagedruck der Bettdecke durch einen Bogen oder vergleichbare Hilfsmittel entlastet werden.
- **Zur Vorbeugung weiterer Anfälle:** meist lebenslange Dauertherapie mit Medikamenten, die die Harnsäurebildung hemmen (v. a. Allopurinol) oder die Harnsäureausscheidung erhöhen (z. B. Benzbromaron). Angestrebt wird eine Senkung des Harnsäurespiegels im Blut auf ein Sicherheitsniveau von unter 6 mg/dl. Auch Abbau von Übergewicht sowie Umstellung der Ernährung.
- Erstrebenswert ist, wenig oder gar keinen Alkohol mehr zu trinken, für ausreichende Flüssigkeitszufuhr zu sorgen und sich ausgewogen, fett- und purinarm zu ernähren. Gemieden werden sollten v. a. Innereien, Hülsenfrüchte, Heringe und Ölsardinen. Von einseitigen Diäten und Fastenkuren ist abzuraten, weil dadurch der Harnsäurewert weiter erhöht wird.

Glomerulonephritis

Als Glomerulonephritis wird eine Gruppe entzündlicher Erkrankungen bezeichnet, die primär die wichtigsten funktionellen Bestandteile der Nieren, die Nierenkörperchen (Glomeruli), befallen. Die Entzündung wird nicht direkt durch Krankheitserreger verursacht, sondern durch bestimmte Immunreaktionen.
- Glomerulonephritis kann als alleinige Erkrankung oder in Form einer Nierenbeteiligung im Rahmen einer generalisierten Erkrankung, wie z. B. entzündlichen Bindegewebskrankheiten (Kollagenosen) oder entzündlichen Gefäßerkrankungen, auftreten.

- Sie kommt im Vergleich zu → Nierenbecken- (Seite 157) oder Harnwegsinfektionen relativ selten vor, ist aber die häufigste Ursache für chronisches → Nierenversagen (Seite 159).

Ursachen
- Die jeweiligen Krankheitsmechanismen sind noch nicht endgültig geklärt. Fest steht, dass durch bestimmte Auslöser wie z. B. Streptokokken Fehlreaktionen der körpereigenen Abwehr in Gang gesetzt werden.
- Eine Variante ist, dass der Organismus aus bisher unbekannten Gründen Antikörper bildet, die direkt gegen die Filtermembranen der Glomeruli gerichtet sind. Dort lagern sie sich ab und schädigen die Nierenkörperchen.
- Sehr viel häufiger sind Antigen-Antikörper-Komplexe die Auslöser (v. a. bei der akuten postinfektiösen Form). Diese Immunkomplexe lagern sich an den Glomeruli ab und lösen eine Entzündung aus.
- Je nach Ursache bzw. Erscheinungsform gibt es verschiedene Formen der Glomerulonephritis:
  - Die **IgA-Nephropathie** gehört zu den häufigsten Glomerulonephritiden bei Erwachsenen. Sie entsteht durch Ablagerungen von IgA-Antikörpern an der Filtermembran der Glomeruli und tritt oft nach einem Atemwegsinfekt auf. Häufig bildet sie sich von selbst zurück, bei einem Viertel der Patienten geht sie jedoch in ein chronisches Nierenversagen über.
  - Eine **akute postinfektiöse Glomerulonephritis** (Immunkomplexnephritis) entwickelt sich häufig 2 bis 3 Wochen nach einer Streptokokkeninfektion der Atemwege oder Haut. Sie betrifft v. a. Kinder. In der Regel heilt sie völlig aus, kann aber auch in ein chronisches Nierenversagen münden.
  - Bei der **rapid progressiven Glomerulonephritis** handelt es sich um eine rasch fortschreitende Form, die innerhalb von Wochen bis Monaten in Nierenversagen endet. Häufig tritt sie im Rahmen einer Gefäßerkrankung (z. B. Wegener Granulomatose) auf. Mitunter ist auch die Lunge beteiligt **(Goodpasture-Syndrom).**
  - Bei der **chronisch progredienten Glomerulonephritis** handelt es sich um das chronische Stadium verschiedener Glomerulopathien. Diese Form verläuft über lange Zeit weitgehend unbemerkt. Die Nierenfunktion verschlechtert sich schleichend bis hin zum endgültigen Nierenversagen.
  - Das **nephrotische Syndrom** ist eine schwere Verlaufsform der Glomerulonephritis. Kennzeichen sind eine ausgeprägte Durchlässigkeit der glomerulären Filtermembran für Eiweiße und als

Folge des Eiweißverlustes eine Reihe weiterer schwerer Krankheitserscheinungen, z. B. starke Wassereinlagerungen, erhöhtes Thromboserisiko und Infektanfälligkeit.

Symptome
Bei allen Formen ist die Filterfunktion der Nierenkörperchen gestört, sodass die »Barriere« zwischen Blut und Primärharn durchlässiger wird. Leitsymptome aller Glomerulonephritiden sind deshalb die vermehrte Ausscheidung von roten Blutkörperchen (Hämaturie, insbesondere in Form von Erythrozytenzylindern) und Eiweiß (Proteinurie) mit dem Urin.
- Sehr leichte Formen können eine geringe Ausscheidung von roten Blutkörperchen im Urin haben, die mit bloßem Auge nicht sichtbar sind (Mikrohämaturie), und/oder es kommt zu einem geringgradigen Eiweißverlust über die Nieren.
- Rötlich brauner Urin durch den Übertritt von größeren Mengen Blut in den Harn deutet meist auf eine schwerwiegendere Nierenschädigung hin.
- Je mehr Eiweiß durch die Nieren verloren geht, desto eher kommt es zu Wassereinlagerungen im Gewebe (Ödeme) mit Schwellungen im Gesicht, Atemnot bei Lungenödem, Kopfschmerzen, epileptischen Anfällen bis hin zur Bewusstlosigkeit infolge eines Hirnödems.
- Bei schweren Fällen häufig Bluthochdruck
- Bei schwerem Verlauf (v. a. bei der rapid progressiven Glomerulonephritis) zeigen sich die Symptome eines → Nierenversagens (Seite 159).
- Oft unklare Allgemeinbeschwerden wie Müdigkeit, Kopfschmerzen, Fieber, evtl. dumpfe Schmerzen in der Nierengegend

Welche Untersuchung?
- Urinuntersuchung im Labor zum Nachweis von roten Blutkörperchen und Eiweiß, genaue Messung der Eiweißausscheidung in 24 Stunden
- Bestimmung der Harnmenge zur Beurteilung der Nierenfunktion
- Blutuntersuchung im Labor:
  - Bestimmung des Kreatinin- und Harnstoffspiegels im Blut
  - Bei ausgeprägter Eiweißausscheidung Bestimmung des Gesamteiweißgehalts im Blut; bei einem nephrotischen Syndrom auch Messung des Cholesterin- und Triglyceridspiegels
- Evtl. weitere spezielle Laboruntersuchungen, z. B. Bestimmung des IgA-Spiegels, der → Entzündungsparameter (Seite 223) etc.
- → Ultraschalluntersuchung (Seite 232) der Nieren

- Evtl. Nierenbiopsie (→ Biopsie, Seite 216) zur feingeweblichen Untersuchung der Art der Glomerulonephritis, in der Regel nur bei der akuten und rapid progressiven Form sowie bei IgA-Nephropathie

Welche Therapie?
- **IgA-Nephropathie:** Es ist keine spezielle Therapie erforderlich, evtl. medikamentöse Behandlung des Bluthochdrucks (z. B. ACE-Hemmer). Bei ausgeprägtem Eiweißverlust oder fortschreitendem Nierenversagen werden Kortikosteroide (→ Glossar, Seite 268) und evtl. Immunsuppressiva (→ Glossar, Seite 265) eingesetzt.
- **Akute postinfektiöse Glomerulonephritis:** Behandlung der Grunderkrankung mit Antibiotika sowie Bettruhe, körperliche Schonung, salz- und eiweißarme Kost und engmaschige Gewichts- und Laborkontrollen (v. a. Überwachung der Kreatinin-Werte). Bei Anzeichen von Wassereinlagerungen im Gewebe (z. B. Gewichtszunahme) evtl. harnfördernde Mittel (z. B. Furosemid) sowie salz- und flüssigkeitsarme Kost; oft medikamentöse Behandlung des Bluthochdrucks (z. B. ACE-Hemmer)
- **Rapid progressive Glomerulonephritis:** medikamentöse Therapie mit hoch dosierten Kortisonpräparaten, Immunsuppressiva und Zytostatika (→ Glossar, Seite 273). Mit dem regelmäßigen Austausch des Blutplasmas (Plasmapherese) wird versucht, die Antikörper aus dem Blut zu entfernen.
- **Chronisch progrediente Glomerulonephritis:** oft keine ursächliche Behandlung mehr möglich, deshalb symptomatische Maßnahmen wie medikamentöse Blutdrucksenkung sowie eine salz- und eiweißarme Kost
- **Nephrotisches Syndrom:** Therapie der zugrunde liegenden Glomerulonephritis; bei fortgeschrittenem Nierenversagen evtl. salz- und eiweißarme Diät sowie harnfördernde Mittel (Diuretika)
- Begleitende Maßnahmen zur Stärkung der körpereigenen Selbstheilungskräfte: homöopathische Behandlung, Ernährungsumstellung, Therapien der → anthroposophischen (Seite 248), → ayurvedischen (Seite 249) und chinesischen Medizin (→ TCM, Seite 258)

Glutensensitive Enteropathie → Zöliakie/Sprue (Seite 211)

Gonorrhö (Tripper)

Gonorrhö ist eine bakterielle Geschlechtskrankheit. Die Ansteckung erfolgt durch ungeschützten Geschlechtsverkehr, wobei meist der

Genitalbereich, bei entsprechenden Sexualpraktiken auch Mund oder Darmtrakt betroffen sind.
- Gonorrhö ist die häufigste sexuell übertragbare Krankheit; dabei geht man von einer hohen Dunkelziffer aus.
- Die Erkrankung ist meldepflichtig (nur bei Therapieverweigerung wird der Name gemeldet).

Ursachen
- Infektion mit dem Bakterium Neisseria gonorrhoeae durch direkten Kontakt mit infizierten Schleimhäuten, z. B. bei ungeschütztem Geschlechtsverkehr, Oral- oder Analverkehr
- Infektion der Bindehäute des Kindes beim Geburtsvorgang über die Scheide der Mutter

Symptome
- 25 % der Männer und 50 % der Frauen bleiben beschwerdefrei. Da sie jedoch Keimträger sind, können sie die Krankheit bei ungeschütztem Geschlechtsverkehr übertragen.
- 2 bis 8 Tage nach Ansteckung Harnröhrenentzündung mit Jucken und Brennen beim Wasserlassen
- **Bei Männern:** Verklebte Harnröhrenöffnung beim Aufwachen, eitriger, grünlich gelber Ausfluss aus der Harnröhre; dumpfer Schmerz in der Blasenregion. Als Komplikation kann die Infektion auf die Prostata (Prostatitis) oder die Nebenhoden (Epididymitis) übergreifen. Hält dieser Zustand über längere Zeit an, wird die Zeugungsfähigkeit beeinträchtigt.
- **Bei Frauen:** Neben vermehrtem Ausfluss zusätzlich oft eine Gebärmutterschleimhautentzündung (Zervizitis) und/oder eine Entzündung der Scheidenvorhofdrüsen (Bartholinitis). Die entzündlichen Komplikationen können zu Verwachsungen der Harnröhre, Entzündungen von Eierstöcken und Eileiter und damit zu Unfruchtbarkeit führen.
- Bei entsprechendem Sexualverhalten können auch der Anus und Enddarm (anorektale Gonorrhö) oder der Mund-Rachen-Raum (oropharyngeale Gonorrhö) betroffen sein.

Welche Untersuchung?
- Erregernachweis durch mikroskopische Untersuchung eines Abstrichs von infizierten Schleimhautarealen und anschließender Anzüchtung des Erregers auf speziellen Nährböden

Welche Therapie?
- Medikamentöse Therapie mit Antibiotika (Cephalosporine)
- Schutz durch Kondome bei häufigem Partnerwechsel

Grippaler Infekt → Erkältungskrankheit (Seite 59)

Grippe, echte (epidemische) → Influenza (Seite 112)

Gürtelrose (Herpes zoster)

Bei Gürtelrose handelt es sich um eine Infektion reaktivierter Viren nach durchgemachten Windpocken in der Kindheit. Betroffen sind verschiedene »gürtelbreite« Hautbezirke, die von bestimmten Nerven versorgt werden.
- An Gürtelrose erkranken vornehmlich Erwachsene im höheren Lebensalter sowie Personen mit Immunschwäche (z. B. durch → Aids, Seite 10).

Ursachen
- Infektion mit reaktivierten Varizella-zoster-Viren (Humanes Herpes-Virus, Typ 3)
- Eine Erstinfektion mit den Viren ruft **Windpocken** hervor. Danach verbleiben die Viren im Körper und lagern sich in Nervenknoten nahe dem Rückenmark ab. Bei Abwehrschwäche wandern sie entlang der Nerven in die Haut und führen dort zu den typischen Hauterscheinungen, den Bläschen. Diese bleiben meist weitgehend auf das Versorgungsgebiet des betreffenden Nervs beschränkt.

Symptome
- Stark schmerzhafte, juckende, gruppiert stehende und mit Flüssigkeit gefüllte Bläschen auf geröteter Haut im betroffenen Hautbezirk. Bläschen finden sich v. a. an der Taille, wo sie meist gürtelförmig vom Rücken nach vorn reichen, aber auch im Schulter-, Brust- oder im Kopf-Hals-Bereich. Typischerweise treten die Hauterscheinungen nur auf einer Körperseite auf.
- Evtl. Unwohlsein und Fieber
- Meist klingen die Beschwerden nach 2 bis 3 Wochen ab; mitunter bleiben die Schmerzen in der betroffenen Region aber auch monatelang bestehen **(postzosterische Neuralgie).**

Welche Untersuchung?
- »Blickdiagnose«: Die Begutachtung der betroffenen Hautpartien sichert die Diagnose.
- Evtl. Blutuntersuchung zum Nachweis von Antikörpern; diese hat jedoch aufgrund der hohen Durchseuchungsrate nur bei der Erstinfektion (Windpocken) Aussagekraft.
- Tritt eine Gürtelrose wiederholt auf, sollte eine bösartige Blut- oder Tumorerkrankung ausgeschlossen werden.

Welche Therapie?
- Symptomatische Therapie bei leichten Verläufen, z. B. juckreizstillende Lotionen und körperliche Schonung
- Bei ausgeprägtem Krankheitsbild werden virushemmende Mittel zum Einnehmen (z. B. Aciclovir) sowie bei Bedarf schmerzlindernde Medikamente verabreicht.

Hämorrhoiden

Hämorrhoiden sind krankhafte Erweiterungen bzw. Vorwölbungen der venösen Blutgefäße, die sich innerhalb des Afters am Übergang von der Darmschleimhaut zur Haut befinden. Diese Venen dienen als Schwellkörper der Abdichtung des Afters.
- Über 70 % aller Erwachsenen haben Hämorrhoiden. Nicht alle machen Beschwerden und müssen behandelt werden.
- Je nach Größe unterscheidet man 4 Schweregrade: Diese reichen von geringfügig vergrößerten, nicht tastbaren Hämorrhoidalknoten (Stadium 1) bis hin zu einer dauerhaften Ausstülpung der Hämorrhoiden und des Analkanals vor die Afteröffnung (Stadium 4). In Stadium 4 lassen sich die Knoten bzw. das vorgefallene Gewebe nicht mehr hineinschieben (repositionieren).

Ursachen
- Erbliche Vorbelastung
- Allgemeine konstitutionelle Bindegewebsschwäche
- Wiederholte Drucksteigerungen im Bauchraum, wie etwa heftiges Pressen bei der Stuhlentleerung (von hartem, ballaststoffarmem Stuhl) oder chronische Hustenanfälle
- Schwangerschaften
- Überwiegend sitzende Tätigkeit
- Schwere chronische Lebererkrankungen (→ Leberzirrhose, Seite 119); hier kommt es zur Ausbildung von Umgehungskreisläufen, da der normale Weg über die Leber versperrt ist.

Symptome
- Kleine Hämorrhoiden (Stadium 1) sind meist symptomlos.
- Ansonsten Juckreiz, Nässen, Auflagerungen von dunklem (venösem) Blut auf dem Stuhl

Helles Blut kann auf blutende Polypen im Enddarm oder auf ein Enddarmkarzinom hinweisen.
- Bei ausgeprägten Hämorrhoiden starke Schmerzen beim Stuhlgang, evtl. Stuhlschmiere (→ Glossar, Seite 272), weil die Abdichtungsfunktion der Schwellkörper eingeschränkt ist.

Welche Untersuchung?
- Tastuntersuchung der Analregion
- Endoskopische Spiegelung des End- und Dickdarms (→ Darmspiegelung, Seite 220)

Welche Therapie?
- **Im ersten Stadium** helfen antientzündliche Maßnahmen wie das Auftragen von Salben (z. B. mit Hamamelis-Extrakt), Sitzbäder mit Kamillenzusatz oder der Einsatz von Analtampons.
  - Zusätzlich evtl. Zäpfchen mit Kortisonzusatz oder Lokalanästhetika gegen den Juckreiz; diese sollten aber nur kurzfristig angewendet werden.
  - Regulierung des Stuhlgangs durch eine faserreiche Kost und ausreichende Flüssigkeitszufuhr
- **Im zweiten Stadium** ist meist zusätzlich eine Verödung oder eine Gummibandligatur der Hämorrhoiden notwendig. Hierfür wird ein enges Gummiband über die Hämorrhoide gestülpt; der vom Blut abgeschnürte Teil stirbt ab und wird mit dem Stuhl ausgeschieden.
- **Ab dem dritten Stadium** müssen die Hämorrhoiden operativ entfernt werden (Hämorrhoidektomie).

Harnblasenentzündung → Blasenentzündung (Seite 31)

Harnblasenkarzinom → Blaseknrebs (Seite 32)

Harninkontinenz

Harninkontinenz ist keine Erkrankung, sondern eine Funktionsstörung des Blasenschließmuskels. Sie bewirkt, dass die Ausscheidung von Urin nicht willentlich beeinflusst werden kann. Harninkontinenz kann den Betroffenen seelisch stark belasten.
- Von Harninkontinenz sind v. a. Menschen über 50 Jahre betroffen; davon soll jeder Zweite darunter leiden. Frauen leiden häufiger darunter als Männer.

Ursachen
Je nach Ursache und Ausprägung werden verschiedene Formen der Harninkontinenz unterschieden:
- **Belastungsinkontinenz** (früher: Stressinkontinenz) ist die häufigste Form bei Frauen und wird durch eine Beckenbodenschwäche verursacht. Bei Husten, Niesen oder körperlicher Belastung geben die Muskeln und Bänder im Beckenboden nach, wodurch

die Harnröhre ihre Stabilität verliert. Sie sinkt unter Druck tiefer, sodass der Schließmuskel versagt. Die Neigung zur Gewebeschwäche ist meist erblich bedingt. Begünstigende Faktoren sind v. a. Geburten, wechseljahrsbedingter Östrogenmangel, hohe körperliche Belastung.

- **Dranginkontinenz** (Urgeinkontinenz) trifft v. a. ältere Menschen und tritt oft als Begleiterscheinung einer Harnblasenerkrankung (z. B. → Blasenentzündung, Seite 31) oder einer → Prostatavergrößerung (Seite 172), aber auch bei Erkrankungen des Nervensystems (z. B. → Multiple Sklerose, Seite 147) auf. Ausgangspunkt ist eine Überaktivität des Blasenmuskels oder ein Reizzustand der Harnblase. Der Verschlussmechanismus ist jedoch intakt und auch die Beckenbodenmuskulatur ist nicht beeinträchtigt.
- **Überlaufinkontinenz** entsteht, wenn dem Betroffenen eine normale Blasenentleerung nicht möglich ist, so z. B. infolge einer Harnröhrenverengung, Prostatavergrößerung, Absenkung der Gebärmutter, Verlegung durch → Harnsteine (Seite 87) oder Fehlfunktion der Blasenmuskulatur.
- **Reflexinkontinenz** (neurogene Inkontinenz) geht auf eine Störung bei der Übertragung von Signalen zwischen Gehirn und Harnblase zurück. Dadurch überwiegt das willentlich nicht zu beeinflussende Signal zur Entleerung der Harnblase. Unterschieden werden die **spinale Reflexinkontinenz,** die durch neurologische Erkrankungen (z. B. Multiple Sklerose → Seite 147) oder eine Verletzung des Rückenmarks (z. B. Querschnittslähmung) verursacht wird, und die **supraspinale Reflexinkontinenz,** der eine Hirnleistungsstörung (z. B. → Alzheimer-Krankheit, Seite 13) zugrunde liegt.
- **Extraurethrale Inkontinenz** bezeichnet die Ausscheidung des Harns über eine Blasenfistel: Der Harn fließt nicht über die Harnröhre, sondern über einen krankhaften oder künstlich angelegten Verbindungsgang nach außen.
- Risikofaktoren für die Entstehung einer Harninkontinenz sind → Übergewicht (Seite 202), konstitutionelle Bindegewebsschwäche sowie bei Frauen die hormonelle Umstellung.
- Auch die Einnahme bestimmter Medikamente kann die Entwicklung einer Harninkontinenz begünstigen (z. B. harntreibende oder krampflösende Mittel).

Symptome

- Unfreiwilliger Abgang von Harn als Leitsymptom
  - **Belastungsinkontinenz**: Abgang von Harn z. B. beim Husten, Niesen, Lachen oder bei körperlicher Anstrengung

- **Dranginkontinenz:** Ein plötzlicher starker, mitunter schmerzhafter Harndrang erlaubt es dem Betroffenen oft nicht mehr rechtzeitig, die Toilette aufzusuchen. Bereits eine geringe Harnmenge in der Blase bewirkt den starken und willentlich nicht zu unterdrückenden Harndrang. Im Extremfall stellt sich der Harndrang bis zu 5-mal in der Stunde ein, wodurch das soziale Leben für die Betroffenen stark beeinträchtigt wird.
- **Überlaufinkontinenz:** mehr oder weniger kontinuierlicher tröpfchenweiser Abgang von Urin
- **Reflexinkontinenz:** Die Blasenentleerung erfolgt nur noch reflexartig; weder wird ein Harndrang verspürt noch kann die Entleerung willentlich gesteuert werden.

Welche Untersuchung?
- → Körperliche Untersuchung (Seite 226)
- → Ultraschalluntersuchung (Seite 232) der Nieren und ableitenden Harnwege
- Harnflussmessung; hierbei erfolgt die Blasenentleerung in einen Messtrichter oder auf einem speziellen Toilettensitz. Angeschlossene Messgeräte registrieren die ausgeschiedene Harnmenge pro Sekunde und ermitteln eine Harnflusskurve. Die Form der Kurve gibt Aufschluss über die Form der Blasenentleerungsstörung, aber auch über Abflussbehinderungen.
- Evtl. Messung des Drucks in der Blase mithilfe eines Blasenkatheters (Urodynamik), z. B. zur Abgrenzung einer Belastungs- von einer Dranginkontinenz
- Evtl. Blasenspiegelung zum Ausschluss von → Harnsteinen (Seite 87) oder einer Tumorerkrankung

Welche Therapie?
- **Belastungsinkontinenz:** bei leichteren Formen Beckenbodengymnastik zur Stärkung der erschlafften Beckenbodenmuskulatur, evtl. in Kombination mit → Biofeedback (Seite 250), Gewichtsreduktion bei Übergewicht, der Einsatz von speziellen Scheidentampons und/oder die Einnahme von Medikamenten (Duloxetin), die den Tonus des Schließmuskels erhöhen
    - Evtl. Injektionstherapie, bei der unter endoskopischer Sicht mit einem speziellen Injektionsinstrument auffüllende Substanzen unter die Schleimhaut (Submukosa) von Harnröhre oder Blasenhals eingespritzt werden
    - Evtl. minimalinvasive TVT-Methode (Tension-free Vaginal Tape): Ein spannungsfreies Vaginalband, das mit der Zeit ins Gewebe einwächst, wird über einen Schnitt in der Scheidenvorderwand

zur Unterstützung der Harnröhre eingebracht. Eine Variante ist die TVT-O-Methode (Tension-free Vaginal Tape obturatorisch), die sich durch einen leicht veränderten Bandverlauf vom TVT-Verfahren unterscheidet.
- Evtl. operative Maßnahmen, wenn der Beckenboden eine stärkere Stütze benötigt, z. B. zur Repositionierung der Blase oder Harnröhre oder zum Wiederaufbau des Beckenbodens. Eine Entfernung der Gebärmutter zur Behebung der Beschwerden wird heute nur noch in Ausnahmefällen empfohlen.
- **Dranginkontinenz:** Behandlung der ursächlichen Erkrankung sowie die Einnahme von Medikamenten, die eine Entspannung der Blasenmuskulatur bewirken (Spasmolytika/Anticholinergika)
  - Evtl. Elektrostimulation des Beckenbodens zur Stärkung der Beckenbodenmuskulatur
- **Überlaufinkontinenz:** Behandlung der ursächlichen Erkrankung sowie die Einnahme von Medikamenten, die den Blasenmuskel aktivieren (z. B. Cholinergika)
  - Evtl. Elektrostimulation; hierbei werden über Elektroden elektrische Impulse übertragen, um so v. a. die Kontraktionsfähigkeit des Blasenschließmuskels zu verbessern und die Beckenbodenmuskulatur zu stärken.
  - Bei funktioneller Überlaufinkontinenz ist die Ableitung des Urins über einen Katheter notwendig.
- **Reflexinkontinenz:** meist Ableitung des Harns über einen Katheter; medikamentöse Therapie wie bei Dranginkontinenz
- **Extraurethrale Inkontinenz:** operative Entfernung einer krankhaften Blasenfistel
- **Weitere nichtmedikamentöse Maßnahmen:**
  - Ausreichende Flüssigkeitszufuhr (mindestens 2 l) sowie eine sorgfältige Hautpflege zur Vorbeugung von Infektionen im Genitalbereich
  - Mithilfe eines **Blasentrainings** (nicht bei Überlauf- und Reflexinkontinenz) kann die Blasenentleerung trotz Harndrangs bewusst hinausgezögert werden. Die Blase gewöhnt sich an mehr Inhalt und die häufigen Toilettengänge werden weniger.

Harnsteine (Nierensteine, Urolithiasis)

Harnsteine entstehen durch Kristallablagerungen von bestimmten Substanzen (v. a. Kalksalze, Harnsäure), die normalerweise im Urin gelöst sind. Diese Ablagerungen formen sich im Lauf der Zeit zu festen Steinen, die wandern und den Harnabfluss blockieren.

Harnsteine können ihren Sitz in der Niere, im Harnleiter, in der Blase oder Harnröhre haben. Wandern sie von der Niere über den Harnleiter in die Blase, kommt es zu einer Nierenkolik (→ unten), die extrem schmerzhaft ist.

NIERENKOLIK

Sie gehört zu den schwersten Schmerzzuständen: Einerseits dehnt der Stein den Harnleiter, andererseits treibt der Harnleiter ihn durch vermehrte Muskelaktivität in Richtung Blase, um den Fremdkörper rasch loszuwerden. Es kommt zu heftigsten wellenförmigen oder krampfartigen Schmerzen im Rücken und/oder seitlichen Unterbauch; tief sitzende Steine strahlen bis in die Schamlippen bzw. in den Hodensack aus. Während der Kolik geht nur wenig Urin ab; evtl. besteht Stuhlverhalt. Hinzu kommen Übelkeit und Erbrechen, eine stark gespannte Bauchdecke, evtl. auch Fieber. Die Schmerzen lassen sofort nach, wenn der Stein auf natürlichem Weg abgegangen ist.

- Ca. 10 % der Männer und 5 % der Frauen haben Harnsteine; am häufigsten sind Menschen zwischen dem 30. und 60. Lebensjahr betroffen.
- Die meisten Harnsteine (80 %) bestehen aus Kalksalzen, wie Kalziumoxalat oder Kalziumphosphat, gefolgt von Harnsäuresteinen (Uratsteine, 15 %); Steine aus Magnesium, Ammonium und Phosphat (Struvite) sind selten (5 %), noch seltener sind Cystinsteine (Cystin ist eine Aminosäure). Harnsteine können einzeln oder in Gruppen auftreten, reiskorn- bis erbsengroß sein, aber auch als »Ausguss-« oder »Korallensteine« das gesamte Nierenbecken ausfüllen.

Ursachen
Verschiedene Faktoren begünstigen die Entstehung von Harnsteinen. Die wichtigsten sind:
- Bestimmte Stoffwechselerkrankungen (v. a. → Gicht, Seite 75), die zu einer Übersättigung des Harns mit steinbildenden Substanzen und damit zu Harnsäuresteinen führen können
- Evtl. hormonelle Störung (Überfunktion der Nebenschilddrüsen) bei kalzium- bzw. phosphathaltigen Steinen
- Infektionen der Nieren und ableitenden Harnwege (v. a. Magnesium-Ammonium-Phosphatsteine)
- Harnstauung, z. B. bei Harnröhren- oder Harnleiterverengung
- Langjährige Einnahme von Schmerzmitteln

- Einseitige Ernährungsgewohnheiten, v. a. eiweißreiche Kost sowie eine zu geringe Flüssigkeitszufuhr
- Starke Gewichtsreduktion (z. B. durch Diäten)

Harnsteine erhöhen das Risiko von Harnwegsinfektionen und chronischen → Nierenbeckenentzündungen (Seite 157). V. a. bei wiederkehrenden Nierensteinen besteht die Gefahr einer dauerhaften Schädigung der Nierenfunktion.

Symptome
- Oft verursacht ein Harnstein erst Beschwerden, wenn er durch den Harnleiter wandert. Dann löst er eine akute Nierenkolik aus.

Welche Untersuchung?
- Urin-Streifen-Schnelltest zur Bestimmung des pH-Werts, des spezifischen Gewichts sowie zum Nachweis von Eiweiß, Bakterien, roten und weißen Blutkörperchen, evtl. von Cystin
- Blutuntersuchung im Labor zur Bestimmung des Harnsäure-, Kalzium- und Kreatininwerts
- Wenn möglich, Steinanalyse abgegangener oder entfernter Steine mittels Infrarotspektroskopie oder Röntgendiffraktometrie, um Auskunft über die Steinart zu erhalten
- → Ultraschall- (Seite 232) oder → Röntgenuntersuchung (Seite 230) bzw. Spiral-Computertomographie (→ Computertomographie, Seite 219) der Nieren und ableitenden Harnwege zur Bestimmung von Größe und Lage des Steins; evtl. auch Röntgenkontrastuntersuchung (Urographie) bei Verdacht auf Harnsäure- oder Cystinsteine, die nicht auf dem Röntgenbild erkennbar sind

Welche Therapie?
80 % aller Steine bis 2 mm Durchmesser gehen spontan ab. Steine, die größer als 5 bis 6 mm sind, gehen nur selten spontan ab.
- **Nierenbeckensteine**
  - Extrakorporale Stoßwellen-Lithotripsie (ESWL); der vorher mittels bildgebender Verfahren lokalisierte Stein wird durch genau fokussierte Stoßwellen von außen zertrümmert.
  - Bei größeren Steinmassen sowie Steinen, deren Durchmesser 30 mm überschreitet, ist eine ultraschallgesteuerte endoskopische Steinentfernung notwendig.
- **Harnleitersteine**
  - Kleine Steine bis 5 mm Durchmesser: krampflösende Medikamente (Spasmolytika), deutliche Erhöhung der Trinkmenge, Bewegung und Wärmeanwendungen (z. B. Auflegen einer Wärmflasche); bei Verdacht auf eine Harnwegsinfektion ist ein stationärer Aufenthalt notwendig.

- Steinauflösende Medikamente (Litholytika) bei Harnsäure- und Cystinsteinen
- Extrakorporale Stoßwellen-Lithotripsie bei Steinen mit einem Durchmesser von mehr als 5 mm
- Bleibt eine Extrakorporale Stoßwellen-Lithotripsie ohne Erfolg, wird der Stein mithilfe einer Schlinge, Zange oder eines Körbchens entfernt; das Werkzeug wird über die Harnblase in den Harnleiter vorgeschoben.
- Regelmäßige → Ultraschalluntersuchungen (Seite 232) bei »stummen« Harnsteinen
- **Nierenkolik:** hoch dosierte schmerz- und krampflösende Medikamente, meist im Krankenhaus als Spritze oder Infusion

Wichtigste Vorbeugung gegen Harnsteine ist eine ausreichende Flüssigkeitszufuhr sowie eine ausgewogene Mischkost, die nicht zu viel tierisches Eiweiß, Fett und Salz enthält.

Hashimoto-Thyreoiditis → Schilddrüsenentzündung (Seite 178)

Hautkrebs

Unter Hautkrebs versteht man bösartige Veränderungen der Haut. Die häufigsten Formen sind das Basaliom, das Spinaliom und das Maligne Melanom. Die Heilungschancen von Hautkrebs sind gut, wenn die Behandlung im Frühstadium erfolgt.

- Hautkrebs ist eine der häufigsten Krebsarten. Pro Jahr erkranken in Deutschland rund 120 von 100 000 Menschen an hellem Hautkrebs (Basaliom oder Spinaliom). Das Maligne Melanom macht hierzulande jedes Jahr knapp 16 000 Neuerkrankungen aus.
- Das **Basaliom (Basalzellkarzinom)** ist der häufigste Tumor (in Deutschland ca. 100 pro 100 000 Menschen) an der Haut. Es entwickelt sich aus den Basalzellen der Haut und den Wurzelscheiden der Haarfollikel. Dabei zerstört der Tumor zwar das angrenzende Gewebe durch sein ungehemmtes Wachstum, bildet jedoch nur sehr selten Tochtergeschwülste (Metastasen). Deshalb wird er auch als halbbösartiger (semimaligner) Tumor bezeichnet.
- Das **Spinaliom** (Plattenepithelkarzinom, Stachelzellkrebs) hat seinen Ursprung in den Epithelzellen der Stachelzellschicht der Oberhaut. Es tritt vorwiegend bei älteren Menschen auf und ist nach dem Basaliom der zweithäufigste bösartige Hauttumor (in Deutschland ca. 20 pro 100 000 Personen). Bevorzugte Entstehungsorte sind Gesicht, Handrücken und Übergangsbereiche

zwischen Haut und Schleimhaut, wie etwa Lippen, Zunge, Mundschleimhaut, Penis oder Scheideneingang.
- Das **Maligne Melanom** (schwarzer Hautkrebs) geht von den melaninbildenden Zellen (Melanozyten) der Haut aus und entwickelt sich oft aus zunächst harmlosen Pigmentmalen, mitunter auch auf vorher unauffälliger Haut. Es ist äußerst bösartig und bildet nach örtlichem Wachstum mit Ausdehnung in die Tiefe sehr frühzeitig Metastasen, die sich dann rasch auf dem Lymph- und Blutweg ausbreiten. Vor der Pubertät ist das Maligne Melanom selten; meist tritt es nach dem 30. Lebensjahr auf. Melanome treten im Bereich der Haut, an den Spitzen von Fingern oder Zehen, seltener an den Schleimhäuten oder der Aderhaut im Auge auf.

Ursachen
- Die Ursache ist unbekannt. Eine erbliche Veranlagung in Zusammenhang mit UV-Strahlen (insbesondere starke Sonnenschäden bzw. langjährige Sonneneinwirkung) gilt für alle Hautkrebsarten als sicher.
- Als Risikofaktoren für die Entwicklung eines **Basalioms** gehören zudem eine chronische Hautschädigung oder der (längere) Kontakt mit krebserregenden Stoffen, wie z. B. Arsen.
- Beim **Spinaliom** sind vermutlich ebenfalls krebserregende Schadstoffe wie Teer (Pfeifen- oder Tabakrauch) oder eine thermische Schädigung (z. B. Glasbläserberuf) an der Entstehung beteiligt.
- Als Risikofaktoren für ein **Malignes Melanom** gelten helle Haut, viele Muttermale, in der Jugend häufige Sonnenbrände.

Symptome
- **Basaliom:** Zunächst meist hautfarbenes, erhabenes, glänzendes Knötchen, das von zahlreichen Gefäßerweiterungen (Teleangiektasien) durchzogen und von einem Randwall aus perlschnurartig aufgereihten kleinen Knötchen umgeben ist; im weiteren Verlauf treten oft geschwürige Veränderungen und schlecht heilende Blutkrusten auf.
- **Spinaliom:** zunächst meist kleiner schmerzloser Knoten in der Oberhaut, der rasch wächst und geschwürig zerfällt
- **Malignes Melanom:** Zunächst oft asymmetrische, unscharf begrenzte Flecken, die in der Regel hellbraun bis schwarz sind, sie können aber auch nichtpigmentiert erscheinen. Gelegentlich bluten oder jucken sie oder wachsen geschwürartig.

10 % der Melanome kommen familiär gehäuft vor. Deshalb sollten sich Verwandte 1. Grades eines Melanom-Patienten regelmäßig auf Hautveränderungen untersuchen lassen.

Welche Untersuchung?
- Begutachtung des verdächtigen Muttermals oder Knötchens, evtl. auch mittels digitaler Auflichtmikroskopie (v. a. zum Ausschluss eines Malignen Melanoms)
- Gewebeprobenentnahme bzw. Entfernung des verdächtigen Muttermals oder Knötchens zur feingeweblichen Untersuchung
- Bei Verdacht auf ein Malignes Melanom zusätzliche Untersuchung der umgebenden Lymphknoten, z. B. mittels Wächterlymphknotentechnik (sentinel-node-biopsy)
- Evtl. weiterführende Untersuchungen zum Ausschluss/Nachweis von Fernmetastasen, z. B. → Computer- (Seite 219), → Kernspintomographie (Seite 225)

ABCDE-SCHEMA

Einmal im Monat sollten Sie Ihre Haut auf Veränderungen untersuchen. Bei der Beurteilung verdächtiger Pigmentflecken hilft das **ABCDE-Schema: A**symmetrie, **B**egrenzung, **C**olor (Farbe), **D**urchmesser über 5 mm, **E**rhabenheit.

Welche Therapie?
- Operative Entfernung des Tumors
- Evtl. Chemotherapie, Strahlentherapie oder Immuntherapie mit Interferon im Anschluss an die Operation
- Malignes Melanom: evtl. Überwärmungstherapie (Hyperthermie, → Strahlentherapie, Seite 242), bei der die Tumorzellen mittels Kurzwellen zerstört werden
- Begleitende Maßnahmen zur Stärkung der körpereigenen Selbstheilungskräfte: homöopathische Konstitutionsbehandlung, Ernährungsumstellung, Mistel- und andere Therapien der → anthroposophischen Medizin (Seite 248), Therapien der → ayurvedischen Medizin (Seite 249) und → TCM (Seite 258)

Zur Vorbeugung sollten Sie intensive Sonnenbestrahlung meiden und auf exponierte Hautstellen eine Sonnencreme mit hohem Lichtschutzfaktor auftragen.

Hepatitis

Als Hepatitis bezeichnet man eine meist durch Hepatitisviren hervorgerufene akute oder chronische Entzündung der Leber.

In unseren Breiten spielen Viren mit den Bezeichnungen A, B, C und D die wichtigste Rolle; das Hepatitis-E-Virus kommt v. a. in Asien, Afrika und Mexiko vor.
- Weltweit kommt Hepatitis B am häufigsten vor, gefolgt von Hepatitis A, C, D und E.
- Eine Hepatitis-Infektion ist meldepflichtig. Eine Isolierung der Erkrankten erfolgt aber heute nur noch in Ausnahmefällen (z. B. von Kleinkindern, die an Hepatitis A erkrankt sind).
- Die Inkubationszeit beträgt je nach Virustyp 2 Wochen bis zu 6 Monate (v. a. Hepatitis B).

ANSTECKUNGSWEGE

Hepatitis A: meist oral durch verunreinigtes Trinkwasser und verunreinigte Nahrungsmittel, mitunter auch durch Schmierinfektion (z. B. durch Speichel, Sperma, Fäkalien)

Hepatitis B: häufig sexuelle Übertragung sowie Ansteckung über den Blutweg (z. B. über Bluttransfusionen, bei Drogenabhängigkeit durch infiziertes Spritzbesteck oder bei der Geburt von der infizierten Mutter auf das Kind)

Hepatitis C: ebenso wie Hepatitis B über den Blutweg, selten sexuelle Übertragung

Hepatitis D: nur in Verbindung mit Hepatitis B, weil unvollständiges Virus; deshalb gleicher Ansteckungsweg

Hepatitis E: wie Hepatitis A hauptsächlich oral

Ursachen
- Hauptsächlich Infektion mit Hepatitisviren
- Andere Virusinfektionen, z. B. mit Epstein-Barr-, Coxsackie-, Zytomegalie- oder exotischen Viren (z. B. Gelb-, Lassa-Fieber)
- Bakterielle Infektionen (z. B. Brucellosen, Leptospirosen)
- Infektionen mit Parasiten (z. B. Malaria, Amöben, Fuchs- und Hundebandwurm)
- Arzneimittel, Alkohol
- Akuter Schub einer chronischen Hepatitis; andere Lebererkrankungen (z. B. Autoimmunhepatitis, Wilson-Krankheit, Hämochromatose, primäre biliäre Zirrhose)

Symptome
Bei zwei Drittel der Infizierten verläuft die Erkrankung symptomlos.
- Zunächst grippeähnliche Symptome (leichtes Fieber und Abgeschlagenheit), Gelenkschmerzen, Magen-Darm-Beschwerden

- Appetitlosigkeit, Übelkeit, Durchfall und gelegentlich Oberbauchschmerzen), die nur wenige Tage andauern; oft anhaltende Müdigkeit und Leistungsminderung
- Danach nisten sich die Viren in der Leber ein, was meist zu einer Vergrößerung der Leber führt, aber nur bei einem Drittel der Patienten zu einer **Gelbsucht** (Ikterus) mit Gelbfärbung der Haut und Schleimhaut, dunklem Urin, hellem Stuhl und Juckreiz. Dieses Stadium dauert 4 bis 8 Wochen und heilt bei der Hepatitis A und E in den meisten Fällen völlig aus.
- In 30 % der Fälle geht die **Hepatitis B** in eine chronische Leberentzündung über.
- **Hepatitis C** verläuft in 85 % der Fälle chronisch.
- **Hepatitis D** tritt nur als zusätzliche Infektion bei **Hepatitis B** auf, wobei eine akute Infektion mit beiden Viren gleichzeitig schwerer verlaufen kann und eine spätere Hepatitis-D-Infektion bei bereits bestehender Hepatitis-B-Infektion weitaus häufiger in einen chronischen Verlauf übergeht.
- In seltenen Fällen kann es bei **Hepatitis D** und **E**, sehr selten auch bei **Hepatitis A** zu einem fulminanten Verlauf kommen, der durch eine massive Zerstörung von Leberzellgewebe verursacht wird und im Extremfall zu einem totalen Leberversagen führt.

Welche Untersuchung?
- Anamnese (z. B. Fragen nach Drogenmissbrauch oder Aufenthalt in einem Endemiegebiet)
- Blutuntersuchung im Labor:
  - Bestimmung der Leberwerte (Transaminasen) GPT und GOT. Diese steigen bei einer akuten Hepatitis stark an, bisweilen um mehr als das 100-Fache ihres Normalwerts. Die GPT ist hier meist stärker erhöht als die GOT. Auch die gamma-GT und die alkalische Phosphatase können leicht bis mäßig erhöht sein.
  - Bestimmung des Bilirubinspiegels (ist bei Gelbsucht erhöht)
- Bestimmung der Lymphozytenzahl sowie der Entzündungswerte, die bei Hepatitis erhöht sind
- Elektrophorese, die einen Anstieg der gamma-Globuline bei normalem Gesamteiweiß-Spiegel anzeigt
- Bestimmung des Eisenspiegels, der erhöht sein kann
- Bei schwerem Verlauf Bestimmung von Albumin, Cholinesterase und Quick-Wert, die infolge der eingeschränkten Leistungsfähigkeit der Leber erniedrigt sind
- **Hepatitis-Suchprogramm**: Im Blut wird nach den Teilstücken von Hepatitisviren gesucht, wie z. B. nach dem Oberflächenantigen

des Hepatitis-B-Virus (HBs-Ag), und versucht, Antikörper gegen diese Viren bzw. bestimmte Teilstücke von ihnen nachzuweisen, wie z. B. Anti-HAV, Anti-HBs, Anti-HBc und Anti-HBe. Können Kernsäuren der Viren, wie z. B. HBV-DNA bei Hepatitis B, HCV-RNA bei Hepatitis C oder HDV-RNA bei Hepatitis D, im Blut nachgewiesen werden, spricht dies für eine aktive Infektion, die ansteckend ist.

- Bei einer **akuten Hepatitis A** lassen sich Immunglobuline der Klasse M gegen das Virus im Blutserum nachweisen (Anti-HAV-IgM), die nach einigen Wochen wieder verschwinden. Mittlerweile hat der Körper auch Immunglobuline der Klasse G gegen das Virus gebildet (Anti-HAV-IgG), die ein Leben lang nachweisbar bleiben und bei fehlendem Nachweis von Anti-HAV-IgM auf eine frühere und ausgeheilte Infektion – oder auch eine Impfung gegen Hepatitis A – hinweisen.
- **Hepatitis B:** Bestimmt werden können das Oberflächenantigen des HB-Virus (Surface-Antigen, HBs-Ag), Antikörper gegen das Oberflächen-Antigen (HBs-AK oder Anti-HBs), ein vom Virus hergestelltes Eiweiß (HBe-Ag), Antikörper gegen dieses Eiweiß (HBe-AK oder Anti-HBe), das Kern-Antigen (Core-Antigen, HBc-Ag), Antikörper gegen das Kern-Antigen (HBc-AK oder Anti-HBc) und Kernsäuren des Virus (HBV-DNA).
- Bei einer **chronischen Hepatitis B** sind das Oberflächenantigen HBs-Ag, die Kernsäure HBV-DNA und das vom Virus gebildete Eiweiß HBe-Ag im Blut nachweisbar. In diesem Fall ist der Patient weiter ansteckend. Im Verlauf der chronischen Hepatitis B kann das HBe-Ag verschwinden und Anti-Hbe im Blut auftauchen (nur noch geringes Infektionsrisiko). Bei einer echten Heilung verschwinden auch HBs-Ag und HBV-DNA, wohingegen nun Anti-HBs gebildet wird. Der Patient ist nicht mehr ansteckend. Eine chronische Hepatitis B heilt nur in 10 % der Fälle aus.
- Urinuntersuchung: Bestimmung von Bilirubin und Urobilinogen, die bei Gelbsucht stark erhöht sind

Welche Therapie?

Die Therapiemöglichkeiten sind begrenzt. Nur die akute Hepatitis C kann bereits im frühen Stadium meist erfolgreich mit Interferon (Proteine, hemmen Virusvermehrung) behandelt werden.

- Bettruhe, Alkohol- und Medikamentenverzicht (soweit möglich)
- Chronische Hepatitis B: pygeliertes (d.h. mit Polyethylenglycol gekoppeltes) Interferon oder Nukleosid- bzw. Nukleotidanaloga
- Akute und chronische Hepatitis C: Kombinationstherapie mit pegyliertem Interferon und Ribavirin

- Bei chronischer Hepatitis kann eine phytotherapeutische Begleittherapie (z. B. mit Mariendistel, Schöllkraut, Artischocken) die Leber in ihrer Stoffwechselleistung unterstützen.
- Unterstützende Maßnahmen zur Rekonvaleszenz, z. B. mit → Eigenbluttherapie (Seite 251) und Homöopathie

Einen wirksamen Schutz vor einer Infektion mit Hepatitis-A- und Hepatitis-B-Viren bietet die Schutzimpfung.

Herpes genitalis → Genitalherpes (Seite 74)

Herpes labialis → Lippenherpes (Seite 126)

Herpes zoster → Gürtelrose (Seite 82)

Herzinfarkt (Myokardinfarkt)

Ein Herzinfarkt liegt vor, wenn infolge eines Verschlusses eines Herzkranzgefäßes (Koronararterie) ein Herzmuskelabschnitt plötzlich nicht mehr ausreichend mit Sauerstoff versorgt wird; dadurch stirbt Gewebe ab.

- In Deutschland erleiden jedes Jahr etwa 300 von 100 000 Menschen einen Herzinfarkt, etwa 65 000 sterben daran.
- Etwa 30 % der Todesfälle geschehen plötzlich in der ganz frühen Phase des Infarkts, bevor ärztliche Hilfe in Anspruch genommen wird bzw. werden kann.
- Das Risiko, mindestens einmal im Leben einen Herzinfarkt zu erleiden, beträgt für Männer 30 % und für Frauen 25 %.

Ursachen
- Meist entsteht ein Herzinfarkt als Folge einer → Arteriosklerose (Seite 15) der Herzkranzgefäße, die als koronare → Herzkrankheit (Seite 99) bezeichnet wird.
- Auslöser ist ein Blutgerinnsel, das sich an einer aufgebrochenen Ablagerung (arteriosklerotischer Plaque) in einem Herzkranzgefäß gebildet hat und das verengte Gefäß nun vollständig verschließt. Dadurch tritt in dem zu versorgenden Herzmuskelabschnitt ein akuter Sauerstoffmangel auf, der innerhalb kurzer Zeit zum Absterben von Gewebe führt.

Symptome
Die Beschwerden eines Herzinfarkts entsprechen denen eines schweren Angina-pectoris-Anfalls (koronare → Herzkrankheit, Seite 99), jedoch mit folgenden Unterschieden:

- Die Infarktschmerzen bleiben auch in Ruhe und trotz gefäßerweiternder Medikamente (z. B. Nitro-Spray) unvermindert bestehen.
- Oft heftige Vernichtungsangst
- Oft Übelkeit und Erbrechen
- Blasse, fahle Gesichtsfarbe, kalter Schweiß
- Schwäche, Schwindel, evtl. Bewusstlosigkeit, evtl. Atemnot
- Ein Herzhinterwandinfarkt kann sich auch durch Oberbauchbeschwerden äußern und z. B. eine Magen- oder Gallenblasensymptomatik vortäuschen.
- Oft Herzrhythmusstörungen (wird aber meist nicht gespürt)
- In einigen Fällen verläuft ein Herzinfarkt nach einem etwas anderen Beschwerdemuster (v. a. bei Frauen), evtl. auch ohne spürbare Beschwerden, z. B. bei Menschen mit langjährigem → Diabetes mellitus (Seite 49), da bei ihnen infolge des dauerhaft erhöhten Blutzuckerspiegels die Schmerzempfindung beeinträchtigt ist.

Welche Untersuchung?

- → EKG (Seite 222), das bei einem Herzinfarkt typische Veränderungen aufzeigt. Es wird meist noch vor Einlieferung ins Krankenhaus (z. B. im Krankenwagen) abgeleitet.
- Blutuntersuchung im Labor: (mehrmalige) Bestimmung von Eiweißen (Troponin T und I) und Enzymen (CK, CK-MB, GOT und LDH), die fast ausschließlich oder in größerer Menge in Herzmuskelzellen vorkommen und bei ihrer Zerstörung durch einen Infarkt vermehrt ins Blut gelangen
- Evtl. → Echokardiographie (Seite 221), → Kernspintomographie (Seite 225)
- Evtl. → Herzkatheteruntersuchung (Seite 225) zur Diagnose der Lokalisation und des Ausmaßes von Verengungen bzw. Verschlüssen in den Herzkranzgefäßen

Oft leitet der Notarzt bereits die ersten Notfallbehandlungen ein. Je früher ein Patient mit einem Herzinfarkt behandelt wird, desto größer ist die Chance, dass Komplikationen abgefangen werden und das Infarktgebiet möglichst klein bleibt.

Welche Therapie?
- **Notfallbehandlung (noch vor Einweisung in die Klinik)**
  - Medikamente, die die Herzkranzgefäße erweitern, v. a. Nitroglycerin als Spray, Kapseln und/oder Infusion
  - Medikamente, die die Gerinnungsfähigkeit des Blutes (zur Auflösung des Blutgerinnsels) herabsetzen (v. a. Acetylsalicylsäure, Heparin) und verhindern sollen, dass das Blutgerinnsel

- in dem betroffenen Herzkranzgefäß und damit das Infarktgebiet größer wird
- Sauerstoffzufuhr so bald wie möglich
- Schmerz- und evtl. Beruhigungsmittel, um die akute Stressreaktion des Organismus so gering wie möglich zu halten
- **Intensivmedizinische Erstbehandlung in der Klinik**
  - Bei einem Infarkt, der nicht älter als 12 Stunden ist, sollte – sofern keine Gegenanzeigen bestehen und ein kardiologisches Zentrum in Reichweite ist – möglichst immer die durch ein Gerinnsel verlegte Engstelle in dem betroffenen Herzkranzgefäß aufgedehnt (PTCA, → Seite 240) und evtl. ein Stent (→ Seite 240) eingelegt werden.
  - Thrombolyse-Behandlung (Lyse-Therapie) zur Auflösung des verstopfenden Blutgerinnsels mit einem Fibrinolytikum; dieses wird entweder per Infusion oder über einen Katheter verabreicht, der bis zum Gerinnsel vorgeschoben wird.
  - Bei Kammerflimmern: Betablocker zur Vorbeugung, Elektroschocktherapie mithilfe eines Defibrillators (→ Seite 241)
  - Verabreichung von Schmerz- und Beruhigungsmitteln sowie Sauerstoff (→ oben)
  - Überwachung auf der Intensivstation
- **Therapie nach der akuten Phase**
  - Falls nicht bereits in der Akutphase erfolgt: Ballonaufdehnung (→ Ballondilatation, Seite 240)
  - → Bypass-Operation von Engstellen, wenn die Ballonaufdehnung nicht möglich ist (Seite 240)
  - Medikamentöse Dauerbehandlung mit den »Plättchenfunktionshemmern« (Thrombozytenaggregationshemmern) Acetylsalicylsäure und/oder Clopidogrel sowie mit Betablockern und ACE-Hemmern, bei bestehender Angina pectoris auch mit Nitraten und Kalziumantagonisten
  - Rehabilitation zum gezielten Training der verbliebenen Herz-Kreislauf-Funktionen unter ärztlicher Anleitung und zum Erlernen einer gesünderen Lebensweise, später Koronarsportgruppen
  - Ausschalten vorhandener Risikofaktoren, z. B. Rauchverzicht, Umstellen auf fettarme, energiereduzierte Kost zur Gewichtsabnahme bei Übergewicht, Bewegungstherapie und evtl. medikamentöse Senkung eines hohen Blutdrucks und erhöhter LDL-Cholesterinwerte, optimale Einstellung eines Diabetes mellitus
- Evtl. psychotherapeutische und ordnungstherapeutische Beratung (Stressbewältigung, allgemeine Lebensordnung, evtl. auch Neuorientierung im Berufsleben etc.)

Herzinsuffizienz → Herzschwäche (Seite 103)

Herzkrankheit, koronare (KHK)

Als koronare Herzkrankheit wird eine krankhafte Verengung der Herzkranzgefäße (Koronararterien) bezeichnet. Dadurch wird der Herzmuskel nicht ausreichend mit Sauerstoff versorgt.
- Die KHK ist in den Industrieländern die häufigste Todesursache, wobei Männer häufiger als Frauen betroffen sind. Allerdings nimmt die Zahl der erkrankten Frauen zu.

Ursachen
- Die KHK beruht auf arteriosklerotischen Veränderungen der Herzkranzgefäße (→ Arteriosklerose, Seite 15), die Gefäßverengungen hervorrufen. Kommt es zum vollständigen Gefäßverschluss, tritt ein → Herzinfarkt (Seite 96) ein.
- **Hauptrisikofaktoren**
  - Rauchen
  - → Bluthochdruck (Seite 34)
  - → Diabetes mellitus (Seite 49)
  - → Fettstoffwechselstörungen (Seite 61, v. a. erhöhte LDL- und erniedrigte HDL-Cholesterinwerte)
  - Erbliche Veranlagung (Herzinfarkt bei einem Verwandten 1. Grades vor dem 60. Lebensjahr)
  - Lebensalter
- **Andere Risikofaktoren**
  - → Übergewicht (Seite 202) und metabolisches Syndrom (Seite 35)
  - Bewegungsmangel, Stress
  - Erhöhter Homocysteinspiegel, erhöhtes Lipoprotein a, verschiedene Gerinnungsstörungen u. a.

Symptome
Es wird unterschieden zwischen der **latenten KHK**, die lange Zeit keine spürbaren Symptome verursacht, sowie **der symptomatischen KHK** mit den typischen Beschwerden. Die »stumme« Phase kann in eine **Angina pectoris** (in 40 % der Fälle) münden, sie kann aber auch einen **Herzinfarkt** (zu 40 %) oder den **plötzlichen Herztod** (zu 20 %) zur Folge haben, ohne dass im Vorfeld die typischen Angina-pectoris-Beschwerden bestanden haben.
- **Angina-pectoris-Beschwerden** treten meist erst auf, wenn das betroffene Herzkranzgefäß zu mindestens 75 % verengt ist.
  - Hauptanzeichen: Druck, Ziehen oder Engegefühl in der Mitte der Brust hinter dem Brustbein, das in den Hals, Unterkiefer,

Rücken, die linke Schulter, den linken Arm oder Oberbauch ausstrahlen kann.
- **Angina pectoris** wird im Wesentlichen durch Sauerstoffmangel hervorgerufen: Haben die arteriosklerotischen Veränderungen zu einer Einengung eines Herzkranzgefäßes von 75 % und mehr geführt, kann nicht mehr genügend Blut durch das Gefäß fließen, sodass es v. a. bei körperlicher Belastung zu einem Sauerstoffmangel am Herzen kommt.

- Abhängig davon, wie weit die Belastungsfähigkeit im Alltag eingeschränkt ist, wird die Angina pectoris nach CCS-Klassifikation (Canadian Cardiovascular Society) in 4 Schweregrade eingeteilt, die von einer Angina pectoris bei schwerer körperlicher Anstrengung (1. Grad) bis hin zur Angina pectoris bei geringster körperlicher Belastung oder in Ruhe reicht (4. Grad).
- Treten die Beschwerden überwiegend unter körperlicher Belastung auf, wohingegen sie in Ruhe sofort nachlassen, handelt es sich um eine **stabile Angina pectoris**.
- Typisch für eine **instabile Angina pectoris** (akutes Koronarsyndrom) sind stärkere, längere, häufigere Schmerzintervalle, die bei minimaler Belastung auftreten und auch in Ruhe vorkommen.

Bei instabiler Angina pectoris ist umgehend notärztliche Hilfe erforderlich, da ein Blutgerinnsel das betroffene Gefäß jederzeit verschließen und so einen Herzinfarkt hervorrufen kann.

Welche Untersuchung?
- Ruhe- und Belastungs-EKG (→ EKG, Seite 222)
- → Herzkatheteruntersuchung (Seite 225)
- Ruhe- und Belastungs-Echokardiographie (→ Seite 221)
- Evtl. Myokardszintigraphie (→ Seite 232)
- Evtl. Kalkscorescreening mittels → Computertomographie (Seite 219): Feinste Kalkablagerungen in den Herzkranzgefäßen, die mittels eines speziellen Computertomographen frühzeitig nachgewiesen werden können, weisen auf eine beginnende koronare Herzkrankheit hin. Der Kalkgehalt wird mit einer Zahl (Kalkscore) ausgedrückt und gibt Auskunft über das Herzinfarktrisiko.
- Evtl. Blutuntersuchung zur Bestimmung des hs-CRP-Werts (→ C-reaktives Protein, Seite 223). Der Entwicklung einer koronaren Herzkrankheit geht fast immer ein erhöhter Spiegel des hs-CRP voraus (> 3 mg/l, aber < 10 mg/l).

Welche Therapie?
- Konsequente Ausschaltung aller Risikofaktoren, so v. a. Verzicht auf Nikotin und Alkohol, Gewichtsreduktion bei Übergewicht,

Ernährungsumstellung hin zu einer ausgewogenen, fettarmen, vitaminreichen Kost, regelmäßige Bewegung; medikamentöse Behandlung, wenn Fettstoffwechselstörung, Bluthochdruck und/oder Diabetes mellitus bestehen
- Medikamentöse Behandlung von stabilen Angina-pectoris-Beschwerden (→ Herzinfarkt, medikamentöse Dauerbehandlung, Seite 98)
- Evtl. → Ballondilatation (Seite 240) in den Herzkranzgefäßen und Stent-Implantate (→ Seite 240). Ebenso kann eine → Bypass-Operation (Seite 240) notwendig sein.

Herzmuskelentzündung (Myokarditis)

Eine Herzmuskelentzündung tritt oft als Begleit- bzw. Folgeerscheinung einer anderen Infektion, meist einer Virusinfektion, auf. Häufig heilt sie folgenlos ab, selten kann sie bleibende Schäden (z. B. → Herzschwäche, Seite 103) nach sich ziehen.
- Eine Herzmuskelentzündung kann in jedem Alter auftreten. Verlässliche Angaben über die Häufigkeit der Erkrankung liegen nicht vor, weil sie während des akuten Stadiums relativ häufig unerkannt bleibt; Mediziner gehen aber von einer hohen Dunkelziffer aus.

Ursachen
Es wird unterschieden zwischen der häufigeren infektiösen und der eher seltenen nichtinfektiösen Form.
- **Infektiöse Form**
    - Viren (in 50 % der Fälle), v. a. Coxsackieviren (→ Glossar, Seite 262), aber auch Herpes-, Influenza-, Adeno- (→ Glossar, Seite 260) oder Echoviren (→ Glossar, Seite 263). Vermutlich lösen die genannten Viren eine fehlgeleitete Abwehrreaktion des Körpers aus, infolgedessen das Immunsystem fälschlich die Herzmuskelstrukturen angreift (Kreuzantigenität).
    - Bakterien, meist im Rahmen einer bakteriellen Erkrankung, v. a. eitrige Mandelentzündung, Scharlach, → Borreliose (Seite 36), Diphtherie
    - Selten Pilze (bei Abwehrschwäche), Protozoen (Toxoplasmose), Parasiten
- **Nichtinfektiöse Form**
    - Im Rahmen bestimmter rheumatischer Erkrankungen, z. B. rheumatoide → Arthritis (Seite 17), → Sjögren-Syndrom (Seite 193)
    - Bestrahlung oder Überempfindlichkeitsreaktion auf bestimmte Medikamente (z. B. Clozapin)

Symptome

Das Beschwerdebild reicht von kaum spürbaren Symptomen bis hin zu einem fulminanten Verlauf mit tödlichem Ausgang (selten). Bei der infektiösen Form stehen die Beschwerden oft mit einem (vorausgegangenen) Infekt in Zusammenhang, z. B. mit einem Atemwegsinfekt (sehr häufig), aber auch mit anderen Virusinfektionen wie Windpocken, Masern oder → Hepatitis (Seite 92).

- Evtl. Müdigkeit, Schwächegefühl
- Evtl. Herzklopfen, Herzrasen, schneller Puls (auch ohne körperliche Anstrengung), Extrasystolen und andere Anzeichen für eine Herzrhythmusstörung
- Evtl. Symptome einer → Herzschwäche (Seite 103)

Welche Untersuchung?

- → EKG, evtl. auch Langzeit-EKG (Seite 226)
- → Echokardiographie (Seite 221) des Herzens
- Blutuntersuchung zum Nachweis erhöhter Werte von herzmuskelspezifischen Enzymen (Kreatininkinase, CK-MB) und Eiweißen (Troponin) sowie von Entzündungszeichen, Antikörpern gegen Viren, evtl. Autoantikörpern
- Evtl. Röntgenaufnahme des Brustraums bei Anzeichen für eine Herzschwäche. Oft ist das Herz vergrößert; infolge der verminderten Pumpleistung des Herzens kann sich das Blut in die Lunge stauen (Lungenstauung).

Eine eindeutige Diagnose ist manchmal nur im Rahmen einer → Herzkatheteruntersuchung (Seite 225) mit Entnahme einer Gewebeprobe des Herzmuskels zur mikroskopischen Untersuchung möglich. Diese aufwändige und eher belastende Untersuchung wird nur durchgeführt, wenn ein schweres Krankheitsbild vorliegt.

Welche Therapie?

Die Behandlung richtet sich nach der jeweiligen Ursache bzw. nach den Symptomen.

- Körperliche Schonung, evtl. Bettruhe
- Behandlung von Komplikationen (Herzschwäche) sowie der ursächlichen Erkrankung, z. B. Antibiotikatherapie bei → Borreliose (Seite 36)

Da körperliche Anstrengung (z. B. Sport) während eines Infekts (z. B. → Erkältungskrankheit, Seite 59) oder unmittelbar danach das Risiko für die Entstehung einer Herzmuskelentzündung erhöht, sollte auf körperliche Belastungen so lange verzichtet werden, bis die Symptome vollständig abgeklungen sind. Empfohlen wird, nach der Genesung mindestens weitere 5 Tage keinen Sport zu treiben.

Herzrhythmusstörungen → Vorhofflimmern (Seite 209)

Herzschwäche (Herzinsuffizienz), chronische

Als Herzschwäche wird das Unvermögen des Herzens bezeichnet, genügend Blut in den Körper zu pumpen und die Organe und Gewebe ausreichend mit Sauerstoff zu versorgen.

- Wird von einer Herzschwäche gesprochen, ist in der Regel eine **Linksherzschwäche** gemeint. Allerdings geht diese früher oder später auch auf die rechte Herzhälfte über (**Rechtsherzschwäche**), was zusammen als **globale Herzinsuffizienz** bezeichnet wird.
- Bei den 40- bis 50-Jährigen leidet nur einer von 100 an einer Herzinsuffizienz, bei den 50- bis 60-Jährigen bereits 3 % und bei den 70- bis 80-Jährigen 10 %.

Ursachen

- Hauptursachen der Links- und Global-Herzinsuffizienz sind in 50 % der Fälle → Bluthochdruck (Seite 34), koronare → Herzkrankheit (Seite 99) und → Herzinfarkt (Seite 96), seltener sind Herz(klappen)fehler, Erkrankungen des Herzmuskels (z. B. → Herzmuskelentzündung, Seite 101) und Herzrhythmusstörungen.
- Ursachen einer primären Rechtsherzschwäche sind Störungen von Funktion, Struktur und Durchblutung der Lunge, die zu einem erhöhten Druck im Lungenkreislauf führen (pulmonale Hypertonie).

Symptome

- Der Sauerstoffmangel im Körper aufgrund der verringerten Pumpfunktion der linken Herzhälfte äußert sich in allgemeiner Leistungsminderung und Schwäche, bei älteren Menschen oft auch in Hirnleistungsstörungen.
- Durch die eingeschränkte Pumpfunktion staut sich das Blut vor dem linken Herzen in der Lunge, was zu Atemnot, anfangs bei Belastung, später auch in Ruhe, bis hin zu Wassereinlagerungen in die Lunge (Lungenödem) mit Rasseln auf der Brust und evtl. zu einer Blauverfärbung der Haut führt.
- Häufiges nächtliches Wasserlassen
- Herzrhythmusstörungen
- Bei globaler Herzschwäche bzw. primärer Rechtsherzschwäche kommt es zum Rückstau des Blutes in den gesamten Körper, woraufhin sich Flüssigkeit ins Gewebe, besonders im Knöchel- und Unterschenkelbereich, aber auch in Organen wie Leber und Magen einlagert und zur Gewichtszunahme führt.

STADIENEINTEILUNG DER HERZSCHWÄCHE NACH DER NEW YORK HEART ASSOCIATION (NYHA)

NYHA-Stadium	Subjektive Beschwerden
I	Beschwerdefreiheit, normale körperliche Belastbarkeit
II	Beschwerden bei stärkerer körperlicher Belastung
III	Beschwerden bei leichter körperlicher Belastung
IV	Beschwerden in Ruhe

Welche Untersuchung?
- Bereits die typischen Symptome wie Atemnot bei Belastung, Leistungsabnahme etc. und bestehende Herz-Kreislauf-Krankheiten ermöglichen die Diagnose. Die körperliche Untersuchung lässt u. a. Flüssigkeitseinlagerungen in Lunge und Beinen erkennen.
- Röntgenuntersuchung: Im Röntgenbild des Brustraums zeigen sich Herzvergrößerung und Stauungszeichen.
- In unklaren Fällen Bestimmung des Hormons BNP (brain natriuretic peptide) im Blut, das bei Herzinsuffizienz vermehrt im Herzen gebildet wird
- Zur Abklärung der Ursache und Beurteilung des Ausmaßes der Herzveränderungen weiterführende Untersuchungen wie → EKG (Seite 222), → Echokardiographie (Seite 221), → Kernspin- (Seite 225) oder → Computertomographie (Seite 219) und evtl. → Herzkatheteruntersuchung (Seite 225)

Welche Therapie?
- Behandlung der ursächlichen Erkrankung
- Medikamentöse Therapie zur Entlastung des Herzens, z. B. mit ACE-Hemmern, entwässernden Präparaten (Diuretika) oder – bei akuter Linksherzinsuffizienz – mit Nitraten
- Niedrig dosierte Betablocker, um die Gefahr von Rhythmusstörungen zu vermindern
- Bei zu schnellem Puls infolge von → Vorhofflimmern (Seite 209) Fingerhutpräparate (Herzglykoside)
- Allgemeinmaßnahmen wie Ernährungsumstellung hin zu einer leicht verdaulichen Kost, die in kleinen Mahlzeiten verzehrt wird; evtl. auch kaliumreiche, kochsalzarme Diät; evtl. Begrenzung der Flüssigkeitszufuhr
- Bei drohendem Herzversagen infolge einer fortgeschrittenen Herzschwäche u. U. Herztransplantation

Hirnhautentzündung (Meningitis)

Bei einer Hirnhautentzündung sind die unmittelbar an Gehirn und Rückenmark grenzenden Hirnhäute (Meningen) infolge von Erregern entzündet. Die Heilungsaussichten richten sich nach der Art der Erreger bzw. der Schwere der Erkrankung. In der Regel verlaufen virusbedingte Infektionen leichter und kürzer, wohingegen eine bakterielle Hirnhautentzündung u. U. lebensbedrohlich sein kann. Bei Verdacht auf eine Hirnhautentzündung muss der Betroffene so rasch wie möglich in die Klinik gebracht werden. Je früher die Therapie einsetzt, desto besser sind die Heilungsaussichten. Unbehandelt endet die Krankheit zu etwa 50 % tödlich.

- In ihrer typischen Form tritt Meningitis überwiegend im Kleinkind- bis Jugendalter auf. Insgesamt erkranken in Deutschland jedes Jahr etwa 10 000 Kinder und Jugendliche an einer Entzündung der Hirnhäute bzw. des Gehirns (Enzephalitis).
- Jüngere Erwachsene erkranken selten. Erst nach dem 50. Lebensjahr steigt die Wahrscheinlichkeit, an Meningitis zu erkranken, wieder an.
- Sowohl die durch Meningokokken ausgelöste Hirnhautentzündung als auch die Virenmeningitis sind meldepflichtig.
- Von bleibenden Schäden wie Hörverlust oder Sehstörungen sind vor allem Kleinkinder betroffen.

Ursachen
- Viren (z. B. Coxsackie-, Echo-, Herpes-simplex-Viren) oder Erreger, die die → FSME (Seite 65) auslösen

INFEKTIONSWEGE

Generell kann eine Hirnhautentzündung entstehen
- als eigenständiges Krankheitsbild
- durch Ausbreitung der Erreger über den Blut- und Lymphweg im Rahmen einer Allgemeinerkrankung
- direkt aus benachbarten eitrigen Entzündungen, z. B. → Nasennebenhöhlen- (Seite 151) oder Mittelohrentzündung
- durch septisch-metastatische Ausbreitung, wobei von einem Entzündungsherd – bei Neugeborenen z. B. der Nabel, bei Erwachsenen oft die Herzklappen – eine »Blutvergiftung« ausgelöst wird und die Erreger die Hirnhäute befallen
- durch ein offenes Schädel-Hirn-Trauma bzw. Operationen an Gehirn und Rückenmark (sehr selten)

- Bakterien, v. a. Meningokokken, Pneumokokken und Haemophilus influenzae, seltener Streptokokken oder Staphylokokken
- Selten Protozoen (v. a. im Rahmen einer Toxoplasmose)
- Selten Pilze

Symptome
Abhängig von Ursache bzw. Erreger können dem eigentlichen Akutstadium verschiedene Krankheitszeichen vorausgehen.
- Die drei Leitsymptome sind: (hohes) Fieber, Erbrechen und Nackensteifigkeit beim Versuch, den Kopf nach vorn auf die Brust zu beugen (Meningismus). Bei Säuglingen und Kleinkindern sind die typischen Erkrankungszeichen oft weniger stark ausgeprägt. Vor allem die charakteristische Nackensteifigkeit fehlt bei ihnen häufig.
- Im weiteren Verlauf werden die Kopfschmerzen stärker. Ist auch die Hirnsubstanz beteiligt, können zudem Benommenheit bis hin zu Bewusstlosigkeit, Orientierungslosigkeit und/oder Krampfanfälle auftreten.

Die Übergänge zwischen einer Hirnhaut- und Gehirnentzündung (Enzephalitis) sind fließend, da sich die Entzündung von den Hirnhäuten auf die Hirnsubstanz ausbreiten kann.
- Insbesondere die bakterielle Hirnhautentzündung kann zu Blutgerinnungsstörungen und einem Schock führen. Außerdem kann das Gehirn anschwellen; dadurch steigt der Druck im Gehirn an und kann Schädigungen verursachen. Selten kommt es auch zu Eiteransammlungen (Abszessen) im Gehirn.

Welche Untersuchung?
- → Lumbalpunktion (Seite 227) zum Nachweis und zur Identifizierung des Erregers
- Nachweis der klinischen Meningismuszeichen
    - **Positives Brudzinski-Zeichen:** Bei der Kopfbewegung nach vorn kommt es zu einem unwillkürlichen (reflektorischen) Anziehen der Beine.
    - **Positives Kernig-Zeichen:** Der sitzende Patient kann das Knie nicht gerade strecken.
    - **Positives Lasègue-Zeichen:** Beim liegenden Patienten führt das Anheben des gestreckten Beins zu Rückenschmerzen bzw. Beinschmerzen.

Welche Therapie?
- **Bakterielle Form:** hoch dosierte, intravenös verabreichte Antibiotika sowie intensivmedizinische Betreuung zur engmaschigen Kontrolle der Atem- und Kreislauffunktion

- **Virale Form:** je nach Virustyp evtl. virushemmende Medikamente (Aciclovir) sowie intensivmedizinische Betreuung zur engmaschigen Kontrolle der Atem- und Kreislauffunktion

Die Haemophilus-influenzae-b-Impfung wird für alle Säuglinge und Kleinkinder in Deutschland empfohlen. Eine Schutzimpfung gegen Meningokokken (für Kinder ab dem 12. Lebensmonat) ist nur gegen die Serogruppen A und C, nicht aber gegen die Gruppe B möglich, die jedoch in Deutschland am häufigsten vorkommt.

Hodenkrebs (Hodenkarzinom)

Hodenkrebs entwickelt sich meist im Keimzellgewebe eines Hodens, aus dem die Samenzellen (Spermien) hervorgehen. Der Tumor breitet sich zunächst innerhalb des Hodens aus und greift dann auf die benachbarten Nebenhoden und Samenstränge über. Die Heilungsaussichten hängen davon ab, in welchem Stadium der Tumor erkannt und behandelt wird.

- Hodenkrebs gehört zu den eher seltenen Krebserkrankungen. Allerdings ist er bei Männern zwischen dem 20. und 40. Lebensjahr der häufigste bösartige Tumor.
- Je nachdem, aus welchem Zelltyp der Tumor hervorgeht, handelt es sich entweder um Keimzelltumoren (zu 97 %), um Lymphome (Befall des Lymphatischen Systems, zu ca. 2 %) oder Stromatumoren (vom Bindegewebe ausgehende Tumoren, zu ca. 1 %).
- Keimzelltumoren werden wiederum in **Seminome** (zu ca. 35 %) und **Nicht-Seminome** (zu 65 %) unterschieden; zudem können **Mischtumore** auftreten.
- Hodenkrebs ist nach der international gültigen TNM-Klassifikation eingeteilt, die die Ausbreitung des Tumors, den Befall von Lymphknoten sowie das Fehlen oder Vorhandensein von Metastasen berücksichtigt.
- Die einzelnen Stadien der fortgeschrittenen Hodentumoren werden zudem nach der IGCCCG-Klassifikation (→ Glossar, Seite 265) eingeteilt. Die Tumoren werden dabei in 3 Prognosegruppen unterteilt, die sich hinsichtlich der Therapieformen unterscheiden.

Ursachen
- Die Ursachen sind noch nicht endgültig geklärt. Bestimmte Faktoren begünstigen die Entstehung jedoch:
  - **Hodenhochstand:** Die Hoden sind nicht im Lauf der Embryonalzeit in den Hodensack abgestiegen, sondern befinden sich in der Bauchhöhle oder in der Leiste (Hodenfehllage). Auch wenn

eine korrigierende Operation im Kindesalter erfolgte, bleibt ein erhöhtes Hodenkrebsrisiko bestehen.
- Erbliche Veranlagung

Symptome
- Eine tastbare, meist schmerzlose Verhärtung im Hoden
- Eine Schwellung oder Schmerzen im Hodenbereich
- Schweregefühl oder Ziehen im Hoden oder in der Leiste
- Anschwellen oder Schmerzhaftigkeit der Brustdrüsen (einer oder beider Brüste)
- Im weiteren Verlauf können zudem Rückenschmerzen auftreten, die durch eine Vergrößerung der Lymphknoten im hinteren Bauchraum hervorgerufen werden.

Welche Untersuchung?
- Tastuntersuchung
- → Ultraschalluntersuchung (→ Seite 232) der Hoden
- Blutuntersuchung zur Bestimmung der Tumormarker Alpha-1-Fetoprotein, LDH (Laktatdehydrogenase) und HCG (humanes Choriongonadotropin)
- Gewebeprobenentnahme (→ Biopsie, Seite 216)
- Evtl. → Computer- (Seite 219) und/oder → Kernspintomographie (Seite 225)
- Evtl. weiterführende Untersuchungen zum Ausschluss bzw. zum Nachweis von Tochtergeschwülsten (z. B. Röntgen der Lunge)
- **Zur Früherkennung**
  - Regelmäßige Selbstuntersuchung durch Abtasten beider Hoden (am besten im Stehen) auf Schwellungen, eine leichte Vergrößerung oder eine Änderung der Festigkeit

Welche Therapie?
- Operative Entfernung des tumorbefallenen Hodens (Orchiektomie)
- Im Anschluss an die Operation kommt – je nach Art des Hodenkrebses bzw. je nach Erkrankungsstadium – eine → Chemotherapie (Seite 243), → Strahlentherapie (v. a. bei Seminomen, Seite 242) oder eine Kombination dieser beiden Therapieformen infrage.
- Begleitende Maßnahmen: homöopathische Konstitutionsbehandlung, Ernährungsumstellung, Mistel- und andere Therapien der → anthroposophischen Medizin (Seite 248), Therapien der → ayurvedischen Medizin (Seite 249) und → TCM (Seite 258)

Die Entfernung eines tumorbefallenen Hodens hat keine Auswirkungen auf Sexualität und Potenz. Allerdings ist bei der Hälfte der Patienten die Zeugungsfähigkeit eingeschränkt.

Hodgkin-Krankheit

Die Hodgkin-Krankheit gehört zur Gruppe der malignen (bösartigen) Lymphome, bei denen der Tumor von den Zellen des Lymphsystems (lymphatisches Gewebe) ausgeht. Charakteristisch ist eine Entartung der B-Lymphozyten (→ Glossar, Seite 261) aus den Keimzentren der Lymphknoten zu speziellen Tumorzellen (Sternberg-Reed-Riesenzellen). Zunächst ist ein Lymphknoten betroffen, dann breitet sich die Erkrankung auf weitere Lymphknoten und auf andere Organe (v. a. Knochenmark und Leber) aus. Wird die Erkrankung in einem frühen Stadium behandelt, sind die Heilungsaussichten sehr gut.

- Jährlich erkranken 2 bis 4 von 100 000 Personen an der Hodgkin-Krankheit, wobei die Erkrankung hierzulande besonders häufig zwischen dem 30. und 60. Lebensjahr auftritt.
- Die Hodgkin-Krankheit wird nach der Ann-Arbor-Klassifikation (→ Glossar, Seite 260) in 4 Ausbreitungsstadien eingeteilt, wobei Stadium I (Befall einer Lymphknotenregion) und Stadium II (2 oder mehr Lymphknotenregionen auf der gleichen Zwerchfellseite) sehr gute Heilungsaussichten haben. Berücksichtigt wird auch, ob und welche Allgemeinsymptome bestehen.

Ursachen
- Die Ursache ist unbekannt, evtl. entsteht die Erkrankung infolge einer Infektion mit dem Epstein-Barr-Virus.
- Evtl. erhöht die Einnahme von immunsystemunterdrückenden Medikamenten (Immunsuppressiva) z. B. nach einer Transplantation von Organen oder Knochenmark das Erkrankungsrisiko.

Symptome
- Allgemeinsymptome wie Nachtschweiß, Gewichtsverlust und eine eingeschränkte Leistungsfähigkeit, evtl. Juckreiz
- Häufig auch (mäßig hohes) Fieber, das periodisch im Abstand von wenigen Tagen bis Wochen (Pel-Ebstein-Typ), aber auch konstant auftreten kann
- **Leitsymptom** ist eine nicht schmerzhafte Vergrößerung eines Lymphknotens oder einer Lymphknotengruppe. Diese fühlen sich eher hart an; gelegentlich sind sie auch zu „Paketen" verschmolzen. (Geschwollene Lymphknoten bei einer Infektionskrankheit sind dagegen meist weich, gut voneinander abgrenzbar und schmerzen bei Druck). In 60 bis 80 % der Fälle sind zunächst die Halslymphknoten befallen, in ca. 30 % die Achselhöhlen- oder die Leistenlymphknoten (5 bis 12 %). Evtl. schmerzen die betroffenen Lymphknoten nach Alkoholgenuss (Alkoholschmerz).

- Im weiteren Verlauf oft Vergrößerung der Milz und/oder Leber
Bereits in frühen Stadien kommt es zu einem schweren Defekt der zellulären Immunreaktion, der Organismus wird anfällig für bestimmte Infektionen.

Welche Untersuchung?
- Tastuntersuchung der vergrößerten Lymphknoten sowie der Milz und Leber
- Gewebeprobenentnahme bzw. Entnahme eines verdächtigen Lymphknotens zum Nachweis der spezifischen Tumorzellen (Sternberg-Reed-Riesenzellen)
- Blutuntersuchung, z. B. zur Bestimmung der Leberwerte; bei Beteiligung der Leber ist der GOT-Wert (GOT = Glutamat-Oxalacetat-Transferase, ein Enzym in der Leber) oft erhöht.
- → Ultraschalluntersuchung (Seite 232), → Computer- (Seite 219) und/oder → Kernspintomographie (Seite 225) zur Darstellung der Lymphknotenregionen
- Evtl. → Szintigraphie (Seite 231) und/oder Gewebeprobenentnahme des Knochenmarks sowie evtl. Leberbiopsie

Welche Therapie?
- → Strahlentherapie (Seite 242) bzw. kombinierte → Chemo- (Seite 243) oder Strahlentherapie (meist ab Stadium III)
- Begleitende Maßnahmen zur Stärkung der körpereigenen Selbstheilungskräfte: homöopathische Konstitutionsbehandlung, Ernährungsumstellung etc., Therapien der → ayurvedischen (Seite 249) und chinesischen Medizin (→ TCM, Seite 258)

Bei dieser Erkrankung ist wie bei allen anderen Erkrankungen, die vom lymphatischen System ausgehen, eine Misteltherapie gefährlich, denn die immunstimulierende Wirkung der Therapie könnte das Tumorwachstum zusätzlich fördern!

Hörsturz

Als Hörsturz wird eine plötzlich auftretende, meist einseitige Hörverminderung oder ein vollständiger Hörverlust bezeichnet. Häufig ist der Hörsturz von quälenden Ohrgeräuschen (→ Tinnitus, Seite 198) begleitet.
- Jährlich erleiden in Deutschland bis zu 8000 Menschen einen Hörsturz. Meist tritt er zwischen dem 30. und 50. Lebensjahr auf.
- Die Heilungsaussichten sind sehr unterschiedlich: In vielen Fällen behebt sich der Hörsturz nach einigen Tagen wieder von selbst, bei anderen bleibt er über Wochen und sogar Monate bestehen. Selten

ist der Hörverlust von Dauer. So kann sich das Hörvermögen wieder normalisieren, die Ohrgeräusche jedoch bestehen bleiben.

Ursachen
- Die Ursache ist bislang ungeklärt. Diskutiert werden u. a. Durchblutungsstörungen im Innenohr, Blutdruckschwankungen, seelische Ursachen (z. B. Stress), Störungen im Bereich der Halswirbelsäule sowie Virusinfektionen.

Symptome
- Plötzlich auftretende Verminderung bzw. Verlust des Hörvermögens
- Evtl. Druck im Ohr und/oder Ohrgeräusche
- Evtl. Schwindelgefühl

Welche Untersuchung?
- Untersuchung mittels Ohrmikroskop
- Verschiedene Hörtests (z. B. Audiogramm, Stimmgabeltest), um den Schweregrad des eingeschränkten Hörvermögens zu ermitteln bzw. um andere Erkrankungen auszuschließen
- Evtl. weiterführende Untersuchungen, z. B. → Computer- (Seite 219) oder → Kernspintomographie (Seite 225)

Welche Therapie?
- Infusionen mit durchblutungsfördernden Medikamenten und Vitamin B; evtl. auch Kortison
- Evtl. Sauerstoffüberdrucktherapie (hyperbare Sauerstofftherapie) im Anschluss an die Infusionsbehandlung. Bei einem simulierten Tauchgang in einer Überdruckkammer atmet der Patient Sauerstoff ein. So wird der Sauerstoffgehalt im Blut erhöht und die Sauerstoffversorgung im Innenohr verbessert.
- Nach Akuttherapie: evtl. Erlernen einer Entspannungstechnik (z. B. autogenes Training, progressive Muskelrelaxation nach Jacobson) oder eines speziellen Stressbewältigungsprogramms zum besseren Umgang mit Stress im Alltag
- → Homöopathie (Seite 254)
- → Akupunktur (Seite 246)

Wird die Therapie innerhalb von 24 Stunden eingeleitet, kann das Gehör häufig vollständig wiederhergestellt werden.
Auch für Naturheilverfahren gilt: Je früher die Therapie begonnen wird, desto größer sind die Erfolgsaussichten.

Hypercholesterinämie → Fettstoffwechselstörungen (Seite 61)

Hyperthyreose → Schilddrüsenüberfunktion (Seite 182)

Hypertonie → Bluthochdruck (Seite 34)

Hypertriglyceridämie → Fettstoffwechselstörungen (Seite 61)

Hypothyreose → Schilddrüsenunterfunktion (Seite 183)

Influenza (echte Grippe, epidemische Grippe)

Influenza ist eine akute, meist in Epidemien während der kalten Jahreszeit auftretende Viruserkrankung, die sich durch die Schwere des Verlaufs deutlich von einer → Erkältungskrankheit (Seite 59) unterscheidet und v. a. bei älteren oder immungeschwächten Patienten zum Tod führen kann.

- Im letzten Jahrhundert gab es 3 Influenza-Pandemien. Die schwerste davon war 1918/19 die »Spanische Grippe«, die weltweit zwischen 20 und 50 Millionen Todesopfer forderte. 1957/58 folgten mit der »Asiatischen Grippe« und 1968/69 mit der »Hongkong-Grippe« 2 weitere Pandemien mit schätzungsweise jeweils 1 Million Todesopfern weltweit.
- Die schwerste saisonale Influenza-Welle der vergangenen Jahre kostete in Deutschland 1995/96 rund 30 000 Menschen das Leben, durchschnittliche Influenza-Wellen verursachen 5000 bis 8000 Todesfälle in Deutschland.
- Die Influenza-Erkrankung ist meldepflichtig.
- Die Übertragung von Influenza-Viren zwischen Menschen erfolgt durch Tröpfcheninfektion (z. B. beim Ausatmen oder Husten).

Ursachen
Infektion mit Influenza-Viren. Sie werden in 3 Subtypen (Influenza-A-, -B- und -C-Virus) eingeteilt, die unterschiedlich schwere Krankheitsbilder auslösen und in ihrer Tendenz zur Ausbreitung variieren; bislang waren die Influenza-A-Viren die häufigste Ursache von Pan- und Epidemien.

Symptome
Das Krankheitsbild der Influenza-Erkrankung kann sehr unterschiedlich sein und reicht von symptomarmen bis zu schwersten Verläufen mit tödlichem Ausgang.

- Oft plötzlich auftretendes hohes Fieber über 39 °C, Schüttelfrost, Muskelschmerzen, Schweißausbrüche, allgemeine Schwäche, Kopfschmerzen, Halsschmerzen und trockener Reizhusten; es besteht ein ausgeprägtes Krankheitsgefühl.

Mögliche Komplikationen sind u. a. eine → Lungenentzündung (Seite 132), Entzündungen des Gehirns (Enzephalitis) oder des Herzmuskels (Myokarditis); gefürchtet ist auch der sogenannte perakute Todesfall innerhalb weniger Stunden nach Ausbruch der Erkrankung, der v. a. Jugendliche und jüngere Erwachsene betrifft. Auch wenn Komplikationen ausbleiben, dauert die Rekonvaleszenz bis zu 6, mitunter bis zu 12 Wochen.

Welche Untersuchung?
- Körperliche Untersuchung und → Anamnese (Seite 215): Bei Fieber und Husten während einer bekannten Influenza-Epidemie liegt die Influenza-Wahrscheinlichkeit bei 80 %.
- Virusnachweis durch Nasen- und Rachenabstrich
- Blutuntersuchung zum Antigen- bzw. Antikörpernachweis
- Bei Verdacht auf eine bakterielle Zweitinfektion Bestimmung der → Entzündungsparameter (Seite 223), die dann erhöht sind

Welche Therapie?
- Medikamentöse antivirale Therapie, die am besten wirkt, wenn sie in den ersten 24 bis 48 Stunden eingeleitet wird. V. a. wegen des hohen Resistenzrisikos kommen bei Influenza-A- und B-Infektionen in der Regel neuere Arzneimittel, v. a. Neuraminidasehemmer (z. B. Zanamivir) zum Einsatz. Sie blockieren die Wirkung des viralen Enzyms Neuraminidase, das an der Freisetzung neuer Viruspartikel aus infizierten Zellen und damit an der Ausbreitung des Virus beteiligt ist.
- Antibiotika zur Vorbeugung einer bakteriellen Zweitinfektion
- Maßnahmen zur Symptomlinderung, wie z. B. fiebersenkende oder schmerzstillende Medikamente (z. B. Paracetamol), ausreichende Flüssigkeitszufuhr oder hustenstillende Mittel
- Maßnahmen zur Unterstützung der Rekonvaleszenz, z. B. → Eigenbluttherapie (Seite 251), homöopathische Konstitutionsbehandlung

Zur Vorbeugung steht eine Schutzimpfung gegen Influenza-Viren zur Verfügung (sinnvoll bei älteren und immungeschwächten Menschen). Wegen der hohen genetischen Variabilität der Viren wird der Impfstoff jedes Jahr neu zusammengesetzt und muss die Impfung jährlich, am besten im Frühherbst, wiederholt werden. Seit 2010/2011 enthält der saisonale Grippeimpfstoff auch Komponenten des H1N1-Virus zum Schutz gegen die »Schweinegrippe«.

Ischämischer Hirninfarkt → Schlaganfall (Seite 187)

Knochenschwund → Osteoporose (Seite 162)

Kolonkarzinom → Darmkrebs (Seite 46)

Kolorektales Karzinom → Darmkrebs (Seite 46)

Kontaktekzem, allergisches → Ekzem, allergisch bedingtes (Seite 58)

Kopfschmerzen → Migräne, (Seite 144)
→ Spannungskopfschmerzen (Seite 195)

Korpuskarzinom → Gebärmutterkörperkrebs (Seite 72)

Krampfadern (Varizen)

Als Krampfadern werden krankhaft erweiterte Venen bezeichnet, die sich auf der Haut der Beine als geschlängelte, bläulich gefärbte Stränge äußern. In der Regel ist das oberflächliche Venensystem der Beine betroffen. Ursache ist eine Venenschwäche, die durch einen Venenklappendefekt hervorgerufen wird. Da Krampfadern immer eine empfindliche Störung im Venenabfluss der Beine darstellen, sollten sie behandelt werden.

- Das Krampfaderleiden (Varikose) ist die häufigste Erkrankung der oberflächlichen Beinvenen und betrifft etwa 20 % der Erwachsenen, wobei Frauen häufiger als Männer betroffen sind. Selten treten Krampfadern vor dem 30. Lebensjahr auf.

Krampfadern an der Speiseröhre (**Ösophagusvarizen**) oder auf der Bauchdecke haben eine andere Ursache als Krampfadern an den Beinen. Sie treten meist als Folge einer → Leberzirrhose (Seite 119) mit Erhöhung des Drucks in der Pfortader auf.

- Je nach Größe und Form werden verschiedene Krampfadertypen unterschieden. Als Hinweis auf ein behandlungsbedürftiges Venenleiden gelten v. a. die **Stamm- und Seitenastvarikosis**, die im Verlauf der kleinen und großen Rosenvene bzw. deren Seitenäste auftreten und vom Innenknöchel an der Innenseite des Beines und auf der Rückseite der Wade zur Leiste führen. Keine Gesundheitsgefahr geht dagegen von sogenannten **Besenreisern** aus, die einzeln oder auch großflächig auftreten können: Hierbei handelt es sich um dicht unter der Haut verlaufende, erweiterte Äderchen, die rötlich oder bläulich schimmern.

Ursachen

Ursache ist eine Verschlussunfähigkeit von Venenklappen. Diese transportieren normalerweise das Blut gegen die Schwerkraft zurück zum Herzen. Können sie nicht mehr korrekt öffnen und schließen, fließt das Blut nicht mehr in Richtung Herz, sondern zurück in die Vene und staut sich dort. Auf Dauer halten die Venen dem Druck des hin und her »pendelnden« Blutes immer weniger stand, sie weiten sich und sacken aus.

- Es wird zwischen einem **primären** und einem **sekundären** Krampfaderleiden (Varikose) an den Beinen unterschieden.
- Der Entstehungsmechanismus der **primären Form** ist nicht genau bekannt. Auf jeden Fall liegt eine Venenschwäche vor, die z. B. durch erbliche Veranlagung, Alter, hormonelle Einflüsse bei Frauen (z. B. Schwangerschaft), stehende oder sitzende Tätigkeit sowie Bewegungsmangel und evtl. Übergewicht begünstigt wird.
- Die **sekundäre Form** entsteht durch eine Abflussstörung in den tiefen Venen, z. B. infolge einer Venenentzündung (Thrombophlebitis) oder einer Venenthrombose.

Symptome

Krampfadern werden von der Weltgesundheitsorganisation (WHO) als sackförmig oder zylindrisch erweiterte, oberflächliche (epifasziale) Venen beschrieben. Die Venenerweiterung kann umschrieben oder streckenförmig sein und geht meist mit einer Schlängelung und Knäuelbildung einher.

- Müdigkeits-, Schwere- und Spannungsgefühl in den Beinen (Besserung im Liegen und bei Bewegung) sowie leicht geschwollene Fußknöchel v. a. am Abend (infolge vermehrter Wassereinlagerung). Diese Beschwerden können auftreten, noch bevor eine Krampfader sichtbar ist.

Bei lange bestehendem Krampfaderleiden können sich als Folge des Blutrückstaus schlecht heilende Unterschenkelgeschwüre (Ulcus venosum) entwickeln.

Welche Untersuchung?

- Tastuntersuchung der Beine
- → Doppler-Ultraschalluntersuchung (USD, Seite 221) zur Begutachtung der einzelnen Stämme des oberflächlichen und tiefen Venensystems; dabei kann der verborgene weitere Verlauf einer Krampfader bis zu ihrem Ursprungsort verfolgt werden, auch wenn sie nur am Unterschenkel sichtbar ist.
- Evtl. Farbduplexultraschalluntersuchung (→ Doppler- und Farbduplexuntersuchung, Seite 221), die durchgeführt wird zur

Beurteilung der Geschwindigkeit des Blutflusses in den Venen sowie möglicher anatomischer Veränderungen an den Gefäßen
- Lichtreflexionsrheographie (→ Glossar, Seite 268) oder Fotoplethysmographie (→ Glossar, Seite 264), um festzustellen, ob das Blut ungehindert durch die Vene zum Herzen fließen kann
- Evtl. Röntgenkontrastuntersuchung (Phlebographie, → Angiographie, Seite 216) der tiefer liegenden Blutgefäße

Welche Therapie?
- Kompressionstherapie: Das regelmäßige Tragen von Kompressionsstrümpfen fördert die Blutzirkulation und verhindert so den Rückstrom des Blutes in die Venen.
- Verödung von Krampfadern (Sklerosierung): Hierfür wird in die betroffene Vene ein spezielles Medikament gespritzt, das die Gefäßwände verklebt und damit die Vene verschließt. Das Verfahren erfolgt ambulant und ohne Vollnarkose.
- Endoluminale Radiowellen-Verödung: Hierbei wird in die funktionsuntüchtige Stammvene ein Katheter eingeführt und mithilfe von Radiowellen verödet. Der Eingriff erfolgt ambulant.
- Operative Entfernung der betroffenen Venen (Strippen)
- Physikalische Therapie, z. B. spezielle Beinmassagen, kühlende Umschläge, kalte Unterschenkel- und Kniegüsse, Wassertreten (→ Kneipptherapie, Seite 255)
- Evtl. → Akupressur (Seite 246) bzw. → Akupunktur (Seite 246), → Homöopathie (Seite 254)

Kropf (Struma)

Als Kropf wird eine Vergrößerung der Schilddrüse bezeichnet.
Sie ist fast immer die Folge eines Jodmangels in der Nahrung. Der Kropf selbst verursacht erst ab einer gewissen Größe Beschwerden, doch steigt durch ihn das Risiko für knotige Veränderungen und die Entwicklung einer Schilddrüsenautonomie, die wiederum zur gefährlichen → Schilddrüsenüberfunktion (Seite 182) führen können.
- Deutschland, v. a. der Süden, gilt als Jodmangelgebiet; ca. 30 % der Bevölkerung leidet hierzulande unter einem Kropf.
- Abhängig von der Größe und den Beschwerden des Betroffenen wird der Kropf in vier Stadien (Strumastadien) eingeteilt, und zwar vom tastbaren, aber nicht sichtbaren Kropf (Ia) bis hin zum stark vergrößerten Kropf, der eine Stauung des Blutes in den Halsvenen und/oder eine Verdrängung bzw. Einengung der Nachbarorgane, v. a. der Luftröhre, zur Folge hat (III).

Ursachen
- **Jodmangel:** Jod ist für die Bildung der Schilddrüsenhormone unerlässlich. Kommt es zu einem Mangel, versucht die Schilddrüse die Hormonproduktion trotzdem weiter aufrechtzuerhalten. Sie erweitert deshalb ihre Kapazität, indem sie durch die Freisetzung von Wachstumsfaktoren Gewebe vermehrt. Zudem kann ein (leichtgradiger) Hormonmangel die Produktion des Hormons TSH (Thyreoidea stimulierendes Hormon) steigern, was ebenfalls zur Vergrößerung beiträgt.
- → Schilddrüsenüberfunktion (Seite 182)
- → Schilddrüsenentzündung (Seite 178)

SCHILDDRÜSENAUTONOMIE

Sie ist durch die unkontrollierte Bildung sehr großer Mengen an Schilddrüsenhormonen gekennzeichnet. Normalerweise wird die Hormonproduktion in der Schilddrüse v. a. von der Hirnanhangsdrüse oder Hypophyse (zusammen mit dem Hypothalamus übergeordnetes Hormonsteuerungszentrum im Gehirn) kontrolliert. Bereits in einer gesunden Schilddrüse kommen Bezirke vor, die unabhängig von übergeordneten Zentren Schilddrüsenhormone produzieren. Bei Jodmangel können sich diese Regionen vergrößern bzw. zu Knoten entwickeln. Durch anhaltenden Jodmangel wird die Schilddrüse von der Hirnanhangsdrüse stimuliert, an Größe zuzunehmen, um ihre Aufgabe doch noch erfüllen zu können. Dabei vergrößern sich nicht nur die kontrollierten Anteile der Schilddrüse, sondern auch die autonomen Bezirke. Als Folge können viele kleine, mitunter auch nur ein einziger oder mehrere große **warme oder heiße Knoten** entstehen, oder bereits bestehende autonome Bezirke wachsen zu größeren Regionen heran. Dieser Prozess kann sich über viele Jahre entwickeln.

Symptome
- Beschwerden, z. B. Enge- und Kloßgefühl im Hals, Schluckstörungen, Atemnot, pfeifende Atemgeräusche (Stridor), Heiserkeit, Stauungs- bzw. Druckschmerzen, setzen meist erst ein, wenn die Schilddrüse stark vergrößert ist.
- **Thyreotoxische Krise:** Haben sich in der Schilddrüse autonome Bezirke oder Knoten gebildet, stellen sie – selbst wenn sie noch keine Überfunktion hervorrufen – eine Gefahr dar. Sobald die autonomen Bezirke von außen große Jodmengen – etwa bei einer

Röntgenuntersuchung mit jodhaltigen Kontrastmitteln – zugeführt bekommen, entsteht aus der schlummernden Schilddrüsenkrankheit eine massive Schilddrüsenüberfunktion: Dann produzieren diese Bereiche in der Schilddrüse unkontrolliert große Mengen von Schilddrüsenhormonen, die eine lebensbedrohliche »Vergiftung« zur Folge haben können. Typische Anzeichen sind massive Herzbeschleunigung (Tachykardie), sehr hohes Fieber, Erbrechen, Bewusstseinsstörungen bis hin zum Koma und Kreislaufversagen. Die thyreotoxische Krise ist ein Notfall und bedarf der sofortigen intensivmedizinischen Betreuung in einem Krankenhaus.
- Von den **heißen Knoten** sind die **kalten Knoten** abzugrenzen, die ebenfalls in einer vergrößerten Schilddrüse entstehen können. Zwar geht von diesen Gebieten keine unkontrollierte Hormonproduktion aus, doch kann sich hinter ihnen ein → Schilddrüsenkrebs (Seite 180) verbergen.

Welche Untersuchung?
- Tastuntersuchung der Schilddrüse
- Blutuntersuchung zur Beurteilung der Schilddrüsenfunktion. Gemessen werden der TSH-Wert sowie evtl. auch die Schilddrüsenhormone T3 (Trijodthyronin) und T4 (Thyroxin). Bei einer Überfunktion ist der T3-Wert immer und der T4-Wert fast immer erhöht, wohingegen der TSH-Spiegel im Blut erniedrigt ist. Bei Verdacht auf eine chronische → Schilddrüsenentzündung (Seite 178) werden zusätzlich Schilddrüsen-Antikörper bestimmt.
- → Ultraschalluntersuchung (Seite 232) zur Abklärung der Schilddrüsenvergrößerung sowie zum Ausschluss bzw. Nachweis von knotigen Veränderungen
- → Szintigraphie (Seite 231) zur Darstellung von kalten oder heißen Knoten bzw. zum Nachweis einer Schilddrüsenautonomie
- Evtl. feingewebliche Untersuchung einer Gewebeprobe zur Abklärung eines verdächtigen kalten Knotens

Auch wenn die meisten **kalten Knoten** gutartig sind, müssen sie engmaschig kontrolliert werden, da sich fast alle bösartigen Schilddrüsentumoren als kalte Knoten darstellen.

Welche Therapie?
- Bei einem Kropf ohne Autonomie reicht meist eine medikamentöse Therapie mit Jodid-Tabletten zum Ausgleich des Jodmangels bzw. mit Thyroxin aus.
- Bei sehr großer Schilddrüse mit knotigen Veränderungen sowie bei einem hochverdächtigen kalten Knoten ist eine operative (Teil-)Entfernung der Schilddrüse notwendig.

Durch die Entfernung der Schilddrüse entfällt die körpereigene Produktion der Schilddrüsenhormone. Diese müssen dauerhaft in Form von Tabletten ersetzt werden.

Leberzirrhose (Schrumpfleber)

Leberzirrhose ist die Spätfolge verschiedener Lebererkrankungen. Kennzeichen ist ein fortschreitender Umbau der Leberstruktur mit Knötchen- und Narbenbildung. Dies beeinträchtigt die Leberfunktion zunehmend (Leberinsuffizienz). Einmal abgestorbenes Lebergewebe regeneriert sich nicht. Deshalb hängt die Lebenserwartung v. a. vom Stadium der Leberzirrhose ab.

- In Europa wird jährlich bei ca. 250 Personen pro 100 000 Einwohner eine Leberzirrhose diagnostiziert, wobei Männer häufiger betroffen sind als Frauen.

Ursachen
- Langjähriger übermäßiger Alkoholkonsum (zu 60 %)
- Chronische Hepatitis vom Typ B, C und D (zu 30 %)
- **Andere Ursachen sind eher selten, wie z. B.:**
  - Autoimmunhepatitis (→ Hepatitis, Seite 92)
  - Langjährige Einnahme leberschädigender Medikamente (z. B. Methotrexat)
  - Einwirkung von bestimmten Chemikalien (z. B. Arsen, Tetrachlorkohlenwasserstoffe)
  - Erblich bedingte Stoffwechselerkrankungen, z. B. Eisenspeicherkrankheit (Hämochromatose), Kupferspeicherkrankheit (Wilson-Krankheit), Alpha-1-Antitrypsin-Mangel
  - Autoimmune chronische Erkrankungen der Gallenwege (primäre biliäre Leberzirrhose)
  - Schwere langjährige → Herzschwäche (chronische Rechtsherzinsuffizienz, Seite 103)

Symptome
Da die Leber viele Funktionen hat, ruft eine Leberzirrhose v. a. im fortgeschrittenen Stadium verschiedene Störungen hervor. Besonders gravierende Auswirkungen haben die nachlassende Entgiftungsfunktion, aber auch die verminderte Bildung von Eiweißen und bestimmten Blutbestandteilen (z. B. Gerinnungsfaktoren).
- Zunächst symptomloser Verlauf, dann oft **Allgemeinbeschwerden** wie Müdigkeit, Abgeschlagenheit, Leistungsminderung, Blähungen, Druckschmerzen im Oberbauch bzw. unter dem rechten Rippenbogen, evtl. Gewichtsverlust und Übelkeit

- Charakteristische Haut- und Schleimhautveränderungen **(Leberhautzeichen)** wie Gefäßspinnen auf der Haut (Spider naevi), gerötete Handinnenflächen (Palmarerythem), verstärkte Venenzeichnung (Erweiterung und Schlängelung der Bauchdeckenvenen) in der Bauchnabelregion (Caput medusae), glatte rote Zunge, Lacklippen, sehr dünne Haut (»Geldscheinhaut«) und/oder Weißnägel
- Hormonelle Störungen, Potenzstörungen, bei Männern oft Verlust der Sekundärbehaarung (z. B. »Bauchglatze«), bei Frauen Menstruationsstörungen
- Weitere typische **Folgeerscheinungen** sind Gelbsucht (→ Hepatitis, Seite 92), Pfortaderhochdruck und durch ihn hervorgerufene Komplikationen (→ unten) und Blutungsneigung.
- Im **Endstadium** zusätzlich → Nierenversagen (Seite 159), Auszehrung, Beeinträchtigung der Gehirnfunktionen **(hepatische Enzephalopathie)** bis hin zum **Leberkoma**, wenn die Entgiftungsfunktion der Leber vollständig versagt. Das Leberkrebsrisiko ist stark erhöht.

Bei fortgeschrittener Leberzirrhose wird das Lebergewebe zu Bindegewebe umgebaut, mit der Folge, dass die Durchblutung der Leber stark behindert ist; dadurch steigt der Druck in der Pfortader an (**Pfortaderhochdruck**, portale Hypertension). Dies führt dazu, dass sich das Blut einen anderen Weg sucht und dabei u. a. über kleine Venen an der unteren Speiseröhre zum Herzen zurückfließt. Die betroffenen venösen Blutgefäße weiten sich und es kann zur Bildung von Krampfadern mit Blutungsneigung am unteren Ende der Speiseröhre (Ösophagusvarizen) kommen. Blutungen aus **Speiseröhrenkrampfadern** sind lebensbedrohlich und erfordern eine sofortige Einweisung in die Klinik. Weitere typische Folgeerscheinungen des Pfortaderhochdrucks sind Flüssigkeitsansammlungen in der Bauchhöhle **(Aszites)** und eine Vergrößerung der Milz.

Welche Untersuchung?
- Krankengeschichte (→ Anamnese, Seite 215) und → körperliche Untersuchung (Seite 226) führen oft schon zur Verdachtsdiagnose einer Leberzirrhose.
- Blutuntersuchung zur Bestimmung
  - der Eiweißstoffe Albumin und Antithrombin sowie des Leberenzyms Cholinesterase, die bei einer eingeschränkten Eiweißproduktion vermindert sind
  - des Quick-Werts, der erniedrigt ist, wenn die Leber nicht mehr genügend Gerinnungsfaktoren bilden kann
  - der Blutplättchen, deren Anzahl vermindert ist, wenn die Milz als Folge der Leberzirrhose stark vergrößert ist

- der Leberenzyme GPT, GOT, gamma-GT, Alkalische Phosphatase (AP), Leucinaminopeptidase (LAP) und Bilirubin, die je nach Ursache und Stadium der Leberzirrhose erhöht sein können
- evtl. des Ammoniakspiegels, der aufgrund der verminderten Entgiftungsfunktion der Leber erhöht sein und zu einer Schädigung des Gehirns führen kann
- evtl. von Kreatinin und Harnstoff, die im Blut erhöht sind, wenn ein akutes oder chronisches Nierenversagen besteht
- In der Eiweißelektrophorese (Verfahren zur Auftrennung eines Eiweißgemisches) sind bei Leberzirrhose oft die gamma-Globuline (Immunglobuline) erhöht.
- → Ultraschalluntersuchung (Seite 232) und/oder → Computertomographie (Seite 219) zum Nachweis des typischen bindegewebigen Umbaus der Leber
- Farbduplex-Ultraschalluntersuchung (→ Seite 221) bei Verdacht auf Pfortaderhochdruck
- Evtl. → Biopsie (Seite 216)
- Engmaschige Kontrolluntersuchungen zur Vorbeugung/Früherkennung von Komplikationen und Leberkrebs

Welche Therapie?

Da Schädigungen der Leberzellen nicht mehr rückgängig zu machen sind, ist eine ursächliche Therapie nicht möglich.

- Konsequente Meidung aller belastenden Substanzen, v. a. von Alkohol und leberschädigenden Medikamenten
- Ernährungsumstellung mit ausreichender Kalorien- und Eiweißzufuhr (bei Beeinträchtigung der Hirnfunktion Einschränkung der Eiweißzufuhr); bei Bedarf Vitaminpräparate zum Ausgleich von Mangelerscheinungen, so etwa bei Alkoholismus Substitution von Folsäure und Vitamin B1
- Behandlung der Grunderkrankung, z. B. Eisenentfernung bei der Eisenspeicherkrankheit
- Behandlung von Komplikationen, z. B. Verödung von Speiseröhrenkrampfadern
- Evtl. Transplantation der Leber (als letzte Maßnahme)

Vorbeugend kann gegen Hepatitis B geimpft werden.

Leistenbruch (Leistenhernie, Inguinalhernie)

Eine krankhafte Ausstülpung des Bauchfells, verursacht durch eine angeborene oder erworbene Lücke in der Bauchwand, wird als Leistenbruch bezeichnet. Dabei umhüllt das Bauchfell als Bruchsack

den Bruchsackinhalt (Baucheingeweide, z. B. Darmschlingen) und wölbt sich durch die Bruchpforte nach außen. Meist tritt ein Leistenbruch einseitig, in ca. 15 % der Fälle auch beidseitig auf.
- Hernien können überall im Bereich der Bauchwand auftreten, besonders häufig kommen sie jedoch in der Leistengegend vor. In Deutschland erleiden jährlich etwa 200 000 Personen einen Leistenbruch. Meist sind Männer betroffen.

Ursachen
Es wird zwischen einem angeborenen und einem erworbenen Leistenbruch unterschieden.
- Der **angeborene Leistenbruch** äußert sich bereits im Säuglings- bzw. Kleinkindalter als leichte Vorwölbung am Unterbauch und wird durch einen unvollständigen Bauchwandschluss während der vorgeburtlichen Entwicklung verursacht.
- Ein **erworbener Leistenbruch**, von dem meist Erwachsene betroffen sind, entsteht an anatomischen oder operativ bedingten Schwachstellen des Gewebes.

DIESE FAKTOREN BEGÜNSTIGEN EINEN LEISTENBRUCH

- Angeborene oder altersbedingte Bindegewebsschwäche
- Erhöhung des Drucks im Bauchraum durch häufiges Bauchpressen, z. B. durch Husten, Verstopfung oder beim Heben von schweren Lasten
- Zunahme der Bauchmasse als Folge von Übergewicht

Symptome
- Ziehende, oft in die Hoden bzw. Schamlippen und die Innenseite des Oberschenkels ausstrahlende Schmerzen, v. a. beim Anspannen der Bauchmuskulatur
- Evtl. tastbare Vorwölbung in der Leistengegend, die im Liegen wieder verschwindet
- Evtl. sichtbare Vorwölbung
- Evtl. verminderte körperliche Leistungsfähigkeit

Die Beschwerden treten v. a. in bestimmten Situationen auf, z. B. beim Heben schwerer Gegenstände, beim Treppensteigen, Stuhlgang, Husten oder Niesen.
Bleibt ein Leistenbruch unbehandelt, kann es zum lebensgefährlichen Einklemmen von Darmteilen (Inkarzeration) kommen, was eine Notoperation erforderlich macht. Der betroffene Abschnitt

des Darms wird nicht mehr ausreichend durchblutet und kann innerhalb weniger Stunden absterben. Außerdem kann es zu einem Darmverschluss oder Durchbruch der Darmwand kommen, der dann eine Bauchfellentzündung verursacht.
- Erste Anzeichen für ein **Einklemmen von Darmteilen** sind plötzlich einsetzende starke Bauchschmerzen, Übelkeit und Erbrechen. Der Bruchsack fühlt sich hart an, ist schmerzhaft und kann nicht mehr durch die Pforte in den Bauchraum zurückgeschoben werden.

Welche Untersuchung?
- → Körperliche Untersuchung (Seite 226). Der Arzt tastet die Leistengegend des stehenden Patienten ab. Typischerweise macht sich beim Hustenanprall gegen den Finger des Arztes eine Vorwölbung bemerkbar.
- Evtl. → Ultraschalluntersuchung (→ Seite 232) der Leistenregion
- Evtl. Dickdarmuntersuchung (z. B. → Darmspiegelung, Seite 220), um eine Dickdarmerkrankung wie → Divertikel (Seite 53) als Ursache auszuschließen

Welche Therapie?
- Operation des Leistenbruchs. Hierfür wird der Bruchinhalt in die Bauchhöhle zurückverlagert, die Bruchpforte geschlossen und die Bauchwand so gestärkt, dass sie dem Bauchinnendruck künftig widerstehen kann. Je nach Form und Größe des Bruchs bzw. je nachdem, ob eine oder beide Seiten betroffen sind oder ob es sich um einen Wiederholungsbruch (Rezidivhernie) handelt, kommen verschiedene Operationstechniken infrage. Die wichtigsten sind: der direkte, spannungsfreie Verschluss der Bruchlücke durch Nähte **(Shouldice-Methode)**, der Bruchlückenverschluss durch Einnähen eines Kunststoffnetzes **(Lichtenstein-Methode** oder **Plug-Technik)** sowie der Bruchlückenverschluss in **laparoskopischer Technik**, bei der der Verschluss von innen durch die Bauchhöhle erfolgt.

Ein Leistenbruch sollte baldmöglichst nach Diagnosestellung operiert werden, um einer Einklemmung vorzubeugen. Eine alternative Behandlung gibt es nicht; auch **Bruchbänder** führen zu keiner Heilung.

Leukämie

Leukämie bezeichnet heute verschiedene bösartige Erkrankungen weißer Blutzellen (Leukozyten) und Lymphzellen (Lymphozyten) sowie ihrer Vorläufer. Dabei kommt es zum ungebremsten Wachstum meist unreifer Zellen, die einerseits in großen Mengen ins Blut

ausgeschüttet werden, andererseits im Knochenmark die Bildung normaler Blutzellen zunehmend verdrängen und außerdem in verschiedene Organe eindringen können.
- Jährlich erkranken in Deutschland etwa 5 pro 100 000 Einwohner an Leukämie. Die Leukämie, besonders die ALL (→ unten), ist bei Kindern die häufigste bösartige Krankheit.
- Unterschieden werden nach ihrem Verlauf akute und chronische Leukämien sowie nach der betroffenen Zellart myeloische (aus dem Knochenmark stammend) und lymphatische (die Lymphzellen betreffend) Leukämien. Auch bei den hieraus abgeleiteten Begriffen akute myeloische (AML), akute lymphatische (ALL), chronisch myeloische (CML) und chronisch lymphatische Leukämie (CLL) gibt es noch zahlreiche Untergruppen.

Ursachen
- Die Ursachen der Entartung von weißen Blutzellen und ihren Vorläufern sind nicht bekannt. Als mögliche Auslöser kommen bestimmte Viren, knochenmarkschädigende Stoffe, z. B. Benzol oder ionisierende Strahlen, und erbliche Faktoren infrage.

Symptome
Akute Leukämien beginnen abrupt und führen ohne entsprechende Behandlung rasch zum Tod, dagegen nehmen chronische Leukämien meist einen langsamen Verlauf.
- **Akute Leukämien** führen oft zu
  - Schwäche, Abgeschlagenheit, Fieber, nächtlichem Schwitzen
  - Infektanfälligkeit, besonders für bakterielle und Pilzinfektionen, aufgrund gestörter Funktion der krankhaft veränderten weißen Blutkörperchen
  - Blutarmut infolge der verminderten Bildung von roten Blutkörperchen
  - häufigen Blutungen durch unzureichende Bildung von Blutplättchen
  - gelegentlich Lymphknotenschwellungen
  - → Hirnhautentzündung (Seite 105), die durch Einwanderung von weißen Blutzellen bedingt ist; sie tritt bei der ALL häufig auf, besonders im Kindesalter.
  - evtl. Milz- und Lebervergrößerung
- Die **chronisch myeloische Leukämie**
  - kann über Jahre ohne wesentliche Symptome verlaufen oder mit uncharakteristischen Beschwerden wie Müdigkeit und Abgeschlagenheit sowie Leistungsrückgang und nächtlichem Schwitzen einhergehen

- wird oft zufällig durch eine starke Erhöhung der weißen Blutzellen im Blutbild entdeckt
- ruft durch eine massiv vergrößerte Milz oft Druckgefühl im linken Oberbauch hervor
- führt evtl. zu Thrombosen und Blutungsneigung
- Bei der **chronisch lymphatischen Leukämie**, die oft zufällig bei einer Blutuntersuchung diagnostiziert wird, finden sich
  - häufig (im Spätstadium immer) Lymphknotenschwellungen
  - Leistungsminderung, Abgeschlagenheit, nächtliches Schwitzen, Gewichtsverlust
  - Juckreiz, chronische Nesselsucht, Hautrötungen, knotige Hautveränderungen durch eingewanderte Lymphzellen, Hautinfektionen u. a. Hautveränderungen
  - evtl. Milz- und Lebervergrößerung
  - Infektanfälligkeit, Blutarmut
  - häufig weitere Krebserkrankungen

Welche Untersuchung?
Am wichtigsten sind ein großes Blutbild und die Untersuchung des Knochenmarks, um eine Leukämie zu diagnostizieren.
- → Anamnese (Seite 215) und → körperliche Untersuchung (Seite 226)
- Großes → Blutbild (Seite 219): Es zeigt oft (nicht immer!) eine erhöhte Zahl von weißen Blutkörperchen, häufig unreife Blutzellen, verminderte Zahl von roten Blutkörperchen und Blutplättchen.
- Bei der feingeweblichen Untersuchung von Knochenmark findet man das übermäßige Wachstum der entarteten Zellart.
- Da das Ansprechen von verschiedenen Therapiemaßnahmen bei den verschiedenen Untergruppen der Leukämien sehr unterschiedlich ist, werden die Blutzellen auf chemische, immunologische und genetische Unterschiede untersucht.
- Bei ALL Untersuchung der Gehirnflüssigkeit (Liquor) auf entartete Zellen

Welche Therapie?
- Vernichtung der bösartigen Zellen durch → Chemotherapie (Seite 243)
- Nach Normalisierung von Blutbild und Knochenmark Transplantation von Stammzellen oder Knochenmarkstransplantation bei akuten Leukämien und CML
- Unterstützend sorgfältige Hygiene, Antibiotika bei Fieber und erniedrigter Zahl weißer Blutkörperchen, Transfusion von roten Blutkörperchen und/oder Blutplättchen bei ausgeprägtem Mangel

- Begleittherapie zur Stärkung der körpereigenen Selbstheilungskräfte: homöopathische Konstitutionsbehandlung, Ernährungsumstellung, Therapien der → ayurvedischen (Seite 249) und chinesischen Medizin (→ TCM, Seite 258)

Bei Leukämien ist wie bei allen anderen Erkrankungen, die vom lymphatischen System ausgehen (z. B. → Hodgkin-Krankheit, Seite 109), eine → Misteltherapie (Seite 248) gefährlich!

Lippenherpes (Herpes labialis)

Herpesinfektionen an den Lippen und der Mundschleimhaut sowie in der Nase werden durch Herpes-Simplex-Viren vom Typ 1 verursacht. Nach der Erstinfektion, die oft bereits im Kindesalter stattfindet, kommt es meist lebenslang immer wieder zu akuten Krankheitsphasen.
- Lippenherpes wird während der akuten Bläschenbildung (Tröpfcheninfektion) von Mensch zu Mensch übertragen.

Ursachen
- Infektion mit dem Herpes-Simplex-Virus Typ 1 (HSV 1)

In 90 % der Fälle verläuft die Erstinfektion unbemerkt. Doch siedeln sich die Viren in bestimmten Teilen der Nerven (Ganglien) an. Werden sie durch Faktoren wie etwa starke Sonneneinstrahlung oder einen fieberhaften Infekt reaktiviert, kommt es zu den typischen Krankheitserscheinungen.

Symptome
- **Erstinfektion (meist im frühen Kindesalter):** Fieber, im Mund- und Rachenraum schmerzhafte, oft gruppiert stehende Bläschen und Aphthen, Lymphdrüsenschwellungen am Hals, evtl. Zahnfleischentzündung und infolgedessen Schwierigkeiten bei der Nahrungsaufnahme (Gingivostomatitis herpetica)
- **Akute Krankheitsphase (Reaktivierung)**
  - Ein oder mehrere linsen- bis bohnengroße Entzündungsherde, die sich oft über Nacht entwickeln und Spannungsgefühl sowie Juckreiz verursachen
  - In etwa 30 % der Fälle besteht ein allgemeines Krankheitsgefühl und es treten zusätzlich Abgeschlagenheit, Muskelschmerzen, geschwollene Lymphknoten und evtl. erhöhte Temperatur auf.
  - Innerhalb weniger Stunden Entwicklung der charakteristischen schmerzhaften, mit Flüssigkeit gefüllten Bläschen. Nach ein bis zwei Tagen trübt sich der Bläscheninhalt ein und die

Bläschen platzen auf; sie verkrusten und bilden sich nach einigen Tagen ohne Narben zurück.

Neben den Lippen und der Mundschleimhaut können auch Kinn, Wangen, Augen, Nase und Nasenhöhlen befallen sein. In sehr seltenen Fällen gehen die Entzündungen auch auf das Gehirn über (Herpesenzephalitis).

Welche Untersuchung?
- Körperliche Untersuchung; meist kann die Diagnose bereits durch den Krankheitsverlauf und die Begutachtung des Herpesausschlags gesichert werden (»Blickdiagnose«).
- Evtl. → Blutuntersuchung (Seite 218) im Labor zum Nachweis von HSV-Antigenen sowie evtl. Abstrich der Herpesbläschen zum Nachweis der Virus-DNA

Welche Therapie?
- Medikamentöse Therapie mit einem virushemmenden Mittel (Aciclovir) zur lokalen Anwendung als Salbe. Das Mittel ist jedoch nur wirksam, wenn es vor der Bläschenbildung aufgetragen wird.
- Eine wiederkehrende Herpesinfektion kann oft gut klassisch homöopathisch mit bewährten homöopathischen Einzelmitteln behandelt und die Anfälligkeit beendet werden.
- Salben auf pflanzlicher Basis, z. B. aus Melissenblättern (Lomaherpan®) sowie Zinksalbe oder honiggetränkte Mullbinden

Lungenembolie

Als Lungenembolie wird der Verschluss einer Lungenarterie durch Einschwemmung eines abgelösten Blutgerinnsels (Embolus) bezeichnet. Meist stammt es von einem Blutgerinnsel aus einer Bein- oder Beckenvene, das mit dem Blutstrom bis in die rechte Herzhälfte und von dort über die Lungenschlagader in die Lunge gelangt, wo es ein Blutgefäß verstopft. Mitunter verläuft eine Lungenembolie in Schüben. Die Schwere der Embolie hängt im Wesentlichen von der Größe des Gerinnsels und damit von der Größe des von der Blutversorgung abgeschnittenen Lungenbezirks ab. Sie kann tödlich verlaufen.
- Die Lungenembolie ist eine der häufigsten Komplikationen nach Operationen, Entbindungen bzw. nach längerer Bettlägerigkeit.

Ursachen
- Thrombose der tiefen Bein- oder Beckenvenen (tiefe Venenthrombose, TVT)

- Sehr selten lösen Luft, Zellteile oder Fremdkörper (z. B. abgerissene Venenkatheter) den Verschluss aus.

RISIKOFAKTOREN FÜR EINE LUNGENEMBOLIE

Sie sind nahezu identisch mit jenen für eine tiefe Venenthrombose. Die wichtigsten sind:
- Operationen, deshalb werden heute nach einer Operation oft gerinnungshemmende Medikamente wie Heparin verabreicht.
- Bewegungsmangel wie Bettlägerigkeit, lange Flugreisen
- → Schlaganfall (Seite 187), → Herzinfarkt (Seite 96), → Herzschwäche (Seite 103), Kreislaufschock, → Leberzirrhose (Seite 119), ausgeprägte → Krampfadern (Seite 114), Tumorerkrankungen (z. B. → Bauchspeicheldrüsenkrebs, Seite 29)
- → Übergewicht (BMI › 30, Seite 202)
- Schwangerschaft und Wochenbett
- Einnahme von Östrogenen bzw. Ovulationshemmern, v. a. in Kombination mit Rauchen
- Höheres Lebensalter
- Familiäre Belastung

Symptome
- **Leichte Lungenembolie:** unspezifische Beschwerden wie Husten, Brustschmerzen, vorübergehende oder leichte Atemnot

Eine leichte Lungenembolie kann Vorbote für eine schwere Lungenembolie sein. Bei Verdacht umgehend eine Klinik aufsuchen – insbesondere, wenn bekannt ist, dass eine tiefe Venenthrombose besteht oder die entsprechenden Risikofaktoren vorliegen.
- **Schwere Lungenembolie:** akut einsetzende Atemnot, beschleunigte Atmung, atemabhängiger Schmerz im Brustkorb, Herzrasen, Schweißausbruch, schwacher und schneller Puls, ausgeprägtes Beklemmungsgefühl und Todesangst, oft auch Kreislaufkollaps (die Anfangssymptome sind für den Laien nicht immer von einem Herzinfarkt zu unterscheiden). Im weiteren Verlauf Husten, blutiger Auswurf und Fieber, evtl. auch Symptome einer ursächlichen Venenthrombose wie Schwellung, Spannungsgefühl und/oder ziehende Schmerzen in den Beinen

Bei einer Lungenembolie ist schnellstmöglich eine intensivmedizinische Versorgung in der Klinik nötig, da schwere Komplikationen wie Lungen- oder Brustfellentzündung (Pleuritis), Lungenabszess,

Rechtsherzversagen, Sauerstoffmangel des Herzens bis hin zum → Herzinfarkt (Seite 96) und/oder Herzversagen drohen. Erhält das vom verstopften Blutgefäß versorgte Lungengewebe keinen Sauerstoff mehr, stirbt es ab und es kommt zu einem Lungeninfarkt.

Welche Untersuchung?
- → Blutgasanalyse (Seite 218) zum Nachweis eines verminderten Sauerstoffgehalts (Hypoxämie) sowie einer verringerten Kohlendioxidspannung (Hypokapnie) im Blut
- → EKG (Seite 222), → Echokardiographie (Seite 221) mit Farbduplexuntersuchung, → Röntgenuntersuchung (Seite 230) des Brustraums, evtl. Rechtsherzkatheteruntersuchung
- Evtl. Nachweis von erhöhten D-Dimer- und Fibrinogenwerten und erniedrigten Blutplättchen (Thrombozyten) im Blut
- Lungenszintigraphie
- Angiographie mittels Computer- oder Kernspintomographie zum Nachweis des Embolus, evtl. auch Angiographie der Pulmonalarterien mittels Kontrastmittel (Pulmonalisangiographie)
- → Ultraschalluntersuchung (Seite 232) der tiefen Beinvenen zum Nachweis der verursachenden tiefen Venenthrombose, evtl. Röntgenkontrastuntersuchung (Phlebographie)

Welche Therapie?
- Medikamente, die die Gerinnungsfähigkeit des Blutes beeinflussen (Heparin), um weitere Gerinnselbildungen zu verhindern
- Thrombolyse zur Auflösung des in der Lunge befindlichen Blutgerinnsels (Lyse-Therapie, → Herzinfarkt, Seite 96)
- Evtl. Entfernung des Blutgerinnsels über einen Katheter (Embolektomie) oder operativ
- Anschließend Thromboembolieprophylaxe mit gerinnungshemmenden Medikamenten in Tablettenform (Kumarine) für mindestens 6 Monate, sofern keine Gegenanzeigen bestehen

Lungenemphysem

Als Lungenemphysem wird eine nichtrückbildungsfähige Überblähung des Lungengewebes bezeichnet, die durch eine Zerstörung der Wände der kleinen Lungenbläschen (Alveolen) entsteht. Anstelle der kleinen Lungenbläschen, wo die Aufnahme von Sauerstoff und Abgabe von Kohlensäure (Gasaustausch) erfolgt, entstehen größere Blasen, wodurch die Gasaustauschfläche kleiner wird. Die Versorgung des Körpers mit Sauerstoff ist vermindert bzw. die Abgabe von Kohlendioxid aus dem Körper verringert. Der Sauerstoffmangel löst

eine reflexartige Verengung der Blutgefäße in der Lunge aus, dadurch kommt es zu einer Druckerhöhung im Lungenkreislauf mit Rechtsherzschwäche (→ Herzschwäche, Seite 103).
- Das Lungenemphysem gehört heute zu den häufigsten Lungenerkrankungen und betrifft v. a. Menschen über 50 Jahre.

Ursachen
- Mehr als 90 % der Emphysem-Erkrankungen werden durch Rauchen ausgelöst; Nichtraucher sind sehr selten betroffen.
- Chronische → Bronchitis (Seite 39) bzw. COPD, langjährig bestehendes → Asthma bronchiale (Seite 22)
- Altersemphysem infolge eines altersbedingten Elastizitätsverlusts des Lungengewebes
- Narbenemphysem (z. B. als Folge von Tuberkulose)
- Angeborener Alpha-1-Proteinase-Inhibitor-Mangel (1 bis 2 %)

Symptome
Meist verschlechtert sich die Lungenfunktion über Jahre schleichend, sodass die Betroffenen das Nachlassen ihrer körperlichen Leistungsfähigkeit lange Zeit nicht wahrnehmen.
- Kurzatmigkeit, die zunächst nur unter Belastung, später auch im Ruhezustand auftritt
- Müdigkeit, Abgeschlagenheit, Antriebslosigkeit mit zunehmender Leistungsschwäche, evtl. Kopfschmerzen (infolge des erhöhten Kohlendioxidgehalts im Blut bzw. des Sauerstoffmangels)
- Im weiteren Verlauf zusätzlich Atemnot bzw. behinderte Ausatmung, evtl. Atemgeräusche (z. B. Giemen), Husten, zunehmend zäher, schwer abzuhustender Auswurf (v. a. morgens)
- Evtl. bläulich verfärbte Lippen und Finger aufgrund des Sauerstoffmangels im Blut (Zyanose)
- Im Endstadium besteht eine dauerhafte Beeinträchtigung der Atemfunktion (Ateminsuffizienz).
- Durch die Veränderungen im Lungengewebe steigt der Blutdruck im Lungenkreislauf an, wodurch das rechte Herz stärker belastet und auf Dauer geschwächt wird (Cor pulmonale, → Herzschwäche, Seite 103).

Als sichtbares Zeichen für ein Emphysem verändert sich der Brustkorb fassförmig (Fassthorax).

Welche Untersuchung?
- → Anamnese (Seite 215)
- → Körperliche Untersuchung (Seite 226) mit Abklopfen und Abhorchen des Brustkorbs mit dem Stethoskop

- → Röntgenuntersuchung (Seite 230) des Brustraums, evtl. hoch auflösende Computertomographie (HRCT) der Lungen
- → Lungenfunktionsprüfung (Seite 227)
- → Blutgasanalyse (Seite 218) zur Beurteilung des Gasaustauschs in der Lunge
- → EKG (Seite 222) und evtl. → Echokardiographie (Seite 221) bei Verdacht auf eine Belastung des Herzens

DIE ZWEI TYPEN VON EMPHYSEMPATIENTEN

- Der »pink-puffer«-Typ ist normal- bis untergewichtig. Er leidet unter schwerer Atemnot, die von Reizhusten mit relativ wenig Auswurf begleitet wird.
- Der »blue-bloater«-Typ ist oft eher übergewichtig, weist eine deutliche Blaufärbung v. a. der Fingernägel und Lippen (Zyanose) auf und leidet weniger unter Atemnot, jedoch mehr unter Husten und Auswurf.

Welche Therapie?
Bereits eingetretene Veränderungen am Lungengewebe sind nicht mehr rückgängig zu machen. Ziel der Therapie ist es, eine Verschlechterung der Atemleistung hinauszuzögern und noch vorhandene Reserven bestmöglich zu unterstützen.
- Sofortiger Rauchverzicht als wichtigste Therapiemaßnahme
- Behandlung der Grunderkrankung (z. B. chronische Bronchitis oder Asthma bronchiale)
- Medikamentöse Behandlung mit bronchienerweiternden Arzneimitteln (Beta-2-Mimetika, Anticholinergika, Theophyllin), Kortison zum Inhalieren, um die Entzündungsreaktionen zu hemmen, Antibiotika bei eitrigem Auswurf
- Atemgymnastik und → Atemtherapie (Seite 249)
- Evtl. medikamentöse Therapie zur Unterstützung der Herz-Kreislauf-Tätigkeit
- In schweren Fällen Sauerstofflangzeittherapie (16 bis 18 Stunden am Tag). Bei erschöpfter Atemfunktion können auch zu Hause Beatmungsgeräte notwendig sein.
- Konsequente Impfung gegen Pneumokokken (in der Regel alle 6 Jahre) und Grippeviren (jährlich im Herbst)
- Evtl. Lungentransplantation oder eine Lungenvolumenreduktion (LVR), bei der die Lunge operativ verkleinert wird
- Eine ausgewogene Ernährung zur Stärkung des Immunsystems

Lungenentzündung (Pneumonie)

Eine akute oder chronische Entzündung des Lungengewebes kann einzeln oder als Folgeerkrankung entstehen, sie kann einen milden oder lebensbedrohlichen Verlauf nehmen, vollständig ausheilen oder bleibende Lungenschädigungen nach sich ziehen. Die Heilungsaussichten richten sich nach der Ursache der Erkrankung und dem Allgemeinzustand des Betroffenen.
- Die Lungenentzündung ist in den Industrieländern die häufigste zum Tode führende Infektionskrankheit.
- Besonders gefährdet sind ältere und abwehrgeschwächte Menschen, Kleinkinder unter 3 Jahren, aber auch langjährige Raucher und bettlägerige, oft herzschwache Patienten.

Ursachen
Viele Ursachen; häufig durch infektiöse Krankheitserreger hervorgerufen, die über die Atemwege in den Körper eintreten
- **Typische Form:** Bakterien, v. a. Pneumokokken, Haemophilus influenzae, Staphylokokken, Legionellen
- **Atypische Form:** Viren (z. B. Adenoviren, Respiratory Syncytial Viren oder RS-Viren), Pilze, Parasiten
- Chemisch-physikalische Reize wie Fremdkörper in den Bronchien, Strahlen, Einatmen von Giften, Reizgase
- Vorerkrankungen an Lunge und/oder Herz (sekundäre Form)

EINTEILUNGSPRINZIPIEN DER LUNGENENTZÜNDUNGEN

- Nach Ort und Ausdehnung, z. B. Pneumonien, die nur einen Lungenlappen betreffen **(Lobärpneumonie)**, oder eine **Herdpneumonie (Bronchopneumonie)**, die herdförmig die kleinsten Bronchien (Bronchiolen) und das sie umgebende Gewebe betrifft. Von der **interstitiellen Pneumonie** ist v. a. das Lungengerüst (Interstitium) betroffen, wobei sich die Entzündung diffus im gesamten Lungengewebe ausdehnen kann.
- Nach Art bzw. Ausgangspunkt des Infektionsweges bei der infektiösen Form: Als **ambulant erworbene Pneumonien** werden solche bezeichnet, die im alltäglichen Umfeld des Patienten aufgetreten sind (ambulant). Pneumonien, die sich der Patient im Krankenhaus zugezogen hat (stationär), werden als **nosokomiale Pneumonien** bezeichnet. Hierbei sind die Bakterien oft gegen viele Antibiotika resistent und damit schwerer zu behandeln.

Symptome
- **Bakterielle Lungenentzündung**
  - Plötzlicher Beginn mit schwerem Krankheitsgefühl, Schüttelfrost und hohem Fieber
  - Husten, Atemnot mit »Nasenflügeln«, rotbrauner Auswurf, evtl. atemabhängiger Schmerz
  - Besonders die bakterielle Lobärpneumonie, von der oft Kinder betroffen sind, zeichnet sich durch einen typischen Verlauf in Stadien aus, der etwa 10 Tage andauert.
- **Atypische Lungenentzündung**
  - Langsamer Beginn, leichtes Fieber (ohne Schüttelfrost), evtl. Kopf- und Muskelschmerzen
  - Trockener, oft quälender Reizhusten mit wenig oder fehlendem Auswurf

Bei nicht rechtzeitig eingeleiteter bzw. nicht ausreichender Behandlung können eine Reihe von Komplikationen auftreten, z. B. → Hirnhautentzündung (Seite 105), Herzinnenhautentzündung, Herz-Kreislauf-Versagen, aber auch ein Lungenabszess, Brustfellentzündung und Pleuraerguss (Flüssigkeitsansammlung in der Brusthöhle). Zudem kann es zu einem bindegewebigen Umbau des entzündeten Lungengewebes mit Narbenbildung kommen, die dann dauerhaft die Lungenfunktion beeinträchtigt.

Welche Untersuchung?
- → Körperliche Untersuchung (Seite 226) mit Abklopfen und Abhorchen des Brustkorbs mit dem Stethoskop
- Röntgenaufnahme der Lunge in zwei Ebenen: Eine Lungenentzündung zeigt sich im Röntgenbild als flächige, fleckförmige oder diffuse Verschattung.
- → Blutgasanalyse (Seite 218) zur Beurteilung des Gasaustauschs in der Lunge. Eine ausgedehnte Entzündung hat einen Abfall des Sauerstoffgehalts im Blut (Hypoxämie) zur Folge.
- → Lungenfunktionsprüfung zur Abklärung einer Verengung der Bronchien
- Blutuntersuchung zum Nachweis erhöhter → Entzündungsparameter (Seite 223)
- Untersuchung des Auswurfs zum Nachweis bzw. Identifizieren der Erreger
- Evtl. → Bronchoskopie (Seite 219) zur Gewinnung einer Gewebeprobe bei unklarem Befund bzw. wenn der Erreger auf andere Weise nicht sicher identifiziert werden kann
- → EKG (Seite 222) zur Beurteilung der Herzfunktion

Welche Therapie?
Bei abwehrgeschwächten bzw. älteren Menschen oder Kleinkindern ist meist ein stationärer Aufenthalt mit intensivmedizinischer Überwachung erforderlich.
- Antibiotikatherapie gegen bakterielle Infektion in Tablettenform oder – bei mittlerem bis schwerem Verlauf – per Infusion im Krankenhaus
- In schweren Fällen evtl. Sauerstoffzufuhr per Nasensonde im Krankenhaus
- Bei Virusinfektionen können nur die Beschwerden gelindert werden, z. B. mit Hustenblockern bei trockenem Reizhusten oder schleimlösenden Mitteln bei Husten mit Auswurf. Evtl. werden fiebersenkende oder schmerzstillende Medikamente (z. B. Paracetamol) gegeben.
- Strikte Bettruhe und ausreichende Flüssigkeitszufuhr
- Evtl. → Atemtherapie (Seite 249), die die Belüftung der Lungen verbessert und das Abhusten des Schleims erleichtert, ergänzende Inhalationen zur Sekretverflüssigung
- Evtl. homöopathische Begleitbehandlung (→ Homöopathie, Seite 254) mit bewährten homöopathischen Einzelmitteln
- Nach der Antibiotikatherapie ist ein Wiederaufbau der Darmflora mit entsprechenden Bakterienpräparaten (z. B. Mutaflor®, Omniflora®, Lactobact® etc.) sinnvoll.

Gegen eine Infektion mit Pneumokokken können sich abwehrgeschwächte Menschen impfen lassen.

Lungenkrebs (Lungen- bzw. Bronchialkarzinom)

Bei Lungenkrebs geht der bösartige Tumor meist von der Bronchialschleimhaut aus; teils ist er dort entstanden, teils als Metastase angesiedelt. Prinzipiell können alle Lungenabschnitte betroffen sein, über die Hälfte der Tumoren entwickelt sich aber in den oberen Teilen der Lungenflügel. Lungenkrebs ist selten heilbar.
- 25 % aller Krebserkrankungen entfallen auf Lungenkrebs; bei Männern ist er die häufigste Krebstodesursache, sie erkranken 5- bis 10-mal häufiger als Frauen. Besonders häufig tritt Lungenkrebs zwischen dem 55. und 60. Lebensjahr auf.
- In der Mehrzahl der Fälle handelt es sich um ein Bronchialkarzinom. Je nach Zelltyp wird unterschieden zwischen einem **kleinzelligen Bronchialkarzinom** (»small cell lung cancer« = SCLC) und einem **nicht-kleinzelligen Bronchialkarzinom** (»non-small cell lung cancer« = NSCLC).

- Das **Adenokarzinom** (Karzinom des drüsenbildenden Gewebes in den Lungenbläschen), das neben dem Plattenepithelkarzinom und dem großzelligen Karzinom zu den nicht-kleinzelligen Bronchialkarzinomen gehört, ist die häufigste Krebsform bei Nichtrauchern.
- Die schlechtesten Heilungsaussichten hat das kleinzellige Bronchialkarzinom, das besonders bösartig ist, weil es schnell wächst und rasch Metastasen bildet.
- Lungenkrebs ist nach der international gültigen TNM-Klassifikation eingeteilt, die die Ausbreitung des Tumors, den Befall von Lymphknoten sowie das Fehlen oder Vorhandensein von Metastasen berücksichtigt.

Ursachen

Die Ursache ist unbekannt, es sind an der Entstehung vermutlich verschiedene Einflüsse beteiligt, so v. a. schädigende Substanzen, die mit der Atemluft in die Lunge gelangen. Sie tragen entscheidend dazu bei, dass sich die Schleimhautzellen der Bronchien nach und nach in Krebszellen umwandeln.

- Wichtigster Risikofaktor ist Rauchen: Das Bronchialkarzinom wird in 85 % der Fälle durch Rauchen verursacht. Auch Passivrauchen erhöht in hohem Maße das Risiko für die Entstehung von Lungenkrebs.
- Kontakt mit krebserregenden Stoffen (Karzinogenen) aus der Umwelt (5 %), z. B. Asbest, Arsen, Quarzstaub, verschiedene andere chemische und radioaktive Verbindungen
- Lungennarben (z. B. als Folge von Tuberkulose)
- Genetische Veranlagung

Symptome

- Verursacht lange Zeit keine Beschwerden
- Evtl. eher unspezifische Symptome wie Husten (der länger als 4 Wochen dauert), Kurzatmigkeit, Brustkorbschmerzen
- Blut im Auswurf im fortgeschrittenen Stadium

Warnsignale können auch → Erkältungskrankheiten (Seite 59) oder eine → Lungenentzündung (Seite 132) sein, die schlecht bzw. gar nicht auf die Behandlung ansprechen.

Welche Untersuchung?

- Erhebung der Krankengeschichte und der Lebensgewohnheiten (v. a. Rauchverhalten)
- Mikroskopische Untersuchung des Auswurfs (Sputum) zum Nachweis entarteter Zellen

- → Röntgenuntersuchung (Seite 230), Computer- und/oder Kernspintomographie der Lungen bzw. des Brustraums
- Spiegelung der Luftwege (→ Bronchoskopie, Seite 219)
- Evtl. PET (→ Seite 229) und andere Untersuchungen zum Nachweis von Metastasen
- Blutuntersuchung zur Bestimmung der Tumormarker CEA (carcinoembryonales Antigen), CYFRA 21-1 und NSE (neuronenspezifische Enolase) zur Therapie- und Verlaufskontrolle (nicht zur Erstdiagnose!)

Welche Therapie?
- Bei nicht-kleinzelligem Bronchialkarzinom ohne erkennbare Metastasenbildung operative Entfernung des betroffenen Lungenlappens bzw. einer Lungenhälfte sowie evtl. im Anschluss eine kombinierte Bestrahlungs- und Chemotherapie
- Bei kleinzelligem Bronchialkarzinom → Chemotherapie (Seite 243) und/oder → Strahlentherapie (Seite 242)
- Begleitende Maßnahmen zur Stärkung der körpereigenen Selbstheilungskräfte: homöopathische Konstitutionsbehandlung, Ernährungsumstellung, Mistel- und andere Therapien der → anthroposophischen Medizin (Seite 248), Therapien der → ayurvedischen Medizin (Seite 249) und → TCM (Seite 258)

Lyme-Borreliose → Borreliose (Seite 36)

Lymphom, malignes → Hodgkin-Krankheit (Seite 109)

Magenschleimhautentzündung (Gastritis)

Bei einer akuten oder chronischen Entzündung der Magenschleimhaut sind in der Regel die obersten Schleimhautanteile betroffen, die tieferen Wandschichten des Magens sind intakt. Die Entzündung geht einher mit Schmerzen, einem Druckgefühl oder brennenden, bohrenden Schmerzen im Oberbauch und Übelkeit.
- Schätzungsweise ist in den westlichen Ländern fast die Hälfte der über 50-Jährigen von einer chronischen Magenschleimhautentzündung betroffen.

Ursachen
- **Akute Magenschleimhautentzündung**
  - Häufige, hoch dosierte Einnahme bestimmter Schmerzmittel, v. a. nichtsteroidaler Antirheumatika, NSAR (→ nichtsteroidal,

Glossar, Seite 269), z. B. Diclofenac, aber auch Acetylsalicylsäure, Kortison oder Zytostatika (→ Glossar, Seite 273)
- Exzessiver Alkoholgenuss, Rauchen
- Lebensmittelvergiftung (z. B. durch Salmonellen)
- Starker Konsum magenreizender Lebensmittel (z. B. Kaffee, scharfes Essen)
- Stresssituationen
- Verletzungen, Verbrennungen, Unfälle
- Nach Operationen
- Bei Leistungssport (»runner's stomach«)
- **Chronische Magenschleimhautentzündung**
  - Selten Autoimmungastritis (Typ A), bei der sich Antikörper v. a. gegen bestimmte Zellen der Magenschleimhaut gebildet haben
  - Infektion mit dem Bakterium Helicobacter pylori (Typ B) ist die häufigste Ursache.
  - Einwirkung giftiger Substanzen auf die Magenschleimhaut (Typ C), wie Rückfluss von Gallensaft aus dem Zwölffingerdarm (Gallenreflux), aber auch bestimmte Schmerzmittel (→ oben) und langjähriger Alkoholkonsum

Symptome
- **Akute Magenschleimhautentzündung**
  - Druckgefühl; brennende, bohrende Schmerzen; hiervon ist meist der gesamte Oberbauch betroffen
  - Appetitlosigkeit, Aufstoßen, Übelkeit, selten Erbrechen
  - Unangenehmer Geschmack im Mund
  - Oft verstärken sich die Beschwerden während des Essens oder unmittelbar danach.
- **Chronische Magenschleimhautentzündung**
  - Meist keine spürbaren Symptome, evtl. unspezifische Oberbauchbeschwerden

Wenn die Magenschleimhaut stark geschädigt wird, kann eine Gastritis in ein → Magengeschwür (Seite 138) übergehen. Akut kann es zu Magenblutungen oder zu einem Durchbruch (Perforation) kommen. Zudem ist das Risiko, an Magenkrebs zu erkranken, deutlich erhöht.

Welche Untersuchung?
- → Körperliche Untersuchung (Seite 226). Das Abtasten des Oberbauchs ist bei einer akuten Gastritis oft schmerzhaft.
- → Magenspiegelung (Seite 228) mit Entnahme einer Gewebeprobe zur feingeweblichen Untersuchung, z. B. zum Nachweis des Bakteriums Helicobacter pylori (HP)

- Evtl. HP-Antigen-Nachweis im Stuhl
- 13C-Harnstoff-Atemtest als Kontrolluntersuchung nach der Behandlung des HP-Befalls. Befinden sich (noch) Bakterien im Magen, wird radioaktives Kohlendioxid ausgeatmet.
- Bei Verdacht auf Autoimmungastritis Blutuntersuchung zum Nachweis von Autoantikörpern

Welche Therapie?
- Spezielle Antibiotikatherapie (Eradikationstherapie) bei HP-Befall: Über einen Zeitraum von 7 Tagen werden gleichzeitig die Antibiotika Amoxicillin und Clarithromycin sowie ein Protonenpumpenhemmer (→ Glossar, Seite 270) in festgelegter Dosierung eingenommen.
- Medikamentöse Therapie zur Hemmung der Magensäureproduktion, v. a. Protonenpumpenhemmer (→ Glossar, Seite 270), H2-Rezeptorenblocker oder säurebindende Mittel (Antazida, z. B. aluminium- und/oder magnesiumhaltige Verbindungen)
- Wird eine Magenschleimhautentzündung durch die Einnahme von Medikamenten verursacht, ist ein Wechsel bzw. das Absetzen des Präparats notwendig.
- Verzicht auf magenbelastende Substanzen wie Alkohol, Kaffee, Nikotin, scharfe, fette, gebratene Speisen, stattdessen leichte Kost und säurearme Getränke (z. B. Kamillentee)
- Maßnahmen zum Stressabbau bei stressbedingter Gastritis, z. B. Entspannungsübungen (→ Entspannungstherapie, Seite 252)
- Substitution eines evtl. vorhandenen Vitamin-B12-Mangels bei Autoimmungastritis per Infusion (alle drei Monate)
- → Akupunktur (Seite 246), klassische → Homöopathie (Seite 254). Die homöopathischen Arzneien können sowohl bei akuter Gastritis als auch Gastritisneigung helfen.
- Bei leichteren Formen einer akuten Gastritis können auch phytotherapeutische Maßnahmen (z. B. Weißkohlsaft, Kamillenextrakt als Tee oder Tinktur, Melissenblätter, Schafgarbenblüten und -kraut als Tee) oder physikalische Maßnahmen (z. B. feuchtwarmer Bauchwickel, warmer Heublumensack auf dem Bauch) helfen.

Magen- und Zwölffingerdarmgeschwür (Ulcus ventriculi, Ulcus duodeni)

Bei einem Magen- oder Zwölffingerdarmgeschwür handelt es sich um einen umschriebenen Defekt der Schleimhaut des Magens und/oder des Zwölffingerdarms, der in die tieferen Wandschichten vorgedrungen ist. Ein Magengeschwür sitzt entweder an der kleinen Magenkurve oder am Pförtner, ein Zwölffingerdarmgeschwür befindet sich in der Regel im Anfangsteil des Zwölffingerdarms (erster Abschnitt des Dünndarms).

- Jährlich erkranken etwa 150 von 100 000 Deutschen an einem Zwölffingerdarmgeschwür und ca. 50 von 100 000 an einem Magengeschwür.
- Ein Geschwür des Magens oder Zwölffingerdarms kann in jedem Lebensalter auftreten, besonders häufig kommt es aber nach dem 40. Lebensjahr vor.

Ursachen
- Hauptursache (zu 99 % bei Zwölffingerdarmgeschwür, zu 75 % bei Magengeschwür) ist eine chronische → Magenschleimhautentzündung (Seite 136) infolge einer Infektion mit Helicobacter pylori.
- Genetische Faktoren
- Einnahme nichtsteroidaler Antirheumatika, NSAR (→ nichtsteroidal, Glossar, Seite 269)
- Selten Zollinger-Ellison-Syndrom oder Hyperparathyreoidismus (Überfunktion der Nebenschilddrüse)
- Akutes Stressulkus als Folge einer intensivmedizinischen Behandlung (z. B. nach einer großen Operation oder nach starken Verbrennungen)

Als wichtigste begünstigende Risikofaktoren gelten regelmäßiges Rauchen sowie der Konsum von (hochprozentigem) Alkohol

Symptome
- Typisch ist ein örtlich begrenzter, stechender, bohrender Schmerz, oft mit einem scharf begrenzten Druckschmerzpunkt. Diese druckschmerzhafte Stelle befindet sich beim Magengeschwür meist links, beim Zwölffingerdarmgeschwür oft im rechten Mittelbauch neben dem Nabel.
- **Leitsymptom eines Magengeschwürs:** Die Beschwerden verstärken sich während des Essens oder unmittelbar danach; mitunter treten sie auch unabhängig von der Nahrungsaufnahme auf.
- **Leitsymptom eines Zwölffingerdarmgeschwürs:** Die Beschwerden treten v. a. nüchtern und nachts auf und bessern sich nach der Nahrungsaufnahme (Nüchternschmerz).

Ein unbehandeltes Magengeschwür kann zu einem bösartigen Tumor entarten; Geschwüre des Zwölffingerdarms entarten seltener bösartig. Weitere Komplikationen sind Blutungen bis hin zum Wanddurchbruch sowie eine narbige Verengung am Übergang zwischen Magen und Zwölffingerdarm (Magenausgangsstenose).

Welche Untersuchung?
- → Magenschleimhautentzündung (Seite 136)

Welche Therapie?
- → Magenschleimhautentzündung (Seite 136)

Malaria (Wechselfieber)

Malaria ist eine schwere Infektionskrankheit, die durch einzellige Parasiten übertragen wird. Die Anophelesmücke, durch deren Stich die Infektion stattfindet, kommt zwar nur in sumpfigen Gebieten tropischer Länder vor, doch nehmen die Krankheitsfälle durch den Ferntourismus auch in Mitteleuropa immer mehr zu. Die Krankheit ist meldepflichtig.
- Malaria ist weltweit die zweithäufigste Infektionskrankheit: Jährlich erkranken nach Schätzungen der Weltgesundheitsorganisation (WHO) bis zu 500 Millionen Menschen, etwa 2,5 Millionen sterben jedes Jahr daran. Hierzulande gibt es jährlich etwa 1000 Neuerkrankungen (Tendenz steigend).

Wenn sich ab dem 7. Tag nach Ankunft in einem Malariagebiet bzw. nach der Rückkehr von einer Tropenreise Fieber einstellt, sollte man sich umgehend in ärztliche Behandlung begeben, um eine Malariainfektion auszuschließen.

Ursachen
- Einzellige Parasiten der Gattung Plasmodium, die durch den Stich der weiblichen Anophelesmücke übertragen werden. Es werden 4 Plasmodium-Arten unterschieden, von denen 3 ein unterschiedliches Krankheitsbild verursachen.

Die Plasmodien infizieren zunächst die Leberzellen. Von dort werden sie in die Blutbahn geschwemmt und befallen die roten Blutkörperchen (Erythrozyten). Mit der Zeit platzen die infizierten Blutkörperchen auf, und die Erreger schwemmen erneut in die Blutbahn aus. Solche »Ausschwemmungsschübe« haben dann den typischen Fieberanstieg zur Folge.

Symptome
- Leitsymptome sind Fieberschübe, schweres Krankheitsgefühl, grippeähnliche Symptome (z. B. Kopf-, Muskel- und Gliederschmerzen)
- **Malaria tertiana** (Plasmodium vivax oder Plasmodium ovale): Typisch sind Fieberschübe an jedem 3. Tag mit fieberfreien Intervallen; selten Komplikationen, Spontanheilung ist möglich.

- **Malaria quartana** (Plasmodium malariae): Fieberschübe an jedem 4. Tag; evtl. Nierenentzündung als Komplikation
- **Malaria tropica** (Plasmodium flaciparum): häufigste und schwerste Malariaform; unregelmäßiger Fieberrhythmus mit mäßigem oder sich allmählich steigerndem Fieber, oft auch Erbrechen, Durchfall. Mögliche Komplikationen sind u. a. eine Beteiligung des Gehirns (zerebrale Malaria), Lungenödem, Kreislaufschock, Nierenversagen, Milz- und Lebervergrößerung.

Alle Malariaformen können chronisch werden; eine unbehandelte Malaria tropica verläuft in 20 % der Fälle tödlich.

Welche Untersuchung?

Bei einer frühzeitigen Diagnose und Therapie ist Malaria in den meisten Fällen heilbar.
- Anamnese (z. B. Fragen nach einem Auslandsaufenthalt etc.)
- Mikroskopische Untersuchung des Blutes (Blutausstrich und »dicker Tropfen«) zum Nachweis der Parasiten

Welche Therapie?

Die Art der Behandlung richtet sich nach der Schwere des Befalls im Blut sowie nach Art und Resistenz der Erreger im Reiseland.
- Medikamentöse Therapie im Krankenhaus mit Antimalariamitteln (z. B. Chloroquin bei Malaria tertiana und Malaria quartana oder Chinin bei einem schweren Verlauf der Malaria tropica)

SCHUTZ GEGEN MALARIA

Da es keine Impfung gegen Malaria gibt, ist ein vollständiger Schutz gegen die Erkrankung nicht möglich. Es können aber Versorgungsmaßnahmen getroffen werden: Die ganze Haut bedeckende, möglichst helle Kleidung, Repellents (z. B. Autan®), Räucherspiralen und Moskitonetze über dem Bett können das Risiko eines Mückenstichs deutlich reduzieren. Außerdem stehen Antimalariamittel (z. B. Chloroquin) zur Vorbeugung zur Verfügung. Welches Mittel wie lange eingenommen werden soll, richtet sich v. a. nach dem Infektionsrisiko des jeweiligen Reiseziels. Informationen zur Resistenzlage in den entsprechenden Regionen und eine Auswahl der passenden Medikamente zur Prophylaxe bieten tropenmedizinische Institute der Universitäten.

Mammakarzinom → Brustkrebs (Seite 41)

Melanom, malignes → Hautkrebs (Seite 90)

Menière-Krankheit

Die Menière-Krankheit ist durch anfallsartigen Drehschwindel, Ohrgeräusche (→ Tinnitus, Seite 198) und schwankenden Hörverlust gekennzeichnet. Eine Heilung ist oft nicht möglich, in einigen Fällen können die Menière-Anfälle allerdings von selbst aufhören.
- Von der Menière-Krankheit ist in den westlichen Industrienationen jeder 1000. Einwohner (0,1 %) betroffen; in Deutschland treten bis zu 9000 Neuerkrankungen pro Jahr auf, und zwar gehäuft zwischen dem 3. und 4. Lebensjahrzehnt.

Ursachen
- Die Ursache ist bislang ungeklärt. Nachweisbar ist eine vermehrte Ansammlung von (Lymph-)Flüssigkeit in den Gehörgängen und im Gangsystem des Gleichgewichtsorgans (Endolymphhydrops), die vermutlich durch ein Missverhältnis von Produktion und Abtransport der Lymphflüssigkeit (Peri- und Endolymphe) im Innenohr hervorgerufen ist. Dadurch kommt es zu Störungen im Gleichgewichtsorgan mit Drehschwindel und zu Ausfällen im Hörorgan.
- Mitunter lassen sich psychische Faktoren und Entzündungen als Auslöser eines Menière-Anfalls ausmachen.

Symptome
Meist ist nur ein Ohr betroffen, in seltenen Fällen beide.
- Minuten bis Stunden anhaltender, anfallsartiger Drehschwindel mit Übelkeit und Erbrechen; er kann ohne erkennbaren Anlass zu jeder Tages- und Nachtzeit auftreten.
- Ohrgeräusche
- Einseitige Hörminderung, die nach den ersten Anfällen wieder vergehen kann, später aber in der Regel fortbesteht
- Zwischen den Anfällen werden keine Gleichgewichtsstörungen empfunden, doch kann die Angst vor erneuten Schwindelattacken so groß werden, dass sich das Schwindelgefühl »verselbstständigt« und mehr oder weniger spürbar bestehen bleibt.

Welche Untersuchung?
- Erhebung der Krankengeschichte
- Untersuchung des Trommelfells mit einem Ohrenspiegel
- Hörtests zur Bewertung des Hörvermögens; zu Beginn sind zunächst nur die tiefen, nach weiteren Anfällen dann meist alle Frequenzbereiche betroffen.
- Glycerol-Test nach Klockhoff, bei dem Glycerol (süß schmeckender Fettbestandteil) verabreicht wird; besteht eine Menière-Krankheit, bessern sich meist die Beschwerden nach einiger Zeit.

- Funktionsprüfung des Gleichgewichtsorgans, u. a. mit der Frenzelbrille zum Erkennen der Augenbewegungen: Typisch für die Menière-Krankheit ist, dass die Augen eine ruckartige Bewegung hin zum erkrankten Innenohr machen (Nystagmus).
- Evtl. weiterführende Untersuchungen zum Ausschluss anderer Erkrankungen, z. B. Messung der Hörschneckenfunktion und der Funktion des Hörnervs (Elektrocochleographie), Bestimmung der Nervenleitgeschwindigkeit (BERA-Untersuchung), → Computer- (Seite 219) bzw. Kernspintomographie des Schädels etc.

Welche Therapie?
Bislang gibt es keine einheitliche Behandlungsstrategie. Die Therapie wird individuell abgestimmt.
- Im akuten Anfall Bettruhe, evtl. Infusionen zur Verbesserung der Innenohrdurchblutung (z. B. Pentoxifyllin) sowie medikamentöse Therapie zur Linderung von Schwindel und Erbrechen (z. B. Dimenhydrinat)
- Evtl. medikamentöse Dauertherapie zur Steigerung der Durchblutung und Milderung des Schwindels (z. B. Betahistin); evtl. Kortison und entwässernde Mittel
- → Homöopathie (Seite 254): Individuell ausgewählte homöopathische Einzelmittel können zu einer Symptomlinderung, evtl. sogar Heilung beitragen.
- Zur Behandlung der Ohrgeräusche → Tinnitus (Seite 198)
- Hörgerät zum Ausgleich des Hörverlusts
- Evtl. Psychopharmaka und/oder Psychotherapie bei starker psychischer Beeinträchtigung
- Evtl. operative Maßnahmen, v. a. wenn die Erkrankung schon länger besteht und das Hörvermögen stark beeinträchtigt ist, z. B. Ausschalten des Gleichgewichtsorgans mithilfe eines Antibiotikums, das im Ohr toxisch wirkt (Gentamycin), oder Durchtrennen bzw. Entfernen des Gleichgewichtsnervs (Neurektomie). Anschließend muss der Betroffene in einem speziellen Training lernen, sich ohne funktionsfähiges Gleichgewichtsorgan zu bewegen und zu orientieren.
- Spezielle Gleichgewichtsübungen, Feldenkrais- oder Tai-Chi-Chuan-Übungen zum Erhalt bzw. Wiedergewinnen von Sicherheit in der Bewegung und der sensomotorischen Balance
- Allgemeine Maßnahmen wie Verzicht auf Alkohol, Rauchen, Koffein, außerdem eine salzarme Diät

Um während eines möglichen Anfalls rasch reagieren zu können, empfiehlt es sich, Zäpfchen oder Tabletten gegen die Übelkeit bei sich zu tragen. Sinnvoll sind auch eine Tüte für den Fall, dass es trotz mitgeführter Medikamente zum Erbrechen kommt, sowie ein Handy, um gegebenenfalls Hilfe anfordern zu können.

Meningitis → Hirnhautentzündung (Seite 105)

Migräne

Bei Migräne handelt es sich um anfallsweise auftretende, heftige Kopfschmerzen, die häufig eine Seite des Kopfes betreffen und in der Regel 4 bis 72 Stunden anhalten. Meist gehen mit den Kopfschmerzattacken vegetative Störungen einher. Besteht eine sogenannte Migräne mit Aura, stellen sich auch neurologische Ausfallserscheinungen (v. a. Sehstörungen) ein.

- Migräne ist eine der häufigsten neurologischen Erkrankungen. Hierzulande leidet etwa jeder Zehnte regelmäßig an Migräneattacken. Die Krankheit setzt oft während der Pubertät ein und betrifft mehr Frauen als Männer, mitunter auch Kinder.
- Die Häufigkeit der Attacken ist unterschiedlich, sie schwankt zwischen 1 Attacke im Jahr und 3 bis 4 Attacken pro Woche.
- Ein Migräneanfall dauert im Durchschnitt 1, mitunter auch 2 bis 3 Tage.
- Zwischen den Attacken verschwinden die Kopfschmerzen. Vor und nach den Attacken können sich Stimmung, Appetit, Flüssigkeitshaushalt und/oder Darmfunktion verändern.

Ursachen
- Evtl. werden Nervenfasern, die an der Schmerzverarbeitung im Gehirn beteiligt sind, durch die Freisetzung entzündungsfördernder Stoffe sowie durch eine Erweiterung der Blutgefäße gereizt. Diese Reizung wird als Migräneschmerz empfunden. Einer anderen Theorie zufolge könnte der Migräneschmerz auch von bestimmten Teilen des Hirnstamms ausgehen.
- Die Entstehungsursache hierfür ist bis heute unbekannt, doch scheint eine organische Grundlage mit erblicher Veranlagung inzwischen sehr wahrscheinlich. (Bei einer seltenen Sonderform sind eindeutig Gendefekte die Ursache.)
- Eine Migräneattacke wird durch bestimmte, individuell verschiedene Faktoren ausgelöst. Die häufigsten Auslöser sind:
  - Veränderungen des Schlaf-Wach-Rhythmus (z. B. Ausschlafen am Wochenende)
  - Hormonschwankungen bei Frauen (z. B. Periode)

- Situationen, die zur seelischen oder körperlichen Anspannung durch Stress oder auch Entspannung nach einer Stresssituation führen
- Alkohol (v. a. Rotwein)
- Nahrungsmittel (z. B. bestimmte Käsesorten)
- Lärm, Flackerlicht
- Aufenthalt in großer Höhe, Kälte oder verqualmten Räumen
- Luft-, Licht- und Klimaeinflüsse
- Schwankungen des Koffeinspiegels bei regelmäßigem Koffeingenuss (Kaffee oder schwarzer Tee)
- Schwankungen des Blutzuckerspiegels (Unterzuckerung) z. B. durch ausgelassene Mahlzeiten

Symptome

Gemäß der internationalen Kopfschmerzgesellschaft liegt eine Migräne vor, wenn anfallsweise auftretende Kopfschmerzen mindestens 2 der nachfolgenden Kriterien erfüllen:

- Sie betreffen nur eine Seite des Kopfes (meist im Stirn-Schläfen-Bereich bzw. hinter dem Auge).
- Die Kopfschmerzen sind pulsierend oder klopfend.
- Sie sind mäßig bis sehr stark.
- Sie werden durch körperliche Aktivität (z. B. Treppensteigen) verstärkt.

Während einer Migräneattacke kann der Schmerz von einer Seite des Kopfes auf die andere wandern, auch kann die betroffene Seite von Anfall zu Anfall wechseln.

- Begleitet werden die o. g. Schmerzen von mindestens einem der folgenden Symptome:
  - Übelkeit und/oder Erbrechen
  - Licht- und Lärmempfindlichkeit

Bei einer **Migräne mit Aura** gehen der eigentlichen Attacke neurologische Symptome voraus, dabei kommt es zu Sehstörungen (z. B. Flimmern vor den Augen, Lichtblitze oder -zacken, schwarze Punkte) sowie Schwindel, Sprach- und Gleichgewichtsstörungen, Missempfindungen und/oder Lähmungserscheinungen. Diese Symptome entwickeln sich meist innerhalb von 5 bis 10 Minuten und bilden sich in der Regel innerhalb der nächsten Stunde wieder vollständig zurück.

Welche Untersuchung?

- Anamnese und eingehende körperliche Untersuchung (z. B. Begutachtung des Augenhintergrunds, um einen erhöhten Hirndruck auszuschließen) sowie Ausschluss eines erhöhten

Augeninnendrucks durch den Augenarzt. Gesichert wird die Diagnose durch die Schmerzcharakteristik bzw. die o. g. Kriterien.
- Evtl. weiterführende Untersuchungen wie → EEG (Seite 222) oder → Kernspintomographie (Seite 225) zum Ausschluss anderer Erkrankungen (z. B. eines Hirntumors).

Welche Therapie?
Eine ursächliche Therapie ist nicht möglich, deshalb stehen Maßnahmen zur Vorbeugung eines Migräneanfalls bzw. die Linderung der Symptome während der Attacke im Vordergrund.
- **Akute Migräneattacke**
  - Medikamentöse Behandlung zur Linderung von Übelkeit bzw. Erbrechen (z. B. Domperidon, Metoclopramid) und der Schmerzen (z. B. Paracetamol, Acetylsalicylsäure, Ibuprofen, Diclofenac-Kalium), bei sehr starken Schmerzen Triptane (Naratriptan, Rizatriptan, Submatriptan, Zolmitriptan) z. B. als Tabletten
  - Außerdem (Bett-)Ruhe in einem abgedunkelten Raum und evtl. kalte Kompressen

Wegen der Gefahr eines medikamenteninduzierten Kopfschmerzes (→ Spannungskopfschmerzen, Seite 195) sollten Medikamente einerseits so selten wie möglich und nicht häufiger als 8-mal im Monat, zur besseren Wirksamkeit aber andererseits möglichst früh zu Beginn des Anfalls eingenommen werden.

Ergotamine (werden heute nur noch selten als Monopräparat eingesetzt) und Triptane sollten nie gleichzeitig eingenommen werden, da sich die Gefäße stark verengen und Durchblutungsstörungen (v. a. von Herz und Gehirn) drohen.

- **Zur Anfallvorbeugung**
  - Ermitteln und, wenn möglich, Vermeiden der Auslöser
  - Führen eines Kopfschmerz-Tagebuchs
  - → Entspannungstherapie (Seite 252, z. B. autogenes Training, progressive Muskelentspannung nach Jacobson), ein spezielles Stressbewältigungs- und/oder Bewegungstraining zum Abbau von Stress
  - Evtl. medikamentöse Basistherapie mit Betablockern zur regelmäßigen Einnahme (in der Regel mindestens 6 Monate) bei häufigen, schweren Anfällen
  - → Homöopathie (Seite 254), → Akupunktur (Seite 246), → Osteopathie (Seite 258), → Biofeedback (Seite 250), → Kinesiologie (Seite 255)

Morbus Crohn → Crohn-Krankheit (Seite 45)

Multiple Sklerose (MS)

Multiple Sklerose ist eine entzündliche, meist in Schüben verlaufende Erkrankung von Gehirn und Rückenmark (zentrales Nervensystem), bei der es zu einer herdförmigen Entmarkung von Nervensträngen kommt, die von einer isolierenden Umhüllung (Markscheide) umgeben sind. Dadurch werden die Informationen über die betroffenen Nerven nur noch unvollständig oder gar nicht mehr weitergeleitet. Mit zunehmender Krankheitsdauer werden immer mehr Nervenfasern beschädigt, sodass die neurologischen Ausfälle zunehmen. MS ist nicht heilbar. Bei sorgfältiger therapeutischer Betreuung beträgt die mittlere Lebenserwartung nach Krankheitsausbruch etwa 30 Jahre.
- Multiple Sklerose tritt v. a. zwischen dem 20. und 40. (selten nach dem 50.) Lebensjahr auf; Frauen sind fast doppelt so häufig betroffen wie Männer. Von allen Erkrankungen des Nervensystems führt MS am häufigsten schon bei jüngeren Erwachsenen zu bleibenden Behinderungen. In Deutschland gibt es rund 120 000 Betroffene.

DIE 3 FORMEN DER MS

Sie werden nach dem Verlauf unterschieden:
- **In Schüben, schubförmig-remittierender Verlauf (89 %):** Zunächst gehen die Beschwerden zwischen den Schüben wieder vollständig zurück. Nach einigen Jahren geht das schubförmige in ein chronisch-fortschreitendes Stadium über mit bleibenden Beeinträchtigungen. Die mildeste Form sind einzelne Schübe mit geringer Restsymptomatik. Zwischen den Schüben können mehrere Monate bis mehrere Jahre liegen.
- **Chronische Form (in 9 % der Fälle):** Hier verschlechtert sich die Erkrankung von Beginn an langsam, aber kontinuierlich, ohne dass es zwischendurch Schübe gibt.
- **Akute Form (in 2 % der Fälle):** fulminanter Verlauf, der in einigen Wochen zum Tod führt

Ursachen
- Vermutlich Autoimmunkrankheit (→ Glossar, Seite 261), bei der sich das Abwehrsystem gegen das körpereigene Gewebe richtet. Es kommt zu Ablagerungen von Antikörpern, die gegen Markscheidenbestandteile, v. a. gegen Myelin, gerichtet sind.

- Die Auslöser sind nicht bekannt, evtl. ist an der Entstehung der Autoimmunprozesse eine Virusinfektion beteiligt.
- Evtl. erbliche Veranlagung

Symptome
Die Krankheitszeichen hängen davon ab, welche Stellen im zentralen Nervensystem von der Krankheit befallen sind.
- Evtl. erste Symptome: Sehstörungen (z. B. »Schleiersehen«, Doppeltsehen), Sensibilitätsstörungen (z. B. Taubheit oder Kribbeln in einer Gliedmaße), Schwächegefühl in den Beinen, später evtl. Ganganomalien und/oder Gehstörungen, Sprach-, Blasenfunktionsstörungen, Lähmungen und Versteifung der Skelettmuskulatur, psychische Störungen (z. B. Verwirrtheitszustände)

Welche Untersuchung?
- Anamnese, körperliche und neurologische Untersuchung (z. B. Reflexuntersuchung)
- → Kernspintomographie (Seite 225) zum Nachweis von Entmarkungsherden in Gehirn und Rückenmark
- Untersuchung des Liquors, der bei MS oft charakteristische Eiweißveränderungen (oligoklonale Banden) aufweist

Welche Therapie?
Eine ursächliche Therapie ist bislang nicht möglich. Ziel ist es, die Zahl der Schübe und ihre Stärke zu verringern und den Krankheitsverlauf so zu verlangsamen, dass bleibende Beeinträchtigungen so spät wie möglich einsetzen. Im fortgeschrittenen Stadium ist eine genau auf die individuellen Funktionsstörungen bzw. Behinderungen abgestimmte Behandlungsstrategie wichtig, die darauf abzielt, die körperliche und geistige Aktivität möglichst lange zu erhalten bzw. die Pflegebedürftigkeit so lange wie möglich hinauszuzögern.
- Im **akuten Schub** des schubförmig-remittierenden Verlaufs hochdosierte Glukokortikoide (v. a. Methylprednisolon) als Infusionen
- Evtl. Plasmaaustauschbehandlung (Plasmapherese), die v. a. dann zum Einsatz kommt, wenn durch die Infusionstherapie keine Besserung erzielt werden konnte: maschinelle Reinigung des Bluts mit dem Ziel, im Blut gelöste schädliche Abwehrstoffe zu entfernen. Hierfür werden die flüssigen Bestandteile des Bluts (Plasma) herausgefiltert und durch eine Eiweißlösung ersetzt.
- Als **Basistherapie** für den schubförmigen und für den chronischen Verlauf kommen (als Injektionslösung) infrage:
  - Interferon (beta-1a und beta-1b), das die Abwehrvorgänge des Immunsystems dämpft

- Immunmodulatoren, die die Aktivität des Immunsystems verändern (Glatirameracetat, Copaxone®)
- Immunsuppressiva, die die Aktivität des Immunsystems unterdrücken (Mitoxantron, Ralenova®)
- Evtl. monoklonale Antikörper (z. B. Natalizumab), die alle vier Wochen per Infusion verabreicht werden
- Evtl. Antidepressiva bei Depression
- Physikalische Therapie und Massagen, um gestörte Funktionsabläufe wieder zu normalisieren bzw. deren Auswirkungen zu mildern
- Evtl. Blasentraining und/oder medikamentöse Therapie bei eingeschränkter Blasenfunktion (→ Harninkontinenz, Seite 84)
- Evtl. → Feldenkrais-Methode (Seite 252)
- Evtl. Psychotherapie
- Evtl. Umstellung der Ernährung auf eine fleischarme Kost, die reich an Omega-3-Fettsäuren (enthalten z. B. in Hering, Lachs, Thunfisch) ist.
- Zusammen mit den Angehörigen Besprechen individueller Selbsthilfemöglichkeiten, Anpassung der häuslichen Umgebung, des Arbeitsplatzes, der Kommunikationsmittel an die verbliebenen Restfunktionen
- Begleitende Maßnahmen zur Stärkung der körpereigenen Selbstheilungskräfte: homöopathische Konstitutionsbehandlung, Ernährungsumstellung, Therapien der → anthroposophischen (Seite 248), → ayurvedischen (Seite 249) und chinesischen Medizin (→ TCM, Seite 258)

Myokardinfarkt → Herzinfarkt (Seite 96)

Myokarditis → Herzmuskelentzündung (Seite 101)

Nahrungsmittelallergie (gastrointestinale Allergie)

Als Nahrungsmittelallergie wird eine fehlgesteuerte Immunreaktion gegenüber bestimmten Nahrungsmitteln, -bestandteilen und/oder -zusatzstoffen bezeichnet, die über Mund und Magen-Darm-Trakt in den Körper gelangen. Je nachdem, an welchem Organ sich die allergische Reaktion manifestiert, können verschiedene Symptome auftreten.

Wie eine **Allergie** entsteht, → Ekzem, allergisch bedingtes (Seite 58)
- In Deutschland leiden etwa 5 % der Bevölkerung unter einer Nahrungsmittelallergie, wobei Kleinkinder besonders häufig davon

betroffen sind. Bis zu 90 % der Betroffenen haben zunächst eine → Pollenallergie (Seite 167, Kreuzallergie!), zwei Drittel der Patienten leiden an → Asthma bronchiale (Seite 22) oder → Neurodermitis (Seite 155).
- Von der Nahrungsmittelallergie ist die **Pseudoallergie** abzugrenzen, bei der das Immunsystem nicht beteiligt ist. Häufige Auslöser solcher Pseudoallergien sind Lebensmittelzusatzstoffe (z. B. Benzoesäure, Salicylate), aber auch biogene Amine in Hefeextrakt, Fisch, Käse und Sauerkraut, die auf bestimmte Zellen einwirken können und dieselben Symptome hervorrufen wie bei einer echten Allergie.

Die 7 häufigsten Allergene sind: Kuhmilch, Hühnerei, Fisch, Schalentiere, Soja, Nüsse, Mehle (v. a. glutenhaltige Mehle wie Weizen, Hafer etc.).

Ursachen
- Erbliche Neigung vermutlich in Kombination mit bestimmten Umweltfaktoren. So steigt die Wahrscheinlichkeit, an einer Nahrungsmittelallergie (und generell an einer Allergie) zu erkranken, wenn Eltern oder Geschwister betroffen sind.

Symptome
- **Mundschleimhaut/Magen-Darm-Trakt:** Juckreiz und pelziges Gefühl an Lippen und Gaumen, evtl. Bauchkrämpfe, Durchfall und Erbrechen
- **Haut:** Nesselsucht (auch → Quincke-Ödem, Seite 154), Juckreiz, Hautausschlag
- **Atemwege:** Schwellungen im Rachen, → Asthma bronchiale (Seite 22), Schnupfen
- Allein oder zusätzlich evtl. Herzrasen, schneller Puls, Blutdruckabfall bis hin zum allergischen Schock

Welche Untersuchung?
- → Anamnese (Seite 215)
- **Eliminationsdiät:** 7 Tage allergenarme Kost (z. B. Reis-Kartoffel-Diät, wenn sicher keine Allergie gegen diese beiden Nahrungsmittel besteht). Tritt danach keine Beschwerdefreiheit ein, ist eine Nahrungsmittelallergie unwahrscheinlich. Tritt Beschwerdefreiheit ein, werden schrittweise einzelne Nahrungsmittel hinzugefügt, bis Symptome auftreten. Das zuletzt hinzugefügte Nahrungsmittel wird wieder weggelassen, um zu testen, ob erneut Beschwerdefreiheit eintritt.
- Verschiedene → Allergietests (Seite 214)

- Evtl. zusätzlich Blutuntersuchungen zum Nachweis von IgG- und IgE-Antikörpern, z. B. → RAST-Test (Seite 215)
- Evtl. weiterführende Untersuchungen zum Ausschluss einer Magen-Darm-Erkrankung (z. B. Magen-/Darmspiegelung)

Welche Therapie?
- Konsequente Vermeidung der Auslöser
- Individuell abgestimmter Diätplan (z. B. Rotationsdiät), falls eine Allergenidentifikation bzw. -vermeidung nicht möglich ist
- Bei anaphylaktischen Schockreaktionen Verordnung eines Notfall-Behandlungssets (Adrenalinspray, wasserlösliches Kortikosteroid, Antihistaminikum)
- Evtl. → Hyposensibilisierung (Seite 169) bei Kuhmilchallergie oder Kreuzallergie mit Pollen
- Evtl. medikamentöse Therapie, z. B. mit Cromoglicinsäure, Kortikosteroiden
- → Homöopathie (Seite 254) mit individuell ausgewählten Einzelmitteln
- Evtl. → Bioresonanztherapie (Seite 251)

Nasennebenhöhlenentzündung (Sinusitis)

Bei der Nasennebenhöhlenentzündung geht der entzündliche Prozess von der Nasenschleimhaut aus und greift dann auf die Schleimhaut der Nebenhöhlen (Sinus paranasales, luftgefüllte Räume des Gesichtsschädels und der Schädelbasis) über. Oft sind Kieferhöhlen (Sinus maxillares) und Stirnhöhle (Sinus frontalis) betroffen, seltener die Siebbeinzellen (Sinus ethmoidales) und die Keilbeinhöhle (Sinus sphenoidalis). Heilt die akute Form nicht vollständig aus, kann sie chronisch werden.

- Eine Nasennebenhöhlenentzündung ist neben der akuten → Bronchitis (Seite 38) die häufigste Komplikation einer → Erkältungskrankheit (Seite 59).

Ursachen
- Meist bakterielle Infektion der Nebenhöhlenschleimhaut, die durch einen vorangegangenen Virusinfekt (Erkältungskrankheit) vorgeschädigt ist.
- Eine Kieferhöhlenentzündung kann auch durch Zahnwurzelentzündungen ausgelöst werden.
- Die **chronische Form** entsteht oft durch eine nicht vollständig ausgeheilte akute Entzündung. Begünstigende Faktoren können u. a. anatomische Besonderheiten (wie etwa die Verformung der

Nasenscheidewand), ein Verschluss der Nasennebenhöhlen durch Nasenpolypen, aber auch eine allergische Entzündung der Nasenschleimhaut (→ Pollenallergie, Seite 167) sein.

Symptome
Auslöser für das typische Druckgefühl im Kopf ist eine Ansammlung von Schleim und Eiter in den Nasennebenhöhlen.
- Leitsymptom sind Druckkopfschmerzen, die sich beim Bücken oder Husten verstärken. Je nachdem, welche der 4 Nasennebenhöhlen betroffen ist, kann der Druckschmerz an verschiedenen Stellen auftreten:
  - Stirnhöhlenentzündung: v. a. Stirn, Schläfen
  - Siebbeinzellenentzündung: v. a. zwischen den Augen und im Bereich der Nasenwurzel
  - Kieferhöhlenentzündung: v. a. Oberkiefer, Ausstrahlung in Zähne und Stirn
  - Keilbeinhöhlenentzündung: v. a. Hinterkopf, Schläfen
- Absonderung von gelblich grünem Schleim, Behinderung der Nasendurchgängigkeit, Geruchsstörungen
- Evtl. Fieber
- **Chronische Nasennebenhöhlenentzündung:** ähnliche, aber oft weniger stark ausgeprägte Beschwerden

Bei der chronischen Form können sich Ausstülpungen der chronisch entzündeten Schleimhaut (Polypen) entwickeln, aber auch bereits bestehende Nasenpolypen können einen chronischen Verlauf begünstigen.

Welche Untersuchung?
- HNO-ärztliche Untersuchung (v. a. endoskopische Untersuchung der Nase)
- Evtl. → Ultraschall- (Seite 232) und/oder → Röntgenuntersuchung (Seite 230) der Nasennebenhöhlen

Besonders bei der akuten Form sind die Symptome oft so typisch, dass in vielen Fällen eine Verdachtsdiagnose für die Einleitung der angemessenen Therapie bereits ausreicht.

Welche Therapie?
- → Erkältungskrankheit (Seite 59), zusätzlich Wärmebehandlung (z. B. mit Rotlicht), evtl. → Akupunktur (Seite 246)
- Evtl. medikamentöse Therapie mit Antibiotika
- Zahnsanierung bei ursächlichem Zusammenhang
- Zeigen diese Maßnahmen keinen Erfolg, evtl. Punktion des Eiters und Spülung der betroffenen Nebenhöhle

- **Chronische Form**
  - Zusätzlich zu den o. g. Maßnahmen kortisonhaltige Nasensprays
  - Evtl. Behandlung der allergischen Grunderkrankung
  - Evtl. operative Entfernung von krankhaft veränderten Anteilen der Nasenschleimhaut oder Nasenpolypen, chirurgische Korrektur einer Nasenscheidewandverbiegung
  - → Akupunktur (Seite 246), → Homöopathie (Seite 254) mit individuell ausgewählten Einzelmitteln, evtl. → Neuraltherapie (Seite 257)
  - Abschwellende Nasentropfen (z. B. Oxymetazolin), dann Sinupret® als Schleimlöser mehrmals am Tag und immer in dieser Reihenfolge

Nephrotisches Syndrom → Glomerulonephritis (Seite 77)

Nesselsucht (Urtikaria)

Nesselsucht ist von juckenden, geröteten Quaddeln an beliebigen Körperstellen gekennzeichnet. Die Hauterscheinungen sind v. a. Folge des körpereigenen Histamins, einem Gewebshormon, das als Teil einer Abwehrreaktion auf bestimmte Reizauslöser aus speziellen Abwehrzellen des Immunsystems (Mastzellen) freigesetzt wird und innerhalb weniger Minuten die Hautreaktion hervorruft. Die Quaddeln können einmalig auftreten und nach Stunden bis Tagen von selbst wieder verschwinden, sie können aber auch behandlungsbedürftig sein und einige Wochen bestehen bleiben.
- Nesselsucht ist eine der häufigsten Hauterkrankungen. Hierzulande erkrankt etwa jeder Dritte mindestens einmal daran; betroffen sind alle Altersgruppen.

Ursachen
Es wird zwischen der häufigeren akuten Form (unter 6 Wochen) und der chronischen Nesselsucht (über 6 Wochen) unterschieden.
- **Akute Form:** meist eine allergische oder pseudoallergische Reaktion gegen Nahrungsmittel (→ Nahrungsmittelallergie, Seite 149) und Medikamente
- **Chronische Form:** In 72 % der Fälle lässt sich keine Ursache feststellen; evtl. handelt es sich hier um eine Autoimmunerkrankung (autoimmune Mastzellerkrankung). Fest steht, dass sie praktisch nie allergisch bedingt ist.

- Auslöser für die Histaminfreisetzung aus den Mastzellen:
  - Physikalische Reize (16 %) infolge einer mechanischen Überempfindlichkeit (z. B. Druck, Kälte, Sonne, Hitze)
  - Chemische Reizstoffe (4 %) wie Medikamente, die in der Lage sind, die Histaminfreisetzung direkt auszulösen, z. B. Acetylsalicylsäure, Röntgenkontrastmittel, aber auch Gift aus Quallen oder Insektengift (z. B. Biene, Wespe)
  - Infektionen (1 %), auch Parasitenbefall, Tumore
  - Psychische Faktoren wie Stress und Depression

Symptome
- Juckende, gerötete, erhabene, hellrote bis weißliche Hauterscheinungen (Quaddeln) unterschiedlicher Form und Größe
- Selten Blutung, Blasenbildung, Ödembildung in der Unterhaut (tiefe Urtikaria)
- Evtl. Fieber bei ausgedehnter Nesselsucht
- Selten Beteiligung anderer Gewebe (z. B. Herzmuskel)
- Evtl. Bildung eines **Quincke-Ödems** mit Schwellungen im Bereich von Gesicht (Lippen, Augenlider), Mund- und Rachenschleimhaut bzw. Kehlkopf und/oder Genitalien; dabei kann es zu einer lebensbedrohlichen Atemnot kommen.

Mitunter besteht bei der chronischen Form gleichzeitig eine Autoimmunthyreoiditis (→ Schilddrüsenentzündung, Seite 178).

Welche Untersuchung?
- »Blickdiagnose« durch den Hautarzt
- Weiterführende Untersuchungen zur Abklärung der Ursache wie → Allergietests (Seite 214), Blutuntersuchung u. a. zur Bestimmung der Entzündungsparameter (oft ist die → Blutkörperchensenkungsgeschwindigkeit erhöht, Seite 223) oder Immunkomplexe etc.
- Bei Verdacht auf eine physikalische Ursache Belastungstest auf dem Fahrradergometer, Kälteprovokationstest, Drucktest etc.

Welche Therapie?
Eine akute Nesselsucht vergeht oft von selbst wieder.
- Ausschaltung der Ursache, wie z. B. Absetzen von Medikamenten, Verzicht auf Nahrungsmittel etc.
- Medikamentöse Therapie mit Antihistaminika (evtl. auch per Infusion), bei schwerem Verlauf auch mit Glukokortikoiden
- → Homöopathie (Seite 254) bei wiederkehrender Nesselsucht

In schweren Fällen sowie bei lebensbedrohlichen Erscheinungsformen, v. a. mit Schwellungen der Schleimhäute und Atemnot, ist eine sofortige notärztliche Versorgung notwendig.

Neurodermitis (atopisches Ekzem)

Neurodermitis ist eine chronisch-entzündliche, häufig in Schüben verlaufende Hauterkrankung, die eine allergische Komponente hat. Sie beginnt oft bereits im Säuglingsalter und befällt in verschiedenen Altersstufen unterschiedliche Hautbereiche. Eine Heilung im eigentlichen Sinn ist nicht möglich, doch kommt es bei vielen betroffenen Kindern im Verlauf der Pubertät und auch bei einigen Erwachsenen nach Jahren zu einer deutlichen Besserung bis hin zum völligen Verschwinden der Symptome.

- Hierzulande sind 10 bis 20 % der Bevölkerung, davon etwa 5 % Erwachsene, betroffen – mit steigender Tendenz. In ca. 85 % der Fälle beginnt die Erkrankung vor dem 6. Lebensjahr.

Ursachen
- Neurodermitis gehört zu den atopischen Erkrankungen, d. h., dass die Überempfindlichkeit auf bestimmte Umweltstoffe oder Reize mit einer »überschießenden« Reaktion des Abwehrsystems einhergeht. Die Ursache ist bislang unklar, wahrscheinlich spielen mehrere Faktoren eine Rolle.
- Häufig familiäre Vorbelastung mit (allergisch bedingtem) Ekzem, allergischem → Asthma bronchiale (Seite 22), → Pollenallergie (Seite 167)
- Psychosomatische Einflüsse
- Häufiger Schubauslöser sind akute (Atemwegs-)Infekte, aber auch Klima, allergenreiche Luft (Staub, Pollen), Kontakt mit Reinigungs- oder Desinfektionsmitteln, selten Nahrungsmittel.

Symptome
Neurodermitis ist eine sehr komplexe Erkrankung, die viele Funktionen der Haut verändert, einige Hauterscheinungen entstehen auch als Folge des Kratzens. Mitunter werden Hautveränderungen längere Zeit nicht als Symptome erkannt, da sie von den klassischen Neurodermitis-Ekzemen abweichen.
- **Leitsymptome:** extrem trockene Haut und starker Juckreiz
- **Im akuten Stadium** oft Bläschen, Knötchen und Krusten im nässenden, geröteten Hautbereich
- Aus dem akuten entwickelt sich ein **chronisches Ekzem** v. a. dann, wenn der auslösende Reiz weiter besteht:
  - Trockene, sich schuppende Haut mit Rissbildung bei Dehnung (v. a. Ohrläppchen, Mundwinkel), häufig mit Rötung, Verhornungsstörungen (Keratose) und Hautschrunden
  - Vergröberung der Hautfelderung, Verdickung der Haut

- Altersunabhängig gilt: häufig Verschlechterung im Winter, Besserung im Hochsommer.
- Oft zusätzliche bakterielle Infektionen der Haut

Kinder mit akuter Neurodermitis sollten den Kontakt mit Menschen, die unter einer Herpes-simplex-Infektion leiden, meiden. Die Herpes-Viren können sich auf den Ekzemen ausbreiten und zu einer schweren Erkrankung des ganzen Körpers führen.

ERSCHEINUNGSBILD DER HAUTVERÄNDERUNGEN

Es ist meist altersabhängig:
- **Säugling:** Milchschorf, nässendes Ekzem v. a. im Gesicht und im Windelbereich
- **Jugendliche:** Ekzeme in den großen Gelenkbeugen (besonders Hals, Ellenbeugen, Handgelenke, Kniebeugen)
- **Erwachsene:** wie Jugendliche; manchmal nur geringe Hautveränderungen, trotzdem starker Juckreiz, gelegentlich nur als Handekzem oder rote, schuppende Herde an den Füßen

Welche Untersuchung?
Eine Standarduntersuchung gibt es bislang nicht.
- Anamnese und eingehende Untersuchung durch den Hautarzt (evtl. »Blickdiagnose«)
- Hauttests
- Blutuntersuchung zur Bestimmung der Immunglobuline; in vielen Fällen ist das IgE erhöht, evtl. → RAST-Test (Seite 215)

Welche Therapie?
Eine ursächliche Therapie ist nicht möglich.
- **Im akuten Schub:**
  - Medikamentöse Therapie mit antientzündlichen Cremes bzw. Salben (z. B. Bufexamac, Tacrolimus), um die Entzündung bei leichteren Beschwerden einzudämmen, ansonsten Kortison in Creme- oder Salbenform sowie die innerliche Anwendung von Antihistaminika gegen den Juckreiz
  - Evtl. »fettfeuchte« Verbände: Kombination von Glukokortikoiden mit Antibiotika oder mit Antiseptika als Creme bzw. Lösung, darüber feuchte Umschläge mit physiologischer Kochsalzlösung oder mit Antiseptika
- Bei bakterieller Superinfektion Antibiotika als Salbe, bei schwerem Verlauf auch in Tablettenform

- **Evtl. Basistherapie:** Intervallbehandlung mit Harnstoff-Salben (ca. 5%ig)
- Klimatherapie im Hochgebirge oder am Meer
- Evtl. Lichttherapie mit UV-Strahlen, in besonders schweren Fällen auch PUVA-Therapie (→ Schuppenflechte, Seite 190)
- Regelmäßige → Entspannungstherapie (Seite 252)
- Evtl. Psychotherapie, v. a. bei starker psychischer Belastung durch die Erkrankung, oder spezielle Verhaltenstherapie zum besseren Umgang mit dem Juckreiz
- Für Körperwaschungen wird 2-mal pro Woche ein Vollbad bei 34 bis 36 °C für 5 bis 10 Minuten mit rückfettenden Badezusätzen (z. B. Sojabohnenöl) und Wasch-Syndets empfohlen.
- Sorgfältige Pflege der Haut mit fettenden Cremes und Salben
- Phytotherapeutische Präparate aus Nachtkerze und Borretsch (als Kapseln und Lotion) lindern die Beschwerden.
- Vermeiden von Allergenen, wenn eine Allergie besteht (→ Asthma bronchiale, Seite 22, → Pollenallergie, Seite 167, allergisch bedingtes → Ekzem, Seite 58)
- Verzicht auf Wollkleidung, stattdessen Baumwolle; »luftige«, nicht zu enge Kleidung, um Schwitzen zu verhindern
- Homöopathische Konstitutionsbehandlung

Nierenbeckenentzündung (Pyelitis/Pyelonephritis)

Bei einer akuten oder chronischen Nierenbeckenentzündung spielt sich der Entzündungsprozess an dem mit Schleimhaut ausgekleideten Hohlraumsystem der Nieren ab. Allerdings kommt eine isolierte Nierenbeckenentzündung so gut wie nicht vor, meist ist auch das Nierengewebe betroffen (Pyelonephritis).
- Eine akute Nierenbeckenentzündung ist die häufigste Nierenerkrankung; Frauen sind 2- bis 3-mal häufiger betroffen als Männer, denn die Keime steigen über die kürzere Harnröhre schneller auf.

Ursachen
- **Akute Form:** Bakterielle → Blasenentzündung (Seite 31), bei der die Keime über die Harnwege in das Nierenbecken aufgestiegen sind (selten über den Blutweg)
- **Chronische Form:** Nicht ausgeheilte akute Nierenbeckenentzündung (auch durch Resistenz der Bakterien gegen das eingesetzte Antibiotikum)
- Begünstigende Faktoren sowohl für den akuten wie für einen chronischen Verlauf → Blasenentzündung (Seite 31)

Als Komplikationen können sich ein Nierenabszess sowie chronisches Nierenversagen entwickeln. Zudem kann sich eine Harnsepsis (Urosepsis) entwickeln, ein lebensbedrohliches Krankheitsbild, beim dem es ausgehend von den Harnwegen zu einer Keimausschwemmung in die Blutbahn kommt.

Symptome
- **Akute Form:** Wie → Blasenentzündung (Seite 31), zusätzlich treten Fieber, oft Schüttelfrost, ausgeprägtes Krankheitsgefühl, Durst, evtl. Übelkeit und Erbrechen auf.
- **Chronische Form:** Beschwerden wie bei der akuten Form, aber meist deutlich weniger ausgeprägt. Typisch ist, dass immer wieder akute Phasen auftreten.
- Zusätzlich häufig unbestimmte Symptome wie
  - Bauch- und/oder Kopfschmerzen, Müdigkeit, Appetitlosigkeit, Übelkeit, Gewichtsabnahme
  - Kreuz- bzw. Lendenschmerzen
  - Vermehrtes nächtliches Wasserlassen (Nykturie)

Welche Untersuchung?
- → Blasenentzündung (Seite 31), zusätzlich Bestimmung des Urinsediments. Typisch ist ein Bakterienaufkommen im Urin von über 100 000/ml (Bakteriurie).
- Blutuntersuchung zum Nachweis erhöhter → Entzündungsparameter (Seite 223)
- Evtl. weitere Untersuchungen bei Verdacht auf eingeschränkte Nierenfunktion (chronisches → Nierenversagen, Seite 159)

Welche Therapie?
- **Akute Nierenbeckenentzündung:** Oberstes Therapieziel ist die vollständige Beseitigung der Krankheitserreger, um einem chronischen Verlauf vorzubeugen.
  - Medikamentöse Therapie mit Antibiotika, evtl. krampflösende Mittel (Spasmolytika) zur Linderung der Schmerzen
  - Bettruhe während der akuten Krankheitsphase
  - Ausreichende Flüssigkeitszufuhr und leichte Kost
  - Weitere Maßnahmen → Blasenentzündung (Seite 31)
- **Chronische Nierenbeckenentzündung:** → akute Form (oben), zusätzlich Ausschalten bzw. Vermeiden aller nierenschädigenden Substanzen (z. B. Schmerzmittel)
  - Prophylaxe durch gezielte Immunmodulation (Uro-Vaxom)
  - Ist die Nierenfunktion bereits eingeschränkt, → Nierenversagen, chronisches (Seite 159)

Nierensteine → Harnsteine (Seite 87)

Nierenversagen, chronisches (chronische Niereninsuffizienz)

Chronisches Nierenversagen ist eine langsam fortschreitende, nicht mehr rückgängig zu machende Einschränkung der Nierenfunktion. Durch die verminderte Ausscheidung von Stoffwechselprodukten erhöhen sich harnpflichtige Substanzen im Blut, was die Organe schädigt. Außerdem sind Wasser-, Mineralstoff- und Säure-Basen-Haushalt gestört und es treten Erkrankungen aufgrund der verminderten Hormonproduktion in den Nieren auf. Im Endstadium ist die Nierenfunktion vollständig erloschen, ein Zustand, der unbehandelt zum Tod führt.

- In Westeuropa wird pro Jahr bei 10 von 100 000 Einwohnern eine chronische Niereninsuffizienz diagnostiziert.
- Vom chronischen Nierenversagen ist das plötzlich auftretende **(akute) Nierenversagen** abzugrenzen, das durch eine rasche Abnahme der Nierenfunktion mit Versiegen der Urinproduktion gekennzeichnet ist und sich prinzipiell zurückbilden kann. Akutes Nierenversagen ist ein Notfall, der intensivmedizinisch versorgt werden muss. Unbehandelt endet es tödlich.

STADIEN DES CHRONISCHEN NIERENVERSAGENS

- **Leichte Niereninsuffizienz:** kompensiertes Dauerstadium mit eingeschränkter Nierenleistungsbreite, Latenzstadium
- **Mäßige Niereninsuffizienz:** kompensierte Retention (Zurückhaltung harnpflichtiger Stoffe), Azotämie (mit stickstoffhaltigen Endprodukten angereichertes Blut)
- **Fortgeschrittene Niereninsuffizienz:** dekompensierte Retention, Präurämie (Vorstadium einer Harnvergiftung)
- **Terminalstadium:** Urämie (Harnvergiftung)

In der Regel machen sich spürbare Symptome erst bei einem Ausfall von mehr als 60 % der Nierenfunktion bemerkbar.

Ursachen
- → Diabetes mellitus (Seite 49), diabetische Nephropathie (zu 35 %)
- → Bluthochdruck (Seite 34, zu 25 %)
- → Glomerulonephritis (Seite 77, zu 10 %)

- Chronische → Nierenbeckenentzündung (Seite 157)
- Langjährige Einnahme von Schmerzmitteln
- Ablagerung von Eiweißen in den Nieren infolge einer krankhaften Überproduktion von Eiweißen (Amyloidose)
- Angeborene Zystennieren, hierbei sind die Nieren vollständig von Zysten durchsetzt.

Symptome
- Erste Krankheitszeichen: Ausscheiden größerer Urinmengen (Polyurie) und nächtliches Wasserlassen (Nykturie)

In den fortgeschrittenen Stadien verursacht der Überschuss an harnpflichtigen Substanzen (v. a. Harnstoff, Kreatinin) im Blut eine Harnvergiftung (Urämie), die sich auf alle Organsysteme auswirkt. Außerdem kommt es zu verschiedenen Störungen des Elektrolyt-, Wasser- und Säure-Basen-Haushalts (Übersäuerung, Azidose) und zu hormonell bedingten Erkrankungen.

- **Die wichtigsten Symptome sind**
  - Abgeschlagenheit, Teilnahmslosigkeit, Kopfschmerzen, Schlafstörungen, Konzentrationsstörungen
  - Blutarmut (renale Anämie), weil zu wenig des Hormons Erythropoetin in den Nieren gebildet wird; es regt im Knochenmark v. a. die Bildung von roten Blutkörperchen an.
  - Bluthochdruck (renale Hypertonie)
  - Entzündung der Magen-Darm-Schleimhaut (urämische Gastroenteropathie) mit Übelkeit, Erbrechen und Durchfall
  - Wassereinlagerungen in Gewebe und Organen (z. B. Lunge)
  - Sekundärer Hyperparathyreoidismus (Überfunktion der Nebenschilddrüsen), hervorgerufen durch zu wenig Kalzium im Blut. Als Folge wird zu viel Parathormon in den Nebenschilddrüsen gebildet. Es erhöht den Kalziumspiegel im Blut durch dessen Freisetzung aus den Knochen.
  - Hormonstörungen, z. B. ausbleibende Periode, Impotenz
  - Störungen des Zentralnervensystems mit Krampfanfällen
  - Herzbeutelentzündung (Perikarditis), → Herzschwäche (Seite 103)
  - Juckreiz, schmutzig-gelbliche Hautfarbe
  - Blutungsneigung, verzögerte Wundheilung
  - Sensibilitätsstörungen (z. B. Jucken, Brennen, Kribbeln der Fußsohlen), motorische Ausfälle

Welche Untersuchung?
- → Anamnese (Seite 215) und → körperliche Untersuchung (Seite 226)

- → Urinuntersuchung (Seite 233) u. a. zum Nachweis eines meist stark verdünnten Urins und einer erniedrigten Harnstoffausscheidung
- Blutuntersuchung zum Nachweis von harnpflichtigen Substanzen im Blut, Anstieg des Kreatinins ist wichtigster Parameter
- Bestimmung der Kreatininausscheidung im 24-Stunden-Urin (Kreatinin-Clearance). Die Höhe des Kreatininspiegels im Blut und der Verlauf seines Anstiegs geben Hinweise auf die Schwere und den weiteren Fortgang des Nierenversagens:
  1. Stadium: Keine Ansammlung von harnpflichtigen Substanzen im Blut, Kreatinin im normalen Bereich zwischen 0,5 bis 1,1 mg/dl, Kreatininausscheidung im Urin ist aber vermindert.
  2. Stadium: Kreatininerhöhung im Blut über 1,1 bis 6 mg/dl
  3. Stadium: Kreatininwerte von über 6 mg/dl. Bei über 8 mg/dl treten Symptome auf.
  4. Stadium: Trotz Behandlung Kreatininwerte von über 10 mg/dl
- Bestimmung der Elektrolyte, Nachweis einer Übersäuerung etc.
- → Ultraschalluntersuchung (Seite 232) der Nieren, evtl. weitere bildgebende Diagnostik mittels → Computer- (Seite 219) oder → Kernspintomographie (Seite 225) sowie → Angiographie (Seite 216) bei Verdacht auf eine Verengung der Nierenarterie oder andere Gefäßveränderungen

Welche Therapie?

Es wird ein individueller Behandlungsplan in Abhängigkeit vom Ausmaß der Beschwerden, der krankhaften Veränderungen und der Prognose erstellt.

- Sofern möglich, ist die Behandlung der ursächlichen Erkrankung die wichtigste Maßnahme.
- Striktes Vermeiden bzw. Absetzen von nierenschädigenden Medikamenten und Substanzen, wie z. B. Schmerzmittel, Röntgenkontrastmittel
- Konsequente Behandlung des → Bluthochdrucks (Seite 34)
- Eiweißarme Diät nur bei fortgeschrittenem Nierenversagen; ausreichende Kalorienzufuhr; salzarm nur bei Bluthochdruck und Wassereinlagerungen infolge erhöhter Natriumspiegel
- Erhöhung der Flüssigkeitszufuhr auf 2 bis 2,5 l pro Tag (aber nur bei ausgeglichenem Wasserhaushalt!), evtl. zusätzlich entwässernde Medikamente (Schleifendiuretika)
- Weitere Therapiemaßnahmen, z. B. Gabe von Bikarbonat bei Übersäuerung, von Erythropoetin bei renaler Anämie, Kalziumkarbonat bei Kalziummangel und medikamentöse Senkung eines erhöhten Kaliumspiegels

- Behandlung der Organsymptome

Im **4. Stadium** sind die Behandlungsmaßnahmen nicht mehr ausreichend, sodass eine Dialyse-Behandlung oder Nierentransplantation notwendig ist.

Obstipation → Verstopfung (Seite 207)

Ohrgeräusche → Tinnitus (Seite 198)

Ösophagitis → Speiseröhrenentzündung (Seite 196)

Osteoporose

Bei Osteoporose handelt es sich um eine Skeletterkrankung, die durch eine verminderte Knochenfestigkeit gekennzeichnet ist. Infolgedessen brechen die Knochen leichter, wobei Brüche des Oberschenkelhalses, des Vorderarms und der Wirbelkörper besonders häufig vorkommen.

- Osteoporose ist die häufigste Knochenerkrankung im höheren Lebensalter. Hierzulande sind etwa 8 Millionen vorwiegend ältere Menschen betroffen.
- 80 % aller Osteoporosen betreffen Frauen nach den Wechseljahren (postmenopausale Osteoporose, Typ 1), ab dem 70. Lebensjahr nimmt die Alterosteoporose (Typ 2) bei beiden Geschlechtern stetig zu.

Ursachen

Es wird zwischen der **primären** (Typ 1 und Typ 2) und der **sekundären** Osteoporose unterschieden.

- **Primäre Osteoporose** (in 95 % der Fälle): altersbedingte Verringerung der Knochenmasse um ca. 0,5 % pro Jahr, die etwa ab dem 40. Lebensjahr einsetzt. Bei Frauen nimmt die Knochendichte in den ersten 10 Jahren nach den Wechseljahren infolge des Östrogenmangels um jährlich 2 % und mehr ab. Warum einige Menschen von Osteoporose betroffen sind und andere nicht, ist bislang nicht geklärt.
- **Sekundäre Osteoporose** (in 5 % der Fälle)
  - Langzeittherapie mit Glukokortikoiden oder Heparin
  - Hormonelle Erkrankungen, z. B. → Schilddrüsenüberfunktion (Seite 182), Mangel an Geschlechtshormonen, erhöhte Kortisonproduktion der Nebenniere

- Darmerkrankungen, z. B. → Zöliakie (Seite 211) oder → Crohn-Krankheit (Seite 45), mit verminderter Aufnahme von Kalzium und/oder Vitamin D
- Risikofaktoren sind neben dem Geschlecht geringe körperliche Aktivität, Untergewicht, mangelnde Versorgung des Körpers mit Kalzium und Vitamin D, Rauchen, übermäßiger Alkoholkonsum, häufiger Verzehr von raffiniertem Zucker, gehäuftes Auftreten von Osteoporose in der Familie.

Symptome

Eine verringerte Knochendichte verursacht keine spürbaren Symptome. Krankheitszeichen können sein:
- Evtl. unspezifische Knochenschmerzen, v. a. im Rücken
- Knochenbrüche ohne nennenswerte Gewalteinwirkung
- Allmähliche Abnahme der Körpergröße, Ausbildung eines Rundrückens und andere Verformungen der Wirbelsäule (»Tannenbaumrücken«)

Im höheren Alter können Knochenbrüche zu Invalidität und Pflegebedürftigkeit führen; an den Folgen eines Oberschenkelhalsbruchs verstirbt etwa jeder 10. Betroffene innerhalb eines Jahres.

Welche Untersuchung?

- → Körperliche Untersuchung (Seite 226) und Prüfung der Körperproportionen
- Knochendichtemessung des Unterarms, der Wirbelsäule und/oder des Oberschenkels zur Bestimmung des Mineralsalzgehalts des Knochens, z. B. mit dem röntgenologischen Durchstrahlverfahren (DXA) oder der quantitativen Computertomographie (QCT). Die ermittelten Werte werden mit den Durchschnittswerten junger Erwachsener verglichen. Zur exakten Diagnose sind allerdings mindestens 2 Aufnahmen in einem Abstand von ca. 1 Jahr zum Vergleich notwendig.

Das Verfahren ist v. a. dann geeignet, wenn bereits Veränderungen infolge einer Osteoporose (z. B. verringerte Körpergröße, gehäuft aufgetretene Knochenbrüche) oder bestimmte Risikofaktoren (z. B. langjährige entzündliche Darmerkrankung wie die → Crohn-Krankheit, Seite 45) bestehen.

- Konventionelle Röntgenuntersuchung; eine Verminderung der Knochenmasse um weniger als 30 % ist allerdings im normalen Röntgenbild nicht erkennbar.
- Blutuntersuchung zur Abklärung einer sekundären Osteoporose (z. B. Bestimmung der Schilddrüsenhormone bei Verdacht auf eine Schilddrüsenüberfunktion)

- Zur Therapiekontrolle: Blutuntersuchung, um zum einen die Aktivität von Knochenzellen zu beurteilen, die für die Knochenneubildung zuständig sind (Osteoblasten), z. B. durch Bestimmen der knochenspezifischen alkalischen Phosphatase (AP), bzw. zum anderen derjenigen, die für den Knochenabbau zuständig sind (Osteoklasten), z. B. durch Bestimmen der sauren Phosphatase

Welche Therapie?
Ziel der Behandlung ist es, mögliche Risikofaktoren, die den beschleunigten Knochendichteverlust weiter vorantreiben, auszuschalten sowie Knochenbrüche zu vermeiden.

- Regelmäßige körperliche Aktivität zur Verbesserung der Muskelkraft, Beweglichkeit, Reaktionsschnelligkeit und des Gleichgewichtsvermögens, z. B. durch Ausüben sanfter Ausdauersportarten wie Schwimmen, Qi Gong oder Tai Chi Chuan
- → Physiotherapie (Seite 244)
- Ausgewogene, kalziumreiche Ernährung (v. a. Milch und Milchprodukte), täglich mindestens 10 Minuten Sonnenlicht, um die körpereigene Bildung von Vitamin D anzuregen
- Kalzium- und Vitamin-D-Zufuhr in Tablettenform unter ärztlicher Aufsicht. Erwachsene: 1000–1500 mg Kalzium täglich, 5 µg (Mikrogramm) Vitamin D pro Tag.
- Rauchverzicht, Einschränkung von Alkohol und Kaffee
- Evtl. Schmerzbehandlung (z. B. Kombination aus Paracetamol und Kodein)
- Evtl. individuell abgestimmte medikamentöse Therapie, z. B. mit Bisphosphonaten (in Tablettenform oder als Injektion), um die Knochendichte zu erhöhen

Neueste Studienergebnisse legen nahe, dass Risiko und Nutzen einer Östrogenbehandlung zur Vorbeugung von Osteoporose bei Frauen in den Wechseljahren vor Beginn kritisch gegeneinander abgewogen werden müssen.

- Behandlung der Grunderkrankung bei der sekundären Form

ZWEIFELHAFTE OSTEOPOROSEPRÄVENTION DURCH KALZIUMPRÄPARATE

Neuesten Erkenntnissen zufolge können Kalziumtabletten, die zur Prävention einer Osteoporose eingenommen werden, das Herzinfarktrisiko um bis zu 30 % erhöhen. Wer also einer Osteoporose vorbeugen möchte, sollte deshalb unbedingt auf eine kalziumreiche Ernährung setzen – hiervon geht keine Gefahr für das Herz aus.

Ovarialkarzinom → Eierstockkrebs (Seite 55)

Pankreaskarzinom → Bauchspeicheldrüsenkrebs (Seite 29)

Pankreatitis → Bauchspeicheldrüsenentzündung (Seite 26)

Parkinson-Krankheit

Bei der Parkinson-Krankheit kommt es v. a. im Bereich der sogenannten »schwarzen Substanz« im Hirnstamm zu einem beschleunigten, vorzeitigen Untergang von Nervenzellen. Diese Zellen sind für die Bildung des Botenstoffs Dopamin verantwortlich, der für die Impulsübertragung von einer Nervenzelle auf die nächste sorgt. Wenn etwa 80 % der dopaminproduzierenden Zellen in der schwarzen Substanz abgestorben sind, setzen die ersten Beschwerden mit verminderter Beweglichkeit, Zittern in Ruhe und Versteifung bestimmter Muskeln ein. Die Parkinson-Krankheit schreitet langsam fort und ist nicht heilbar.

- Die Parkinson-Krankheit ist nach der → Alzheimer-Krankheit (Seite 13) die am weitesten verbreitete neurologische Erkrankung bei älteren Menschen, hierzulande leiden rund 250 000 Personen daran. Männer und Frauen sind etwa gleich häufig betroffen.
- Oft setzen die ersten Symptome zwischen dem 50. und 60. Lebensjahr, mitunter aber auch deutlich früher (erbliche Parkinson-Form) oder später ein.

Ursachen
- Die Ursache für das vorzeitige Absterben der dopaminproduzierenden Nervenzellen ist unbekannt.
- Mutationen eines bestimmten Gens lösen die erbliche Parkinson-Form aus, die dem Krankheitsbild der Altersform stark ähnelt. Bei dieser Form treten die ersten Symptome aber oft vor dem 40. Lebensjahr auf.

Symptome
- Zunehmende Verlangsamung (Bradykinese) aller Bewegungen, Bewegungsarmut bis hin zur Unfähigkeit, die Bewegung auszuführen (Akinese)

Typisch sind kleine Schritte, eine gebückte Haltung, eine eingeschränkte Bewegung der Arme beim Gehen, auch die Mimik des Gesichts wird zunehmend starr.

- Unwillkürliches Zittern (Tremor), v. a. der Hände, das bei gezielter Bewegung aufhört, später Zittern in Ruhe
- Erhöhte Muskelspannung, Versteifung der Muskulatur (Rigor)
- Gleichgewichtsstörungen mit Sturzgefahr (Haltungsinstabilität), Veränderung der Handschrift
- Evtl. weitere Beschwerden wie Schwindel, Atemstörungen, → Verstopfung (Seite 207), übermäßiges Schwitzen, vermehrter Fluss von Speichel und Tränenflüssigkeit, Kau- und Schluckstörungen, → Harninkontinenz (Seite 84), Schlafstörungen und depressive Verstimmung, mitunter auch Verlangsamung der Denkvorgänge und der sprachlichen Äußerung (sind aber keine Demenz-Zeichen!)

Im weiteren Verlauf können die Krankheitszeichen an Schwere zunehmen, sodass schließlich ein Rollstuhl notwendig ist oder der Betroffene bettlägerig wird. Eine **akinetische Krise**, die v. a. von einer nahezu vollständigen Bewegungsunfähigkeit sowie Schluck- und Atemstörungen gekennzeichnet ist, bedarf der intensivmedizinischen Versorgung.

Welche Untersuchung?
- Anamnese und eingehende körperliche sowie neurologische Untersuchung (z. B. Prüfung des motorischen Systems und der Bewegungskoordination)
- Evtl. L-Dopa-Test: Bei Parkinson-Krankheit bessern sich meist die Symptome nach Einnahme von L-Dopa (unten)
- Evtl. Untersuchung mittels → PET (Seite 229) oder → SPECT (Seite 230) zum Nachweis eines Dopaminmangels im Gehirn
- Evtl. → EEG (Seite 222) oder → Computertomographie (Seite 219) des Gehirns zum Ausschluss anderer Erkrankungen

Welche Therapie?
Eine ursächliche Therapie ist nicht möglich, doch stehen inzwischen Medikamente zur Verfügung, die die Symptome in vielen Fällen zumindest für eine gewisse Zeit deutlich lindern können und dem Betroffenen eine normale Lebenserwartung ermöglichen. Wichtig sind auch Begleitmaßnahmen, die dabei helfen, möglichst lange beweglich zu bleiben.
- Lebenslange medikamentöse Therapie zum Ausgleich des Dopaminmangels. Mittel der Wahl ist Levodopa (L-Dopa), dessen Wirksamkeit allerdings nach einigen Jahren nachlässt. Deshalb wird der Einsatz von L-Dopa möglichst lange mithilfe von anderen Medikamenten (z. B. Dopaminagonisten wie Ropinirol) hinausgezögert bzw. die Dosis von L-Dopa wird so gering wie möglich gehalten. JCOMT-Hemmer bremsen den Dopaminabbau im Gehirn.

MAO-B-Hemmer hemmen das Enzym MAO-B, das Dopamin im Gehirn abbaut. Beide Mittel werden wegen ihrer schwächeren Wirkung in der Regel nicht als einziges Medikament verabreicht.
- Krankengymnastik, Sprach-, Ergo- und Atemtherapie, evtl. Psychotherapie
- Tägliche Schreibübungen sowie tägliche Gymnastik zur Lockerung von Muskelgruppen und mimische Übungen zur Lockerung der Gesichtsmuskulatur
- Wenn die medikamentöse Therapie nicht mehr ausreicht, evtl. Tiefenhirnstimulation zur Verbesserung der Bewegungsstörungen. Dabei wird eine Elektrode in das Gehirn implantiert, die von einem Impulsgeber aktiviert wird, der ins Fettgewebe der Haut unterhalb des Schlüsselbeins eingepflanzt wird. Der Schrittmacher kann ferngesteuert ein- und ausgeschaltet werden.

Pfortaderhochdruck → Leberzirrhose (Seite 119)

Pneumonie → Lungenentzündung (Seite 132)

Pollenallergie (allergische Rhinitis)

Als Pollenallergie oder Heuschnupfen wird eine fehlgesteuerte Immunreaktion des Körpers gegenüber bestimmten Baum- und Blütenpollen (Inhalationsallergene) bezeichnet, die über die eingeatmete Luft in den Körper gelangen und die Nasenschleimhaut reizen. Häufig tritt zusätzlich eine allergische Bindehautentzündung (allergische Konjunktivitis) auf.
- In Deutschland leiden etwa 15 % der Bevölkerung unter einer Pollenallergie. Bei jedem dritten Betroffenen führt eine nicht behandelte Pollenallergie innerhalb der nächsten 5 bis 15 Jahre zu einer erhöhten Empfindlichkeit der unteren Atemwege auf Blütenpollen, es entwickelt sich ein allergisch bedingtes → Asthma bronchiale (Seite 22).
- Mit knapp 50 % sind Baum- und Blütenpollen vor dem Kot der Hausstaubmilbe (25 %), vor Tierhaaren und -schuppen (18 %) sowie Schimmelpilzen (8 %) die häufigsten Inhalationsallergene.
- Der Pollengehalt der Luft schwankt stark von Region zu Region und ist wetterabhängig. In der Regel verstärken sich die Beschwerden an sonnigen, heißen und trockenen Tagen.
- Viele Pollenallergiker entwickeln eine Kreuzallergie (auch Gruppenallergie genannt) mit Nahrungsmitteln (→ Nahrungsmittelallergie, Seite 149): Die Antikörper, die vom Immunsystem gegen die

als Fremdstoffe eingestuften Pollen (Allergene) gebildet wurden, reagieren dann auch mit anderen Substanzen, deren Strukturen wenigstens in einem Merkmal denen der Pollen ähneln.

BESONDERS HÄUFIGE KREUZALLERGIEN

- Birkenpollen → Äpfel, (Stein-)Frischobst, Haselnuss
- Gras-/Getreidepollen → Hülsenfrüchte (Erdnüsse, Soja)
- Beifuß → Sellerie, Karotten, Gewürze

Ursachen
- Erbliche Neigung, vermutlich in Kombination mit bestimmten Umweltfaktoren. So steigt die Wahrscheinlichkeit, an einer Pollenallergie (und generell an einer Allergie) zu erkranken, wenn Eltern oder Geschwister bereits betroffen sind.

Was eine **Allergie** ist und wie sie entsteht: → Ekzem, allergisch bedingtes (Seite 58)

Symptome
- Juckreiz der Nase, Niesattacken, verstopfte Nase mit Fließschnupfen, bei dem klarer, flüssiger Schleim aus der Nase läuft, Kratzen im Hals; bei Beteiligung der Bindehaut des Auges auch tränende, juckende, gerötete Augen (allergische Konjunktivitis); zusätzlich oft Müdigkeit, Abgeschlagenheit, evtl. Kopfschmerzen

Die Symptome einer Pollenallergie treten typischerweise saisonal bedingt, meist einige Wochen oder Monate zwischen Januar und Oktober auf. Bleiben sie mehr oder weniger das ganze Jahr über bestehen (perenniale Form), liegt meist eine Allergie gegen Schimmelpilze, Tierhaare oder Hausstaubmilben vor. Allerdings kann eine Schimmelpilzallergie einen saisonalen Verlauf haben und eine Pollenallergie vortäuschen.

Welche Untersuchung?
- Allergietests (→ Seite 214)
- Evtl. zusätzlich Blutuntersuchung zum Nachweis von antigenspezifischen IgE-Allergen-Antikörpern, z. B. → RAST-Test (Seite 215)
- Evtl. → Provokationstest (Seite 215) bei unklarem Befund der genannten Tests

Welche Therapie?
- Möglichst konsequente Vermeidung der Auslöser durch bestimmte Vorsichtsmaßnahmen:

- Möglichst kein Aufenthalt im Freien während der kritischen Zeit; anstrengenden Sport vermeiden
- Auf Pollenflugvorhersagen in Radio, Fernsehen oder Internet achten, um so rechtzeitig vorbereitet zu sein
- Pollengitter vor dem Fenster anbringen
- Keine Tageskleidung, an der Pollen haften könnten, im Schlafzimmer aufbewahren und sich dort auch nicht umziehen
- Täglich Haare waschen, am besten vor dem Schlafengehen
- **Im Akutstadium:** Medikamentöse Therapie mit Antihistaminika (z. B. Azelastin) als Nasenspray bzw. Augentropfen oder in Tabletten-, Saft- oder Tropfenform; evtl. Kortison zur lokalen Anwendung als Nasenspray bzw. Augentropfen, in schweren Fällen evtl. auch in Tablettenform; evtl. begleitend Nasentropfen (Sympathomimetika) und/oder Augentropfen (z. B. Xylometazolin)
- Medikamentöse Therapie (Cromoglicinsäure, Nedocromil) als Nasenspray bzw. Augentropfen, um allergischen Reaktionen an der Nasenschleimhaut bzw. an den Augen vorzubeugen
- Hyposensibilisierung (unten)
- Homöopathische Konstitutionsbehandlung
- → Eigenbluttherapie (Seite 251)
- → Bioresonanztherapie (Seite 251)

HYPOSENSIBILISIERUNG (SPEZIFISCHE IMMUNTHERAPIE)

Ziel ist es, dass der Organismus durch Zuführung der allergieauslösenden Stoffe mit der Zeit unempfindlich gegen diese wird. Hierfür werden in der Regel über einen Zeitraum von 3 Jahren in regelmäßigen Abständen kleine Mengen des auslösenden Allergens unter die Haut gespritzt; die Dosis wird stetig gesteigert, bis sich der Körper an den Stoff gewöhnt hat. Möglich ist auch eine **Kurzzeit-Immuntherapie**, bei der die Injektion über ca. 6 Wochen erfolgt. Die **sublinguale Immuntherapie** wird besonders empfindlichen Patienten empfohlen; hier wird eine Allergenlösung regelmäßig zu Hause eingenommen. Wichtig ist, jeweils bis zu 24 Stunden nach der Verabreichung den Kontakt mit der allergieauslösenden Substanz möglichst zu meiden, keinen Alkohol zu trinken und auf körperliche Anstrengung zu verzichten.

Polyarthritis, chronische → Arthritis, rheumatoide (Seite 17)

Prostatakrebs (Prostatakarzinom)

Prostatakrebs geht meist von den Drüsenzellen der Prostata (Vorsteherdrüse) aus. Zunächst breitet sich der bösartige Tumor innerhalb der Prostata aus. Bei fortgeschrittenem Wachstum kann der Tumor jedoch auf benachbarte Organe (v. a. Samenbläschen, Harnblase und Mastdarm) übergreifen sowie Metastasen in weiter entfernten Organen bilden. Die Heilungsaussichten hängen von der Art des Tumors ab und davon, in welchem Stadium die Diagnose gestellt bzw. die Therapie eingeleitet wird.

- Prostatakrebs ist der häufigste Tumor im Urogenitalbereich bei Männern. Pro Jahr kommt es zu knapp 40 000 Neuerkrankungen, und jedes Jahr sterben fast 12 000 Männer daran.
- 80 % aller Männer mit Prostatakrebs sind älter als 60 Jahre.
- Prostatakrebs ist nach der international gültigen TNM-Klassifikation eingeteilt, die die Ausbreitung des Tumors, den Befall von Lymphknoten sowie das Fehlen oder Vorhandensein von Metastasen berücksichtigt.

Ursachen
- Die Ursache ist unbekannt, doch scheinen mehrere Faktoren an der Entstehung von Prostatakrebs beteiligt zu sein.
- Erbliche Veranlagung; das Risiko für Prostatakrebs steigt an, wenn Vater und/oder Bruder daran erkrankt sind.
- Hormone, v. a. der Einfluss von Testosteron

Symptome
- Verursacht lange Zeit keine Symptome. Beschwerden treten meist erst dann auf, wenn der Tumor so groß geworden ist, dass er auf die Harnröhre übergreift, oder wenn sich Tochtergeschwülste (Metastasen) außerhalb der Prostata, z. B. in Lymphknoten und Knochen, gebildet haben.
- Im fortgeschrittenen Stadium evtl. ähnliche Blasenentleerungsstörungen wie bei einer gutartigen → Prostatavergrößerung (Seite 172)

Zusätzlich evtl.:
- Schmerzhafte Ejakulation bzw. verminderter Samenerguss
- Blut im Urin oder in der Samenflüssigkeit
- Schmerzen in der Prostata
- (Ausstrahlende) Schmerzen im unteren Rückenbereich (Kreuzgegend) und/oder Schmerzen im Becken, in den Hüften, in den Oberschenkeln (ähnlich Ischiasschmerzen)

Welche Untersuchung?
- Tastuntersuchung der Prostata über den Enddarm

- Blutuntersuchung zur Bestimmung des Tumormarkers PSA (prostataspezifisches Antigen, PSA-Test) zur Erstdiagnose, Therapie- und Verlaufskontrolle; dieser kann bei Prostatakrebs (aber auch bei einer gutartigen Prostatavergrößerung oder einer -entzündung) erhöht sein
- Entnahme einer Gewebeprobe aus der Prostata über den Mastdarm zur feingeweblichen Untersuchung
- → Ultraschalluntersuchung (Seite 232) der Prostata, der umliegenden Lymphknoten und Organe
- Evtl. weiterführende Untersuchungen zum Ausschluss bzw. Nachweis von Metastasen in anderen Körperregionen (z. B. Knochenszintigraphie)

UNTERSUCHUNG ZUR FRÜHERKENNUNG

Männern ab 50 Jahren wird empfohlen, jährlich eine Tastuntersuchung der Prostata durchführen zu lassen. Diese Kontrolle ist wichtig, weil Prostatakrebs im Anfangsstadium fast nie deutliche Beschwerden verursacht. Gerade in diesem Stadium bestehen aber die besten Heilungsaussichten: 9 von 10 Männern überleben Prostatakrebs, wenn er rechtzeitig entdeckt und behandelt wird.

Welche Therapie?
- Vollständige chirurgische Entfernung der Prostata
- Bei einem kleinen Karzinom, das auf die Prostata beschränkt ist, evtl. auch Brachytherapie, bei der kleine radioaktive Kapseln (Seeds) in die Prostata eingebracht werden, oder hochintensiver fokussierter Ultraschall (HiFU), bei dem über eine rektale Ultraschallsonde das Prostatagewebe durch Hitze zerstört wird
- Strahlentherapie (→ Krebstherapie, Seite 241, als Alternative oder im Anschluss an eine Operation)
- Chemotherapie (→ Krebstherapie, Seite 241)
- Hormontherapie, die die Bildung von Testosteron unterdrückt bzw. seine Wirkung hemmt (z. B. mit Anti-Androgenen)
- Evtl. schmerzmedikamentöse Behandlung
- Begleitende Maßnahmen zur Stärkung der körpereigenen Selbstheilungskräfte: homöopathische Konstitutionsbehandlung, Ernährungsumstellung, Mistel- und andere Therapien der → anthroposophischen Medizin (Seite 248), Therapien der → ayurvedischen Medizin (Seite 249) und chinesischen Medizin (→ TCM, Seite 258)

Bei älteren Patienten (über 75 Jahre) oder bei Patienten mit kleinen, wenig bösartigen Tumoren kann evtl. abgewartet werden, ob der Tumor überhaupt wächst, um erst dann zu behandeln (»aktive Überwachung«). Bei dieser Strategie werden in gewissen Abständen der PSA-Wert bestimmt und ggf. Gewebeproben entnommen. Bei Fortschreiten des Tumors wird dann je nach Ausgangssituation eine geeignete Therapie eingeleitet.

Prostatavergrößerung, gutartige (benigne Prostatahyperplasie)

Eine gutartige Prostatavergrößerung ist eine sehr häufige, im Alter zunehmende Erscheinung. Verursacht wird sie durch eine Vermehrung der Zellen und Drüsen des Prostatagewebes. Mit der Zeit fordert die vergrößerte Prostata (Vorsteherdrüse) immer mehr Raum, sodass es zur Einengung der ableitenden Harnwege mit Blasenentleerungsstörungen kommt.
- Eine gutartige Prostatavergrößerung ist die häufigste Männerkrankheit: Etwa die Hälfte ist bis zum 60. Lebensjahr betroffen, bis zum 80. Lebensjahr steigt der Anteil auf 90 % an.

Ursachen
- Die Ursache ist unbekannt, vermutlich spielen hormonelle Veränderungen, eine genetische Veranlagung und Umwelteinflüsse eine Rolle.

Symptome
Die Veränderung der Prostata beginnt in der Regel im 5. Lebensjahrzehnt, macht sich jedoch oft erst Monate bis Jahre später durch Beschwerden bemerkbar.
- Abhängig vom Schweregrad der Beschwerden unterscheidet man 3 Stadien, nach denen sich auch die Therapie richtet:

  1. Stadium: schwacher Harnstrahl, häufiges, oft auch nächtliches Wasserlassen, verzögerter Beginn und aktive Bauchpressung beim Urinieren

  2. Stadium: Wie Stadium 1, zusätzlich Restharnbildung, d. h. die Blase entleert sich nur unvollständig. Bleiben immer größere Mengen Urin in der Blase zurück, kommt es häufiger zu Harnwegsinfekten (→ Blasenentzündung, Seite 31), evtl. auch zur Bildung von → Harnsteinen (Seite 87).

  3. Stadium: Allmähliches Versagen der Blasenfunktion infolge der zunehmenden Restharnmenge, sodass eine Überlaufblase mit ständigem Harndrang bei übervoller Blase entsteht; gleichzeitig

kommt es zu einem Rückstau von Harn über die Harnleiter in die Nieren (Harnstauungsnieren), es entwickelt sich ein chronisches → Nierenversagen (Seite 159).
- Eine Harnverhaltung, d. h. die plötzliche Unfähigkeit, spontan Wasser lassen zu können, kann in jedem Stadium auftreten.

Welche Untersuchung?
- Tastuntersuchung der Prostata über den Enddarm (rektal)
- Harnstrahl- und Restharnmessung
- → Ultraschalluntersuchung (Seite 232) der Prostata zur exakten Größenbestimmung, meist auch der Nieren und ableitenden Harnwege
- Blasenspiegelung und Blasendruckmessung, um die Einengung des Blasenausgangs durch die vergrößerte Prostata beurteilen zu können
- Evtl. Blasendruckmessung zum Ausschluss einer anderen Blasenfunktionsstörung
- Blutuntersuchung zur Bestimmung des Tumormarkers PSA (→ Prostatakrebs, Seite 170), der auch bei einer gutartigen Prostatavergrößerung erhöht sein kann.

Welche Therapie?
- Bei geringen Beschwerden zunächst kontrollierte Beobachtung der Prostata
- **1. Stadium (bei zunehmender Vergrößerung bzw. stärkeren Beschwerden)**
  - Medikamentöse Therapie zur Verbesserung der Blasenentleerung mit Alphablockern (z. B. Alfuzosin) und/oder Pflanzenextrakten (z. B. Kürbissamen, Sägepalmfrüchte, Brennnesselwurzel, Bärentraubenblätter, Roggenpollen) einzeln oder in Kombination
  - Medikamentöse Therapie zur Verkleinerung der Prostata mit Finasterid, einem Wirkstoff, der in den Hormonstoffwechsel der Prostata eingreift
  - Allgemeine Maßnahmen wie Meiden von Kälte und starken alkoholischen Getränken, regelmäßige Blasen- und Darmentleerung, viel Bewegung
- **2. Stadium:** Operative Abtragung des wuchernden Gewebes mit einer elektrischen Schlinge (Transurethrale Prostataresektion, TUR-P), Laser, Mikrowellen (Hyperthermie bzw. Thermotherapie) oder hochintensiven fokussierten Ultraschallwellen
- **3. Stadium:** Entlastung der Blase und Nieren durch einen Katheter; nach Entstauung der Nieren Therapie wie im 2. Stadium

Psoriasis → Schuppenflechte (Seite 190)

Pyelitis → Nierenbeckenentzündung (Seite 157)

Refluxkrankheit

Als Refluxkrankheit wird ein krankhafter Rückfluss von Verdauungssäften des Magens in die Speiseröhre (Ösophagus) bezeichnet. Dieser entsteht durch einen unzureichenden Verschluss des unteren ringförmigen Speiseröhrenmuskels (Ösophagussphinkter), der normalerweise die Speiseröhre gegen den Magen verschließt, wenn keine Nahrung aufgenommen wird, und bei erhöhtem Magendruck. Insbesondere die in den Magensäften enthaltene aggressive Salzsäure greift die Schleimhaut der Speiseröhre an, wodurch über kurz oder lang eine Entzündung entsteht (→ Speiseröhrenentzündung, Seite 196).

- Refluxsymptome gehören zu den häufigsten Magen-Darm-Beschwerden; hierzulande sind etwa 20 % der Bevölkerung betroffen. Die Häufigkeit der Refluxkrankheit nimmt mit steigendem Lebensalter zu.
- Von der Refluxkrankheit ist der physiologische Reflux abzugrenzen, der gelegentlich auch bei Gesunden auftritt, z. B. nach einer fettreichen Mahlzeit.
- Je nach Schweregrad bzw. Ausmaß der Schleimhautveränderungen wird die Refluxkrankheit in 4 Stadien eingeteilt. In Stadium I bestehen zwar Beschwerden, jedoch sind noch keine Schleimhautveränderungen nachweisbar, in Stadium IV sind die krankhaften Veränderungen stark ausgeprägt und es haben sich Geschwüre in der Speiseröhre gebildet.

Ursachen
- Die Ursache für die Störung des Verschlussmechanismus ist unbekannt, oft liegt gleichzeitig ein Zwerchfellbruch vor.
- Mitunter nach einer Magenoperation
- Schwangerschaft
- Verengter Magenausgang

DIE REFLUXKRANKHEIT BEGÜNSTIGEN

- Übergewicht, fettreiche Ernährung
- Regelmäßiger Genuss von Alkohol, übermäßiger Nikotinkonsum
- Ernährung, die zur Übersäuerung des Magens führt

Symptome
- → Speiseröhrenentzündung (Seite 196)

Zusätzlich treten auf:
- Luftaufstoßen; salziger, seifiger Geschmack nach dem Aufstoßen
- Evtl. Engegefühl in der Brust
- Oft Blähungen, evtl. Übelkeit und Erbrechen
- Evtl. Reizhusten (Refluxbronchitis) und Heiserkeit

Wird die Refluxkrankheit nicht behandelt, entwickelt sich eine Speiseröhrenentzündung; im weiteren Verlauf kann es zu einem Umbau der unteren Speiseröhrenschleimhaut kommen. Dadurch steigt das Risiko für die Bildung von Geschwüren in diesem Bereich, aber auch für Speiseröhrenkrebs.

Welche Untersuchung?
- Endoskopische Untersuchung der Speiseröhre (→ Magenspiegelung, Seite 228) mit Entnahme einer Gewebeprobe

Welche Therapie?
- Vermeiden von auslösenden Faktoren, z. B. Schokolade, Süßspeisen, Tomatensoße, Kaffee, kohlensäurehaltige bzw. säurehaltige Getränke (z. B. Wein, Obstsäfte)
- Unmittelbar nach dem Essen sollte man sich nicht hinlegen.
- Medikamentöse Therapie, um die Magensäureproduktion zu hemmen (→ Magenschleimhautentzündung, Seite 136)
- Allgemeine Maßnahmen wie Abbau von Übergewicht, kleine fettarme Mahlzeiten, keine Mahlzeiten am späten Abend, bequeme Kleidung (die den Bauch nicht einschnürt), nachts auf einem etwas erhöhten Kopfteil schlafen oder sich zum Einschlafen auf die linke Seite drehen
- Kräutertees zur Linderung des Sodbrennens, z. B. mit Kamille, Fenchel, Kümmel; Leinsamen-Kaltauszug; Kur mit Heilerde oder Natronpulver bzw. Natrontablette
- **Bei ausgeprägten Schleimhautveränderungen bzw. Geschwüren (Stadium IV)** operative Verstärkung des zu schwachen Schließmuskels mit einer Manschette aus Gewebe des oberen Magenteils (Fundoplicatio) oder endoskopischer Eingriff, bei dem eine »raffende« Naht durch die Speiseröhre angelegt wird, wodurch eine Einengung am Mageneingang entsteht

Reizdarm (Reizkolon)

Der Reizdarm beruht auf einer funktionellen Störung. Eine organische Ursache, z. B. eine Entzündung, ist nicht feststellbar. Typisch

sind eine Änderung der Stuhlhäufigkeit und -beschaffenheit zu Beginn der Beschwerden sowie eine Besserung der Beschwerden nach dem Stuhlgang.
- 50% aller Patienten mit Magen-Darm-Beschwerden leiden unter einem Reizdarm; viele haben zusätzlich Symptome des → Reizmagens (Seite 177).
- Nach internationaler Übereinkunft liegt ein Reizdarm vor, wenn die Beschwerden innerhalb der letzten 12 Monate mindestens 12 Wochen anhielten und in diesem Zeitraum immer wieder für Tage oder Wochen auftraten. Dabei wird auch berücksichtigt, ob sich die Bauchschmerzen mit dem Stuhlgang besserten bzw. ob der Beginn der Schmerzen mit einer Veränderung der Stuhlkonsistenz oder der Stuhlhäufigkeit einherging.

Ursachen
- Die Ursachen sind unbekannt, vermutlich spielen psychische und soziale Faktoren, aber auch Funktionsstörungen der Nerven im Magen-Darm-Trakt eine Rolle, die zu einer erhöhten Reizempfindlichkeit in Magen und Darm führen. So reagieren z. B. die Betroffenen auf Dehnungsreize (z. B. durch Füllen einzelner Darmregionen mit Nahrungsbrei, Gasansammlungen) sehr viel empfindlicher als Gesunde.
- Evtl. erhöhte Empfindlichkeit (erniedrigte Schmerzschwelle) von Magen- bzw. Darmwand
- Evtl. verstärkte Kontraktionen der Magen- und Darmmuskeln

Symptome
- Krampfartige, brennende oder stechende Bauchschmerzen, Druckgefühl im Unterbauch, Völlegefühl, Blähungen
- → Verstopfung (Seite 207, oft mit hartem, schafskotartigem Stuhl) oder Durchfall (breiig bis flüssig) bzw. Verstopfung und Durchfall im Wechsel, evtl. mit glasigen Schleimbeimengungen im Stuhl
- Häufig verstärkte Beschwerden nach Ärger und/oder Stress

Welche Untersuchung?
Die Untersuchungen dienen dem Ausschluss einer organischen Erkrankung.
- → Colitis ulcerosa (Seite 43), → Darmkrebs (Seite 46), → Verstopfung (Seite 207)

Welche Therapie?
- Ernährungsberatung zur Analyse und Veränderung eines möglicherweise ungünstigen Essverhaltens. Wichtig sind z. B. regelmäßiges Essen ohne Zeitdruck, mehrere kleine Mahlzeiten am

Tag, Verzicht auf Reizstoffe (z. B. Nikotin, Alkohol, Kaffee etc.), stark gewürzte sowie auf individuell unverträgliche Speisen (z. B. Zwiebeln, Kohl, Hülsenfrüchte, Rohkost) oder Nahrungsbestandteile (z. B. Milch-, Fruchtzucker) bzw. Zusatzstoffe.
- Ballaststoffreiche Präparate (v. a. Flohsamen), insbesondere bei Verstopfung
- Pfefferminzöl (Kapseln oder Tropfen) evtl. kombiniert mit krampflösenden Medikamenten (Spasmolytika, z. B. Butylscopolamin)
- Bei Völlegefühl Fencheltee mit Kümmelextrakt, bitterstoffhaltige Kräuter (z. B. Gelber Enzian) in Tee- oder Tropfenform
- Evtl. Wärmeanwendungen (z. B. Wärmflasche) bei Schmerzen
- → Colon-Hydro-Therapie (Seite 251)
- Psychotherapeutische und ordnungstherapeutische Beratung (Stressbewältigung, allgemeine Lebensordnung)
- → Entspannungstherapie (Seite 252)
- → Akupunktur (Seite 246), → Bioresonanztherapie (Seite 251), → Homöopathie (Seite 254), Heilfasten (→ Ernährungstherapie, Seite 253)

Reizmagen (funktionelle Dyspepsie)

Der Reizmagen beruht auf einer funktionellen Störung. Eine organische Ursache, z. B. eine Entzündung oder ein Geschwür, kann nicht festgestellt werden. Nach internationaler Übereinkunft liegt ein Reizmagen vor, wenn die Beschwerden über einen Zeitraum von mindestens 3 Monaten anhalten oder immer wieder für Tage oder Wochen auftreten.
- Rund 20 % der Deutschen leiden unter einem Reizmagen; viele leiden zusätzlich unter Symptomen des → Reizdarms (Seite 175).

Ursachen
- Wie → Reizdarm (Seite 175)
- Evtl. Übersäuerung des Magensafts (Dyspepsia acida) oder Salzsäuremangel des Magensafts (Dyspepsia anacida)
- Evtl. verlangsamte oder beschleunigte Magen-Darm-Passage

Symptome
- Oberbauchbeschwerden, die im Hungerzustand auftreten bzw. durch Nahrungsaufnahme gebessert werden
- Nach dem Essen: vorzeitiges Sättigungsgefühl, Völlegefühl, Übelkeit, evtl. Brechreiz bis hin zum Erbrechen
- Häufig verstärkte Beschwerden nach (psychischen) Belastungssituationen bzw. Ärger und/oder Stress

Welche Untersuchung?
Die Untersuchungen dienen dem Ausschluss einer organischen Erkrankung.
- Wie bei → Magenschleimhautentzündung (Seite 136), → Magen- und Zwölffingerdarmgeschwür (Seite 138)
- Evtl. → Darmspiegelung (Seite 220) zum Ausschluss einer entzündlichen Darmerkrankung

Welche Therapie?
- → Reizdarm (Seite 175), → Verstopfung (Seite 207)

Rheumatoide Arthritis → Arthritis, rheumatoide (Seite 17)

Rhinitis, allergische → Pollenallergie (Seite 167)

Schilddrüsenautonomie → Kropf (Seite 116)

Schilddrüsenentzündung (Thyreoiditis)

Eine akute, meist bakterielle Entzündung des Schilddrüsengewebes ist sehr selten. Öfter kommt die sogenannte subakute Thyreoiditis de Quervain oder Riesenzell-Thyreoiditis vor; die schleichend verlaufende autoimmune Schilddrüsenentzündung (chronische Autoimmunthyreoiditis bzw. Hashimoto Thyreoiditis) tritt am häufigsten auf.
- Während die **akute Schilddrüsenentzündung** in jedem Lebensalter gleichermaßen Frauen und Männer betreffen kann, leiden an der **subakuten Thyreoiditis de Quervain** bevorzugt Frauen im 3. bis 5. Lebensjahrzehnt. Die **Autoimmunthyreoiditis** ist die häufigste Ursache für eine → Schilddrüsenunterfunktion (Seite 183) und betrifft v. a. Frauen zwischen dem 4. und 5. Lebensjahrzehnt.

Ursachen
- **Akute Schilddrüsenentzündung:** meist durch Bakterien, seltener durch Viren, als Folge einer → Strahlentherapie (Seite 242) oder einer Verletzung
- **Subakute Thyreoiditis de Quervain:** Ursache unklar, tritt oft im Anschluss an einen Virusinfekt der Luftwege auf, evtl. genetische Disposition
- **Autoimmunthyreoiditis bzw. Hashimoto-Thyreoiditis:** erbliche Veranlagung, eine Infektion mit → Hepatitis C (Seite 92)

- Die Autoimmunthyreoiditis entsteht infolge einer Bildung von Antikörpern gegen das eigene Schilddrüsengewebe, was eine allmähliche Zerstörung der Schilddrüse zur Folge hat.

Symptome

- **Akute Schilddrüsenentzündung:** Meist plötzlich auftretende Symptome wie Fieber, Druckschmerzen in der Schilddrüse sowie evtl. Schwellung der benachbarten Lymphknoten. In der Regel bleibt der Schilddrüsenhormonspiegel unauffällig. Die bakterielle Form neigt zur raschen Abszessbildung.
- **Subakute Thyreoiditis de Quervain:** Nach einer Besserung der Atemwegsinfektion erneut auftretendes Krankheitsgefühl mit Abgeschlagenheit, Muskelschmerzen, evtl. Schluckbeschwerden und evtl. Fieber. Oft ist die Schilddrüse auf Druck sehr schmerzhaft. Die Schilddrüsenhormonwerte können zunächst erhöht und dann im weiteren Verlauf erniedrigt sein; sie können aber auch im Referenzbereich liegen.
- **Autoimmunthyreoiditis:** In der Regel unmerklicher Beginn, meist wird die Erkrankung erst im Spätstadium erkannt, wenn bereits eine ausgeprägte → Schilddrüsenunterfunktion (Seite 183) vorliegt.

Welche Untersuchung?

- Blutuntersuchung zur Bestimmung der → Entzündungsparameter (Seite 223):
  - Erhöhte Werte bei der akuten Form
  - Bei der subakuten Form liegt die Zahl der weißen Blutkörperchen meist im Normbereich, wohingegen die Blutkörperchensenkungsgeschwindigkeit häufig stark erhöht ist.
- Bestimmung spezifischer Autoimmun-Antikörper (TPO-Ak und TgAK) bei Verdacht auf eine Autoimmunthyreoiditis
- Bestimmung der Schilddrüsenhormone (→ Kropf, Seite 116)
- Weitere bildgebende Untersuchungen wie beim → Kropf (Seite 116) werden durchgeführt
- Evtl. Feinnadelbiopsie von Schilddrüsengewebe mit anschließender feingeweblicher Untersuchung

Welche Therapie?

- **Akute Schilddrüsenentzündung:** Antibiotikatherapie bei bakterieller Infektion; ein Abszess wird evtl. punktiert.
- **Subakute Thyreoiditis de Quervain:** In 80 % der Fälle heilt die Erkrankung spontan ohne besondere Behandlung aus; starke Druckschmerzen werden mit Kortison (Prednisolon) behandelt.
- **Autoimmunthyreoiditis:** Lebenslange Einnahme von Schilddrüsenhormonen (→ Kropf, Seite 116)

Schilddrüsenkrebs

Bei Schilddrüsenkrebs handelt es sich bei 70 bis 80 % der Fälle um sogenannte differenzierte Karzinome, die von den Follikelzellen der Schilddrüse ausgehen. Unabhängig davon, in welchem Gewebe er seinen Ursprung nimmt, ist der Tumor zunächst auf die Schilddrüse beschränkt. Wird er größer, kann er jedoch auf nahe gelegenes Gewebe, Lymphknoten oder andere Organe übergreifen. Die Heilungsaussichten hängen von der Art des Tumors ab und davon, in welchem Stadium er behandelt wird.

- Ein bösartiger Tumor der Schilddrüse ist die häufigste Krebserkrankung der hormonproduzierenden Drüsen.

Je nach Ursprung werden verschiedene Schilddrüsenkrebsarten unterschieden:

- **Differenzierte Karzinome:** Unter ihnen sind die sogenannten papillären Karzinome (ca. 50 %) am häufigsten. Das papilläre Karzinom wächst relativ langsam und bleibt zunächst auf die Schilddrüse beschränkt. Der Tumor kann über die Lymphgefäße in die umgebenden Lymphknoten streuen; erst spät breitet sich die Geschwulst auch über den Blutweg aus und bildet Fernmetastasen. Die Heilungsaussichten sind bei dieser Krebsart in der Regel sehr gut.
- In 20 bis 30 % der Fälle handelt es sich um **follikuläre Karzinome**. Diese breiten sich v. a. über den Blutweg aus und bilden dann Tochtergeschwülste in Lunge und Knochen. Solange der Tumor auf die Schilddrüse begrenzt ist, sind die Heilungschancen sehr gut. Selbst wenn Metastasen auftreten, ist oft eine Heilung möglich.
- Etwa 5 bis 10 % der Schilddrüsenkarzinome entstehen aus den Calcitonin-produzierenden C-Zellen, die verstreut im Bindegewebe zwischen den Schilddrüsenfollikeln liegen (**medulläres Schilddrüsenkarzinom** oder C-Zell-Karzinom). Sie neigen zu einer frühen Metastasierung mit Absiedelungen bevorzugt in Leber, Lunge und Knochen. Frühzeitig erkannt, ist eine vollständige Heilung möglich.
- Sehr selten sind die **undifferenzierten (anaplastischen) Karzinome**, die wie die differenzierten Karzinome von Follikelzellen der Schilddrüse ausgehen. Dieses Karzinom schreitet schnell fort und bildet früh Metastasen in Leber, Lunge, Knochen und Gehirn. Entsprechend ungünstig ist die Prognose.
- Schilddrüsenkrebs ist nach der international gültigen TNM-Klassifikation eingeteilt, die die Ausbreitung des Tumors, den Befall von Lymphknoten sowie das Fehlen oder Vorhandensein von Metastasen berücksichtigt.

Ursachen
- Die Ursache ist bislang ungeklärt. Erbliche Faktoren, Röntgenbestrahlungen im Hals- bzw. Kopfbereich im Kindesalter und radioaktive Strahlen spielen bei der Entstehung eine Rolle.
- Vorerkrankungen der Schilddrüse, z. B. eine chronische → Schilddrüsenentzündung (Seite 178) oder ein Kropf infolge eines Jodmangels, erhöhen das Risiko der Krebserkrankung.

Symptome
- Der Tumor verursacht häufig keine typischen Symptome. Warnsignale sind ein rasch wachsender Knoten in der Schilddrüse und/oder tastbare Lymphknotenschwellungen im Halsbereich.

Wenn ein **Kropf** innerhalb weniger Wochen oder Monate neu entsteht oder ein bereits bestehender Kropf rasch zu wachsen beginnt und sich insgesamt oder stellenweise härter anfühlt als zuvor, sollte die Schilddrüse unverzüglich untersucht werden.

- Evtl. Schluckbeschwerden bzw. Kloßgefühl beim Schlucken, Druckgefühl im Halsbereich, Luftnot, Heiserkeit, Hustenreiz

Welche Untersuchung?
- → Kropf (Seite 116)

Jeder **kalte Knoten** im Szintigramm, der sich im Ultraschall nicht als Zyste herausstellt, ist krebsverdächtig und muss durch eine Biopsie abgeklärt werden.

- Evtl. Bestimmung des Hormons Calcitonin und des Tumormarkers CEA (carcinoembryonales Antigen) im Blut; sie sind bei einem medullären Schilddrüsenkarzinom erhöht.
- Zusätzlich evtl. → Röntgenuntersuchung (Seite 230) und/oder → Computertomographie (Seite 219) bzw. → Kernspintomographie (Seite 225) der Brustorgane, v. a. um festzustellen, ob der Tumor auf die Nachbarorgane übergegriffen hat
- Evtl. Spiegelung von Kehlkopf, Luft- und/oder Speiseröhre

Welche Therapie?
- Je nach Art und Ausbreitung des Schilddrüsenkarzinoms operative Entfernung des befallenen Schilddrüsenlappens (v. a. bei einem sehr kleinen papillären Karzinom) bzw. der gesamten Schilddrüse inkl. der benachbarten Lymphknoten
- Im Anschluss an die Operation meist Radiojodtherapie, Chemo- und Strahlentherapie bzw. eine Kombination dieser Therapieformen (→ Krebstherapie, Seite 241)
- Begleitende Maßnahmen zur Stärkung der körpereigenen Selbstheilungskräfte: homöopathische Konstitutionsbehandlung,

Ernährungsumstellung, Therapien der → anthroposophischen (Seite 248), → ayurvedischen (Seite 249), chinesischen Medizin (→ TCM, Seite 258)

Durch die Entfernung der Schilddrüse entfällt die körpereigene Produktion der Schilddrüsenhormone, die dauerhaft in Form von Tabletten ersetzt werden müssen. Regelmäßige Kontrollen gewährleisten eine angemessene Dosierung.

Schilddrüsenüberfunktion (Hyperthyreose)

Bei der Schilddrüsenüberfunktion produziert die Schilddrüse zu viele Hormone, wodurch der Energieumsatz und damit die Stoffwechselprozesse des Organismus gesteigert werden. Auf Dauer können sich ein → Kropf (Seite 116) und Komplikationen u. a. am Herzen, im Magen-Darm-Trakt oder Nervensystem entwickeln.

- 1 bis 2 % der Bevölkerung in Deutschland leiden an einer Schilddrüsenüberfunktion, Frauen 5-mal häufiger als Männer.

Ursachen
- → Basedow-Krankheit (Seite 25); hierbei wird die gesteigerte Schilddrüsenproduktion durch Autoantikörper verursacht.
- Schilddrüsenautonomie (→ Kropf, Seite 116)
- Selten subakute Form einer → Schilddrüsenentzündung (Seite 178)
- Sehr selten → Schilddrüsenkrebs (Seite 180)
- Überdosierung von Schilddrüsenhormonen

Symptome
- Unruhe, Nervosität, Zittern der Hände, Schlaflosigkeit, Gewichtsabnahme bei gleich bleibendem oder sogar gesteigertem Appetit, vermehrtes Schwitzen, evtl. Muskelschwäche (v. a. der Oberschenkelmuskulatur)
- Schneller Puls und Herzrhythmusstörungen sowie eine erhöhte Herzfrequenz und/oder erhöhter Blutdruck infolge der gesteigerten Stoffwechsellage
- Neigung zu Durchfällen

Eine Schilddrüsenüberfunktion kann spontan oder infolge einer bestehenden Schilddrüsenautonomie durch Jodaufnahme (z. B. Röntgenkontrastmittel) in eine **thyreotoxische Krise** (→ Kropf, Seite 116) übergehen.

Welche Untersuchung?
- → Kropf (Seite 116) und → Basedow-Krankheit (Seite 25). Bei einer Schilddrüsenüberfunktion ist der TSH-Wert im Blut erniedrigt,

wohingegen der T3-Spiegel immer erhöht und der T4-Spiegel fast immer erhöht ist.

Welche Therapie?
- Behandlung der ursprünglichen Erkrankung: → Basedow-Krankheit (Seite 25), → Schilddrüsenentzündung (Seite 178), → Schilddrüsenkrebs (Seite 180)
- Medikamentöse Behandlung mit Thyreostatika, die die Bildung bzw. Freisetzung von Schilddrüsenhormonen hemmen
- Evtl. Radiojodtherapie
- Evtl. operative Sanierung der Schilddrüse

Da Jod Bestandteil der Schilddrüsenhormone ist, sollte alles Jodhaltige gemieden werden, z. B. Meeresfisch, jodhaltige Medikamente (z. B. Desinfektionsmittel), Baden in jodhaltigem Wasser, jodhaltiges Speisesalz.

Schilddrüsenunterfunktion (Hypothyreose)

Bei der Schilddrüsenunterfunktion produziert die Schilddrüse zu wenige Hormone, wodurch der Energieumsatz und damit die Stoffwechselprozesse des Organismus vermindert werden. Die Fehlfunktion kann angeboren oder erworben sein. Bleibt die Unterfunktion unbehandelt, kann sich ein lebensgefährliches Myxödemkoma (→ Seite 184) entwickeln.

- 1 von 5000 Neugeborenen wird mit einer Schilddrüsenunterfunktion geboren. Dagegen kommt die erworbene Schilddrüsenunterfunktion fast nie als eigenständige Erkrankung vor.

Ursachen
- **Angeborene Form**
  - Fehlentwicklung der Schilddrüse, unbehandelte Schilddrüsenunterfunktion der Mutter in der Schwangerschaft, sehr selten Defekte in der Hormonbildung
- **Erworbene Form**
  - Meist Autoimmunthyreoiditis (→ Schilddrüsenentzündung, Seite 178). Das durch die Autoantikörper zerstörte Schilddrüsengewebe kann nicht mehr genügend Schilddrüsenhormone produzieren.
  - Vorausgegangene Behandlung einer → Schilddrüsenüberfunktion (Seite 182)
  - Operative (Teil-)Entfernung der Schilddrüse, die z. B. zur Behandlung eines → Kropfs (Seite 116) oder von → Schilddrüsenkrebs (Seite 180) durchgeführt wurde

- Sehr selten Insuffizienz der Hirnanhangsdrüse: Durch die mangelnde Bildung des Schilddrüsensteuerungshormons (Thyreotropin, TSH) in der Hirnanhangsdrüse bekommt die Schilddrüse keine Impulse für die Hormonproduktion und reagiert mit einer Unterfunktion.

Symptome
- **Angeborene Form:** v. a. Neugeborenengelbsucht, Trinkfaulheit, Verstopfung

Bleibt die angeborene Unterfunktion der Schilddrüse (zunächst) unbehandelt, verzögert sich die körperliche und geistige Entwicklung des Kindes, außerdem bleibt die Intelligenz niedrig.
- **Erworbene Form:** v. a. Müdigkeit, Antriebsarmut, Kälteempfindlichkeit, Gewichtszunahme, Verstopfung, langsamer Puls

Im Extremfall kann eine unbehandelte Schilddrüsenunterfunktion ein **Myxödemkoma** hervorrufen. Dieses äußert sich durch eine stark erniedrigte Körpertemperatur, ausgeprägte Verlangsamung des Pulses und niedrigen Blutdruck bis hin zum Herzversagen. Ein Myxödemkoma ist ein Notfall und muss sofort intensivmedizinisch betreut werden.

Welche Untersuchung?
- → Autoimmunthyreoiditis (→ Schilddrüsenentzündung, Seite 178)
- Bei einer Unterfunktion ist der TSH-Wert im Blut erhöht, wohingegen die T3- und T4-Spiegel erniedrigt sind. Ist die Schilddrüsenunterfunktion eine Folge der autoimmunen Schilddrüsenentzündung, lassen sich spezifische Schilddrüsen-Antikörper im Blut nachweisen.
- Bei einer Hirnanhangsdrüsen-Insuffizienz sind meist auch andere von der Hirnanhangsdrüse gesteuerte Hormone, wie z. B. FSH (Follikelstimulierendes Hormon) und LH (Luteinisierendes Hormon), erniedrigt.
- Es ist gesetzlich vorgeschrieben, am 5. Lebenstag eines Neugeborenen ein Hypothyreosescreening durchzuführen. Hierfür werden ihm zum Ausschluss bzw. Nachweis eines erhöhten TSH-Spiegels im Blut 1 bis 2 Blutstropfen aus der Ferse entnommen und auf Filterpapier gegeben. Das Schilddrüsensteuerungshormon TSH wird aus dem getrockneten Blut bestimmt.

Welche Therapie?
- Lebenslange Einnahme von Schilddrüsenhormonen (Thyroxin), deren Dosis immer wieder an die Ergebnisse der regelmäßig durchgeführten Blutuntersuchungen angepasst werden muss.

Schilddrüsenvergrößerung → Kropf (Seite 116)

Schlafapnoe-Syndrom (SAS)

Als Schlafapnoe-Syndrom (Schlafapnoe) werden anfallsweise auftretende Atempausen im Schlaf bezeichnet, die länger als 10 Sekunden dauern und pro Schlafstunde mehr als 10-mal vorkommen. Dadurch können sich Schlafstörungen und schwerwiegende Folgeerkrankungen entwickeln.

- 4 % der Männer und 2 % der Frauen sind hierzulande betroffen, wobei die Häufigkeit ab dem 40. Lebensjahr zunimmt.
- Bei Schlafapnoe ist die Atmung im Schlaf gestört. Die Patienten erhalten nicht genug Sauerstoff und wachen auf. Da bei jedem Atemstillstand der Sauerstoffgehalt im Blut sinkt, muss das Herz verstärkt arbeiten, um den Sauerstoffbedarf im Körper zu decken. Dadurch steigt der Blutdruck, der manchmal auch nach Wiedereinsetzen der Atmung auf hohem Niveau verbleibt. Zudem kann es zu Herzrhythmusstörungen bis hin zu kurzzeitigen Aussetzern kommen. Langfristig begünstigt Schlafapnoe neben einer chronischen Tagesschläfrigkeit v. a. → Bluthochdruck (Seite 34), eine chronische → Herzschwäche (Seite 103) und sogar die Entwicklung eines → Schlaganfalls (Seite 187). Durch Sekundenschlaf besteht ein erhöhtes Unfallrisiko.
- Es werden 2 Formen unterschieden: die häufigere (90 %) und schwerwiegendere **obstruktive Schlafapnoe (OSAS)**, die durch wiederholte Verlegungen der oberen Atemwege durch den erschlafften Zungengrund hervorgerufen wird, und die **zentrale Schlafapnoe**, bei der es infolge einer gestörten Hirnfunktion bzw. einer gestörten Atemregulation zu episodischen Hemmungen des Atemantriebs kommt.

Ursachen
Die Ursache ist unklar, evtl. liegt eine Störung der Koordination von Schlaf-Wach-Rhythmus und Atmung vor.
- Risikofaktoren sind:
  - → Übergewicht (Seite 202), dies betrifft 80 % der Patienten
  - Verengung (Obstruktion) der Atemwege durch Normabweichungen im Rachenraum (z. B. kleine Kiefer, große Zunge, vergrößerte Gaumen- und Rachenmandeln)
  - Angeborene anatomische Gegebenheiten (z. B. stark ausgeprägtes fliehendes Kinn)
  - Alkohol- und Nikotingenuss sowie bestimmte Medikamente (z. B. Schlafmittel) begünstigen die Schlafapnoe.

Symptome
- Lautes, unregelmäßiges Schnarchen bzw. Schnarchgeräusche im Wechsel mit Atempausen und heftigem Luftschnappen, die v. a. vom Schlafpartner wahrgenommen werden. Mitunter werden die Betroffenen aber auch selbst nachts wach und merken, dass sie nach Luft ringen.
- Gesteigerte Tagesmüdigkeit mit Einschlafneigung (Sekundenschlaf), evtl. morgendliche Kopfschmerzen, trockener Mund
- Als Folge der permanent gestörten Nachtruhe: u. a. Konzentrationsstörungen, Vergesslichkeit, Zerstreutheit, Angstzustände, Depression und/oder Potenzstörungen

Welche Untersuchung?
- Fremdanamnese durch den Schlafpartner; Ausfüllen eines standardisierten Fragebogens, HNO-ärztliche Untersuchung
- Polysomnographische Langzeitaufzeichnung mittels spezieller Sensoren, um Atemfluss, Atemgeräusche, Pulsfrequenz etc. während des Schlafs zu beurteilen. Diese kann ambulant, besser noch in einem schlafmedizinischen Zentrum erfolgen.

Welche Therapie?
- nCPAP-Therapie (nasale Continuous Positive Airway Pressure): Überdruckbeatmung mittels einer Nasenmaske während des Schlafs. Dadurch werden die Atemwege offen gehalten, sodass sich Schlaf und Atmung wieder normalisieren. Die nCPAP-Therapie hat eine sehr hohe Erfolgsrate.
- Evtl. individuell vom Zahnarzt angepasste Aufbissschienen für Ober- und Unterkiefer
- Evtl. operative Entfernung von vergrößerten Mandeln und Polypen (v. a. bei Kindern), chirurgische Korrektur von Missbildungen des Kiefers und weichen Gaumens oder einer für die Atmung ungünstig verlaufenden Nasenscheidewand
- Evtl. operative Entfernung von Fett- und Bindegewebe im Rachenbereich, das die Atemwege behindert (Uvulopalatopharyngoplastik, UPPP)
- Medikamentöse Therapie von begleitenden Erkrankungen
- Abbau von Übergewicht, Verzicht auf apnoeverstärkende, weil muskelentspannende Medikamente wie Tetrazepam®, Verzicht auf Alkohol oder Nikotin

Generell sollte der Betroffene auf einen regelmäßigen Schlafrhythmus und ausreichende Schlafphasen achten sowie möglichst in Seitenlage schlafen.
- Evtl. homöopathische Behandlung der zentralen Schlafapnoe

Schlaganfall (Apoplexie, Hirnschlag, Hirninfarkt)

Ein Schlaganfall ist die Folge einer plötzlichen Durchblutungsstörung des Gehirns. Diese entsteht meist durch den Verschluss einer Gehirnarterie infolge eines verschleppten Blutgerinnsels (Embolie) oder eines akut z. B. in einem arteriosklerotisch veränderten Hirngefäß gebildeten Blutgerinnsels (Thrombus). Die akute Sauerstoffunterversorgung hat einen Infarkt zufolge: In den von diesem Blutgefäß versorgten Hirnarealen sterben Nervenzellen ab. Je nachdem, welche Hirnregion betroffen ist, treten vorübergehend oder dauerhaft verschiedene neurologische Ausfälle auf.

- Der Schlaganfall ist in Deutschland die dritthäufigste Todesursache. Im Alter von 55 bis 64 Jahren erleiden jährlich rund 300 von 100 000 Einwohnern einen Schlaganfall, im Alter von 65 bis 74 Jahren sind es 800 von 100 000 Einwohnern pro Jahr.
- Ein Schlaganfall ist zudem die häufigste Ursache für Invalidität im höheren Lebensalter.

DIE WICHTIGSTEN RISIKOFAKTOREN FÜR SCHLAGANFALL

- → Bluthochdruck (Seite 34)
- Schlaganfälle bei Verwandten 1. Grades (Eltern, Großeltern) vor dem 66. Lebensjahr
- Fortgeschrittenes Alter
- Koronare → Herzkrankheit (Seite 99), Herzrhythmusstörungen
- Rauchen und starker Alkoholkonsum
- Östrogenhaltige Verhütungsmittel (»Antibabypille«) in Verbindung mit Rauchen
- → Übergewicht (Seite 202), → Fettstoffwechselstörungen (Seite 61), → Diabetes mellitus (Seite 49)

Ursachen

- **Akuter Sauerstoffmangel als Folge einer ausgeprägten Verengung oder eines Verschlusses** in den größeren oder kleineren Blutgefäßen des Gehirns (ischämischer Hirninfarkt). Ursache ist meist eine → Arteriosklerose (Seite 15) der betroffenen Gefäße.
- **Akuter Sauerstoffmangel als Folge eines Blutgerinnsels,** das in das Gehirn eingespült wird. Dieses stammt oft entweder aus dem Herzen, z. B. bei → Vorhofflimmern (Seite 209), → Herzschwäche (Seite 103) oder nach einem → Herzinfarkt (Seite 96), oder aus

den großen, zum Gehirn führenden Blutgefäßen, z. B. den Halsschlagadern, insbesondere wenn sie arteriosklerotische Veränderungen aufweisen.
- Etwa 15 % der Schlaganfälle treten infolge einer **Hirnblutung (intrazerebrale Blutung) durch den Riss eines Blutgefäßes** auf. Hierbei platzt eine Arterie im Gehirn und das austretende Blut schaltet wichtige Hirnbereiche aus. Eine Hirnblutung entsteht oft als Folge von → Bluthochdruck (Seite 34).
- Sehr selten Entzündungen, angeborene Fehlbildungen oder Verletzungen der Gehirngefäße

Symptome
- Leitsymptome sind Bewusstseinsstörungen bis hin zu Bewusstlosigkeit, Seh-, Sprech-, Geh- und/oder Sensibilitätsstörungen, schlaffe und später spastische Lähmungen einzelner Körperglieder oder einer ganzen Körperhälfte (Hemiplegie), mitunter auch Kreislauf- und Atemstörungen.
- In 40 % der Fälle gehen dem eigentlichen Schlaganfall kürzere Episoden mit ähnlicher Symptomatik voraus. Diese sogenannten **transistorischen ischämischen Attacken** (TIA) dauern nur wenige Minuten bis allenfalls einige Stunden. Typisch sind:
  - Plötzliche Schwäche oder Gefühlsstörungen einer Körperseite, besonders des Gesichts oder Arms
  - Ein plötzlich auftretender Verlust der Sprechfähigkeit oder Schwierigkeiten, Gesprochenes zu verstehen
  - Eine plötzlich auftretende Sehstörung (meist ist nur ein Auge betroffen)
  - Plötzlich auftretende, sehr heftige Kopfschmerzen, häufig in Kombination mit Doppeltsehen und plötzlich einsetzendem Schwindel mit Gangunsicherheit

Treten diese Symptome auf, sollte sofort der (Not-)Arzt gerufen werden. Generell gilt: Die Überlebenschance und die Minimierung bleibender neurologischer Ausfälle hängen wesentlich von der medizinischen Versorgung in den ersten Stunden nach dem Schlaganfall ab. Je früher die Behandlung einsetzt, desto günstiger ist der Heilungsverlauf.

Welche Untersuchung?
- Feststellen der neurologischen Ausfälle durch eine eingehende → körperliche Untersuchung (Seite 226) u. a. der Bewusstseinslage, Pupillen- und Augenstellung sowie des Augenhintergrunds, Beweglichkeit von Armen und Beinen, Nackensteifigkeit, Blutdruckmessung an beiden Armen

- Möglichst schnell → Computertomographie (Seite 219) des Kopfes zur Unterscheidung zwischen einem Gefäßverschluss und einer Blutung sowie zu deren Lokalisation
- Doppler- und Duplexsonographie, evtl. auch Angiographie der hirnversorgenden Gefäße zum Nachweis von Verengungen der Blutgefäße bzw. von thrombotischen Verschlüssen
- EKG und/oder Echokardiographie zum Nachweis bzw. Ausschluss von Blutgerinnseln im Herzen und/oder Herzrhythmusstörungen, die zu einem weiteren Schlaganfall führen können

Welche Therapie?
- **Intensivmedizinische Erstbehandlung in der Klinik**
  - Sicherung der Vitalfunktionen, wie z. B. kontrollierte Beatmung bei Atemstörungen, Senkung einer erhöhten Körpertemperatur, Regulierung von erhöhten Blutzuckerwerten, vorsichtige Blutdrucksenkung nur in Ausnahmefällen bei sehr hohem Blutdruck (> 200/110 mm Hg)
  - Zusätzliche Sauerstoffgabe über einen Nasenschlauch zur Revitalisierung von Gehirnbezirken, die vom Absterben bedroht sind
  - In geeigneten Fällen Thrombolyse-Behandlung (Lyse-Therapie) zur Auflösung des verstopfenden Blutgerinnsels (→ Herzinfarkt, Seite 96) innerhalb von 3 Stunden nach dem Schlaganfall
  - Medikamente, die die Gerinnungsfähigkeit des Bluts (zur Auflösung des Blutgerinnsels) herabsetzen (v. a. Acetylsalicylsäure, Heparin)
  - Behandlung begleitender Erkrankungen wie → Herzschwäche (Seite 103), Herzrhythmusstörungen und anderer Störungen, z. B. Blasenkatheter bei Blasenfunktionsstörung, Sondenernährung bei Schluckstörungen
  - Evtl. (operative) Behandlung eines erhöhten Hirndrucks bzw. von Hirnblutungen, evtl. operative Beseitigung von hochgradigen Verengungen in den hirnversorgenden Gefäßen, z. B. durch Ballondilatation durch Stents (→ Seite 240)
  - Nach Stabilisierung der akuten Situation möglichst frühzeitiger Beginn mit Physio- und Sprachtherapie (bei Sprachstörungen)
- **Anschlussheilbehandlung**
  - Wenn möglich erfolgt diese in einer speziellen Rehabilitationseinrichtung, wo gezielte Maßnahmen zur Bewegungsförderung und Behebung anderer Störungen durchgeführt werden. Ziel ist die Behebung der Störung(en) bzw. die größtmögliche Wiederherstellung der Selbstständigkeit des Betroffenen.

- Medikamentöse Dauerbehandlung mit »Plättchenfunktionshemmern« (Thrombozytenaggregationshemmern), Acetylsalicylsäure oder Clopidogrel (→ Herzinfarkt, Seite 96)
- Ausschalten vorhandener Risikofaktoren (→ Herzinfarkt, Seite 96), um weitere Schlaganfälle zu vermeiden

Schrumpfleber → Leberzirrhose (Seite 119)

Schuppenflechte (Psoriasis)

Schuppenflechte ist eine chronische, entzündliche, nicht ansteckende Hauterkrankung, die in Schüben verläuft. Bei 10 bis 20 % der Betroffenen sind auch die Gelenke betroffen (Psoriasis-Arthritis). Das Krankheitsbild ist individuell verschieden und variiert nicht nur von Patient zu Patient, sondern auch von Schub zu Schub. Eine Heilung ist bisher nicht möglich.

- Rund 3 % der Bevölkerung leiden unter Schuppenflechte; damit ist sie hierzulande eine der häufigsten Hauterkrankungen.
- Die Erkrankung beginnt oft in der Pubertät oder zwischen dem 40. und 50. Lebensjahr.
- Die häufigste Form der Schuppenflechte ist die Psoriasis vulgaris (über 90 %, → rechts).

Bei der Schuppenflechte ist in den betroffenen Hautarealen das Wachstum der Haut gestört. Dabei ist die Zellteilung der Haut stark erhöht und die Verhornung gestört. Normalerweise erneuert sich die Haut innerhalb von ca. 28 Tagen; bei Psoriasis-Patienten ist diese Zeitspanne auf 6 bis 7 Tage verkürzt. Dadurch kommt es zu einer stärkeren Verhornung der Oberhaut mit der typischen silbrigen Schuppung, gleichzeitig entsteht in den betroffenen Hautregionen eine Entzündung (Rötung der Haut).

Ursachen
- Die Ursache ist unbekannt, es besteht aber eine erblich bedingte Veranlagung. Fest steht, dass die Abstoßung der Hautzellen (Schuppen) eine Reaktion des Immunsystems gegen körpereigene Zellen ist (Autoimmunkrankheit, → Glossar, Seite 261).
- Der Ausbruch wird durch mehrere Faktoren begünstigt:
  - Infektionskrankheiten (v. a. Streptokokkeninfektionen wie Angina oder Scharlach)
  - Stress, körperliche oder seelische Belastungen
  - Mechanische Reize wie Verletzungen, Verbrennungen (auch Sonnenbrand), Operationen

- Hormonelle Umstellung (z. B. Pubertät, Schwangerschaft)
- Übermäßiger Alkoholkonsum
- Übergewicht
- Klimaveränderungen
- Bestimmte Medikamente (z. B. Betablocker, Chloroquin)

FORMEN DER PSORIASIS

- **Psoriasis geographica:** großflächig zusammengewachsene Schuppenflechtenherde
- **Psoriasis palmaris et plantaris:** Die Hauterscheinungen befinden sich v. a. auf den Handtellern und Fußsohlen.
- **Psoriasis punctata:** Schuppenflechtenherde in Form von punktförmigen »Streichholzköpfen«, die überwiegend am Rumpf verteilt sind
- **Psoriasis pustulosa:** Schuppenflechtenherde mit eitrigen, nicht ansteckenden Pusteln
- **Psoriasis vulgaris:** großflächige Schuppenflechtenherde mit deutlicher silbriger Schuppenbildung und schmalem rotem Randsaum v. a. an Ellenbogen, Knie, Lendenbereich, behaarter Kopfhaut
- Verschiedene **Sonderformen**, bei denen nur einzelne Areale (z. B. Achselhöhlen, Nabel, Nägel), aber auch die gesamte Hautoberfläche (Erythrodermie) betroffen sein kann

Symptome
Schuppenflechtenherde können kleinflächig, aber auch größer sein, sie können plötzlich entstehen und rasch wieder vergehen oder lange bestehen bleiben und sich kaum verändern.
- **Leitsymptome:**
  - Rote Fleckenbildung
  - Trockene und silbrig glänzende Schuppen, die sich beim Kratzen wie Kerzenwachs ablösen
  - Scharfe Begrenzung der Areale durch einen roten Saum, mitunter auch eine schmale, blasse Zone um den Randsaum
- Die erhabenen, geröteten und schuppenden Herde (Plaques) können münz- bis handtellergroß sein und treten oft symmetrisch an beiden Körperhälften auf.
- Evtl. Juckreiz
- Oft kommt es auch zu charakteristischen Nagelveränderungen, z. B. punktförmige Grübchen im Nagel (Tüpfelnägel) oder verdickte, krümelige Nägel

- **Bei Beteiligung der Gelenke**
  - Gelenkbeschwerden, die den Symptomen der rheumatoiden → Arthritis (Seite 17) ähneln und vor oder nach den typischen Hauterscheinungen auftreten können
  - Evtl. zusätzlich Sehnenscheidenentzündungen, Achillessehnenschmerzen oder -entzündungen, Fersenschmerzen, stechende Schmerzen im Brustbeinbereich, tief sitzende Kreuzschmerzen

Welche Untersuchung?
- **Untersuchung der Haut:** »Blickdiagnose« durch den Hautarzt sowie Nachweis von typischen Kratzphänomenen. Durch Kratzen an einem Herd hellt sich die Schuppenschicht an der Kratzspur auf wie bei einem Kerzenwachsfleck (»Kerzenfleckphänomen«). Werden die Schuppen weiter entfernt, tritt ein glänzendes Häutchen zutage (»Phänomen des letzten Häutchens«). Wird dieses Häutchen entfernt, treten einige Blutstropfen aus (»Blutiger Tau«).
- **Untersuchung der Gelenke** bei Verdacht auf Psoriasis-Arthritis
  - → Körperliche Untersuchung (Seite 226), Erhebung der Schmerzcharakteristik
  - Evtl. Blutuntersuchung u. a. zur Antikörperbestimmung (evtl. erhöhte IgA-Werte) und zum Nachweis erhöhter → Entzündungsparameter (Seite 223), die auch unauffällig sein können

Die Abgrenzung einer Psoriasis-Arthritis von der rheumatoiden Arthritis und anderen rheumatischen Erkrankungen ist oft schwierig, weil es weder charakteristische Labor- noch andere klare Befunde für die Diagnose einer Psoriasis-Arthritis gibt. Jedoch ist das Befallsmuster bei der Psoriasis-Arthritis (z. B. Fingergelenke »im Strahl«) anders als bei der rheumatoiden Arthritis (z. B. alle Fingergrundgelenke oder das Handgelenk).

Welche Therapie?
Da eine ursächliche Therapie nicht möglich ist, steht die Linderung der Symptome im Vordergrund.
- Wenn möglich die Auslöser eines Schubs meiden
- Mittel zur Entfernung der Schuppen in Creme- oder Salbenform (z. B. Harnstoff, Salicylsäure) oder als Bäder (z. B. Öl- oder Koch- bzw. Meersalzbäder)
- Cremes oder Salben gegen die Schuppenbildung (z. B. Dithranol)
- Evtl. Einnahme von Tabletten (z. B. Azitretin), die die Verhornung der Haut normalisieren
- Evtl. äußerliche Behandlung mit Glukokortikoiden (auch in Kombination mit Harnstoff oder Salicylsäure) bei einem akut entzündlichen Krankheitsschub

- Evtl. therapeutische Antikörper, die in Regulationsmechanismen des Immunsystems eingreifen, um so die für die Schübe verantwortlichen Entzündungs- bzw. Immunreaktionen einzudämmen
- Behandlung mit UV-Licht (Fotochemotherapie)
- Evtl. PUVA-Therapie: Behandlung mit UVA-Licht in Kombination mit der innerlichen oder äußerlichen Anwendung von Psoralen zur Intensivierung der Strahlenwirkung
- Nicht angewendet werden sollten schäumende Badezusätze oder Duschlotionen, die die Haut zusätzlich austrocknen.
- Nach der Reinigung mit alkalifreien Syndets sollte die Haut gut mit einer fett- und feuchtigkeitsspendenden Pflegecreme (z. B. mit Mahonie) oder mit Leinöl eingerieben werden.
- Klimatherapie in Gebieten mit Meer und hoher UV-Einstrahlung (z. B. Kuraufenthalt am Toten Meer)
- Homöopathische Konstitutionsbehandlung
- → Entspannungstherapie (z. B. autogenes Training) gegen Stress
- Evtl. Psychotherapie bei starker seelischer Belastung durch die Erkrankung

Sinusitis → Nasennebenhöhlenentzündung (Seite 151)

Sjögren-Syndrom

Beim Sjögren-Syndrom handelt es sich um eine chronische Entzündung von Tränen- und Speicheldrüsen. Selten sind auch andere exokrine Drüsen, z. B. die Bauchspeicheldrüse, betroffen. Die Erkrankung kommt als alleinige rheumatische Erkrankung (primäre Form) oder sekundär im Rahmen anderer rheumatischer Erkrankungen, v. a. bei rheumatoider Arthritis, vor.
- Das Sjögren-Syndrom ist nach der rheumatoiden → Arthritis (Seite 17) die zweithäufigste rheumatische Erkrankung, wobei Frauen deutlich häufiger als Männer betroffen sind.

Ursachen
- Unbekannte Ursache, höchstwahrscheinlich spielen Autoimmunvorgänge bei der Krankheitsentstehung, evtl. auch eine Infektion mit dem Epstein-Barr-Virus eine Rolle.
- Die permanente Entzündung führt zu einer Schädigung der Tränen- sowie der Ohr-, Zungen-, Kiefer- und Speicheldrüsen, was eine verminderte Produktion von Speichel- bzw. Tränenflüssigkeit zur Folge hat.

Symptome
Leitsymptome sind trockene Schleimhäute, v. a. trockener Mund und trockene Augen (Sicca-Syndrom).
- Trockene Augen: Trockenheit der Hornhaut, Fremdkörper- oder Sandkorngefühl der Augen, erhöhte Lichtempfindlichkeit, evtl. Rötung des weißen Teils der Augen (Sklera) und Entzündung der Hornhaut (Konjunktivitis)
- Trockenheit von Lippen, Mundschleimhaut, Nase und Rachenraum, evtl. geschwollene Speicheldrüsen
- Evtl. Oberbauchschmerzen bei Beteiligung des Pankreas
- Evtl. Muskel- und Gelenkschmerzen
- Evtl. Allgemeinsymptome wie Müdigkeit und Abgeschlagenheit

Die verringerte Tränenproduktion kann zu Hornhautschädigungen führen; durch die verminderte Speichelproduktion besteht eine erhöhte Gefahr für Karies und Mundpilzinfektionen. Generell ist die Neigung zu Atemwegsinfekten erhöht. Selten sind auch andere Organe (z. B. Nieren, Lunge, Gelenke, Nervensystem) betroffen. Zudem ist das Risiko für einen bösartigen Tumor der Lymphdrüsen (malignes Lymphom) erhöht.

Welche Untersuchung?
- → Anamnese (Seite 215)
- Schirmer-Test zur Feststellung der Tränenproduktion: Hierfür wird ein steriles Filterpapier in das untere Augenlid eingelegt, um die Anfeuchtung innerhalb der ersten 5 Minuten zu ermitteln. Bei Patienten mit Sjögren-Syndrom liegt sie unter 5 mm (im Normalfall mehr als 8 mm).
- → Biopsie (Seite 216) aus der Unterlippe zum Nachweis typischer feingeweblicher Veränderungen
- Evtl. Speicheldrüsenszintigraphie
- Blutuntersuchung zum Nachweis von Rheumafaktoren und bestimmten Antikörpern; außerdem sind die → Entzündungsparameter (Seite 223) erhöht.
- Evtl. weiterführende Untersuchungen bei Verdacht auf Beteiligung anderer Organe (z. B. → Lungenfunktionsprüfung, Seite 227)

Welche Therapie?
Eine ursächliche Therapie ist nicht möglich, deshalb steht die Linderung der Symptome im Vordergrund.
- Zum Anregen des Speichelflusses zuckerfreie Kaugummis oder Lutschen von Bonbons (Salbei, Zitrone), ausreichende Flüssigkeitszufuhr, spezielle Mundspülungen, Zahnpasten
- Tränenersatzflüssigkeit als Augentropfen, -salben oder -gel

- Sonnen- und Windschutz der Augen durch eine Sonnenbrille
- Evtl. Pilocarpin (Salagen®) als Basismedikament gegen Mund- und Augentrockenheit
- Behandlung der Grunderkrankung bei sekundärer Form

Spannungskopfschmerzen

Der Kopfschmerz vom Spannungstyp ist mit Abstand die häufigste Kopfschmerzform und zählt überhaupt zu den häufigsten Erkrankungen. Dauer und Schweregrad variieren und reichen von seltenen, kurz andauernden, leichten Kopfschmerzattacken bis hin zu täglichen Dauerkopfschmerzen.
- Über 70 % der Deutschen leiden mehr oder weniger oft unter Spannungskopfschmerzen.
- Gemäß der Definition der internationalen Kopfschmerzgesellschaft treten gelegentliche Spannungskopfschmerzen weniger als 15 Tage im Monat bzw. weniger als 180 Tage im Jahr auf. Setzen die Kopfschmerzen häufiger ein, besteht ein chronischer Spannungskopfschmerz.

Ursachen
- Die eigentliche Ursache ist unbekannt. Häufige Auslöser sind:
    - Einseitige körperliche Belastung, z. B. bei der Arbeit am Schreibtisch/Computer
    - Ständige Fehlhaltung des Körpers
    - Anstrengende Konzentrationsleistungen
    - Alkohol- oder Nikotinmissbrauch
    - Angst oder Stresssituationen

Auch wenn muskuläre Verspannungen im Nackenbereich gehäuft bei Patienten mit Spannungskopfschmerzen vorkommen, sind sie nicht Ursache der Schmerzen. Zwar können sie anfangs ihre Entstehung begünstigen, im weiteren Verlauf kommt es aber aufgrund zentraler Dysregulationen der schmerzverarbeitenden Strukturen zur Verselbstständigung der Schmerzen.

Symptome
- Beidseitig (sehr selten einseitig) auftretender, drückender bis ziehender (nicht pulsierender) Schmerz. Oft breitet er sich vom Nacken zur Stirn oder von der Stirn zum Nacken aus und zieht auch die Augen oder Wangen in Mitleidenschaft.
- Keine Verstärkung der Schmerzen durch körperliche Aktivität und in der Regel keine vegetativen Symptome wie Lichtempfindlichkeit oder Übelkeit (→ Migräne, Seite 144).

Welche Untersuchung?
- Körperliche Untersuchung, Blutuntersuchung, neurologische und andere weiterführende Untersuchungen ergeben keinen auffälligen (organischen) Befund.

Welche Therapie?
- Sind bestimmte Auslösesituationen oder -faktoren bekannt, sollten diese, wenn möglich, gemieden werden.
- Physikalische Maßnahmen, wie Wärmeanwendung (z. B. eine heiße Dusche), aber auch Kältebehandlung (z. B. Eisabreibungen von Stirn, Gesicht, Nacken, Hals und Brust)
- Führen eines Kopfschmerz-Tagebuchs
- Kneipptherapie (→ Hydrotherapie, Seite 256)
- → Chirotherapie (Seite 243), → Osteopathie (Seite 258), → Kraniosakraltherapie (Seite 256)
- → Entspannungstherapie (Seite 252), z. B. autogenes Training oder progressive Muskelentspannung nach Jacobson
- → Atemtherapie (Seite 249)
- → Akupunktur (Seite 246), → Akupressur (Seite 246), → Homöopathie (Seite 254), evtl. → Biofeedback (Seite 250), → Neuraltherapie (Seite 257) oder → Magnetfeldtherapie (Seite 256)
- Evtl. Psychotherapie bei unbewältigten seelischen Konflikten
- Evtl. kurzfristiger Einsatz von Medikamenten zur Schmerzlinderung (z. B. Paracetamol, Acetylsalicylsäure) bei gelegentlich auftretendem Spannungskopfschmerz; evtl. trizyklische Antidepressiva (z. B. Amitriptylin, Amitriptylinoxid) bei chronischem Verlauf; ihr Wirkungsmechanismus beruht auf einer Beeinflussung der zentralen Schmerzschwelle.

Die häufige oder tägliche Einnahme von Schmerzmitteln zur Akutbehandlung von Spannungskopfschmerzen kann schon nach wenigen Wochen zu einem täglichen diffusen Kopfschmerz (**medikamenteninduzierter Kopfschmerz**) führen. In diesem Fall ist eine ärztlich überwachte Entzugstherapie notwendig.

Speiseröhrenentzündung (Ösophagitis)

Eine akute oder chronische Entzündung der Speiseröhrenschleimhaut beruht nur selten auf einer Infektion durch Krankheitserreger. Meist entsteht sie infolge von aufsteigender Magensäure in die Speiseröhre (Refluxösophagitis).
- Mit zunehmendem Alter steigt die Häufigkeit von Speiseröhrenentzündungen; allerdings leiden gerade ältere Menschen –

möglicherweise infolge einer verminderten Schmerzempfindung im Bereich der Speiseröhre – seltener unter Beschwerden.

Ursachen
- In der Mehrzahl der Fälle → Refluxkrankheit (Seite 174)
- Alkoholismus
- Säure- oder Laugenverätzungen
- Folge einer → Strahlentherapie (Seite 242) oder des Einsatzes einer Magensonde
- Bestimmte Medikamente (z. B. Tetrazyklinkapseln)
- Verengung der Speiseröhre, z. B. bei Speiseröhrenkrebs
- Sehr selten Infektion mit Pilzen (Candida albicans) oder Viren (z. B. Herpesviren); hiervon sind in erster Linie abwehrgeschwächte Personen betroffen (z. B. bei → Aids, Seite 10).

Symptome
- Sodbrennen, das oft durch Bücken, Liegen, Pressen, Nahrungsaufnahme, Anstrengung und Stress verstärkt wird
- Aufstoßen von Säure ohne Übelkeit
- Brennende Schmerzen hinter dem Brustbein und im Rachen
- Schmerzen beim Schlucken

Welche Untersuchung?
- → Refluxkrankheit (Seite 174)
- Wenn aus medizinischen Gründen nicht möglich, → Ultraschalluntersuchung (→ Seite 232)

Welche Therapie?
- Ist die Refluxkrankheit die Ursache, → Seite 175
- Bei Pilzinfektion medikamentöse Therapie mit Antipilzmitteln (z. B. Amphotericin B)
- Bei Virusinfektion medikamentöse Therapie mit antiviralen Mitteln (z. B. Aciclovir)

Speiseröhrenkrampfadern → Leberzirrhose (Seite 119)

Spinaliom → Hautkrebs (Seite 90)

Sprue → Zöliakie/Sprue (Seite 211)

Struma → Kropf (Seite 116)

Thyreoiditis → Schilddrüsenentzündung (Seite 178)

Thyreotoxische Krise →Kropf (Seite 116)

Tinnitus

Als Tinnitus werden Ohrgeräusche bezeichnet, die nicht durch eine akustische Stimulation von außen entstehen, sondern scheinbar vom Ohr selbst erzeugt werden und Tage, Wochen oder Monate anhalten. Damit ist Tinnitus im eigentlichen Sinn keine Krankheit, sondern ein Symptom, dem viele Ursachen zugrunde liegen können.
- Tinnitus kann in jedem Lebensalter auftreten: Ein Drittel der Erwachsenen in den westlichen Industrieländern erleben im Laufe ihres Lebens mindestens einmal einen akuten Tinnitus. Von einem chronischen Tinnitus sind hierzulande ca. 3 Millionen Menschen betroffen. Von ihnen sind ca. 400 000 in regelmäßiger ärztliche Behandlung, weil die Ohrgeräusche ihre Lebensqualität erheblich beeinträchtigen.
- Wegen der zunehmenden Lärmbelastung bei Jugendlichen, z. B. in Diskotheken oder durch MP3-Player, klagen heute bereits mehr Menschen unter 30 Jahre über Tinnitus.

DIE HÄUFIGSTEN AUSLÖSER FÜR TINNITUS

- → Hörsturz (Seite 110)
- → Menière-Krankheit (Seite 142)
- Gutartiger Tumor
- Durchblutungsstörungen im Innenohr
- Mittelohrentzündung, Paukenerguss
- Altersschwerhörigkeit
- Akute/chronische Lärmschäden
- → Bluthochdruck (Seite 34)
- Halswirbelsäulenleiden
- Probleme im Zahn-Kiefer-Bereich
- Stress, seelische Konflikte

Ursachen
Wie die Ohrgeräusche genau entstehen, ist bislang nicht geklärt. Derzeit geht man davon aus, dass ein Tinnitus entweder direkt im Ohr oder im Hörzentrum des Gehirns entsteht.
- Möglicherweise Schädigung der Haarzellen im Innenohr bei Tinnitus, der direkt im Ohr entsteht.
- Bei Ursprung des Tinnitus im Gehirn **(zentralisierter Tinnitus)** evtl. fehlerhafte Impulsverarbeitung im Gehirn, sodass das Gehirn bei

wiederholter Fehlleistung die vermeintlich vom Ohr weitergeleiteten Geräusche als Normalfall akzeptiert und sie zum Dauerzustand werden.
- Mitunter gibt es keine erkennbare Ursache.

Symptome
- Kontinuierlich andauerndes oder mit Unterbrechungen bestehendes, an- oder abschwellendes Summen, Zischen, Pfeifen, Dröhnen oder Brummen

Je früher die Akutbehandlung eingeleitet wird, desto größer ist die Chance, einen chronischen Verlauf zu verhindern.

Welche Untersuchung?
- → Anamnese (Seite 215)
- Untersuchung durch den HNO-Arzt
- Hörprüfungen (z. B. mit einer Stimmgabel, Registrierung des noch wahrnehmbaren Frequenzbereichs mittels eines Audiogramms zum Ausschluss von Innenohrschwerhörigkeit) sowie weitere Funktionstests (z. B. Überprüfung der Gehörknöchelchen im Mittelohr)
- Frequenz- und Lautstärkenbestimmung des Tinnitus mithilfe eines Audiometers
- 24-Stunden-Blutdruckmessung (zum Nachweis/Ausschluss von Bluthochdruck als Ursache)
- Evtl. weiterführende Untersuchungen, z. B. Kernspintomographie zum Ausschluss einer Tumorerkrankung des Hörnervs

Welche Therapie?
- **Akuttherapie:** Infusionen mit z. B. Kortison, durchblutungsfördernden Medikamenten, Magnesium, Vitamin-E-Präparaten und mit Lokalanästhetika (z. B. Procain)
- Evtl. **Sauerstofftherapie:** Inhalation von reinem Sauerstoff in einer Sauerstoffdruckkammer
- Ausreichende Ruhe, Vermeidung von körperlicher Anstrengung
- **Therapie des chronischen Tinnitus**
  - **Tinnitus-Retraining (TRT):** Der Betroffene trägt mehrere Stunden pro Tag einen kleinen Tongeber (»Noiser«) im bzw. hinter dem Ohr, der ein sanftes Rauschen erzeugt, das z. T. leiser ist als das Tinnitusgeräusch. Auf diese Weise soll das Gehirn »lernen«, die eigentlichen Ohrgeräusche zu ignorieren, sodass diese allmählich in den Hintergrund treten. Begleitend wird der Patient psychologisch betreut und erlernt eine Entspannungstechnik. TRT dauert i.d.R. 12 bis 24 Monate.

- **Tinnitus-Masker:** Dieser erzeugt eine Art Breitbandrauschen, das den Tinnitus übertönt, vom Gehirn aber als angenehmer empfunden wird. Durch die zusätzliche akustische Reizung des Ohrs soll seine natürliche Filterfunktion wieder angeregt werden, um auch den Tinnitus als weniger störend erscheinen zu lassen.
- **Pulsierende Signaltherapie (PST):** Um die körpereigenen Selbstheilungskräfte anzuregen, werden magnetische Impulse mit einem speziellen Signalmuster über eine Luftspule in das betroffene Ohr gesendet.
- (Zusätzlich) **Hörsysteme**, wenn gleichzeitig ein Hörverlust und/oder eine Überempfindlichkeit gegen Geräusche (Hyperakusis) besteht
- Maßnahmen zum Stressabbau, z. B. → Entspannungstherapie (Seite 252)
- → Atemtherapie (Seite 249)
- Evtl. psychosomatische Behandlung mit dem Ziel zu lernen, den Tinnitus zu »überhören«, z. B. durch Konzentration auf andere Geräusche
- → Akupunktur (Seite 246), → Homöopathie (Seite 254)
- → Osteopathie (Seite 258) und/oder → Magnetfeldtherapie (Seite 256) bei Beteiligung der Halswirbelsäule

Trigeminusneuralgie

Als Trigeminusneuralgie werden heftigste, anfallsweise auftretende Schmerzattacken im Versorgungsgebiet des Trigeminusnervs (5. Hirnnerv) bezeichnet. Der Trigeminusnerv teilt sich nach Austritt aus der Schädelhöhle in 3 Äste und versorgt große Areale des Gesichts wie Stirn, Augenhöhle, Gesichtshaut, Oberlippe, Kaumuskulatur, Ober- und Unterkiefer. Meist treten die Schmerzen im Versorgungsgebiet des 2. und 3. Astes, also im Bereich des Ober- und Unterkiefers sowie des Mundes auf.
- In 90 % der Fälle beginnt die Erkrankung nach dem 40. Lebensjahr, Frauen sind doppelt so häufig betroffen wie Männer.

Ursachen
Es wird zwischen der **primären idiopathischen** und der **symptomatischen** Trigeminusneuralgie unterschieden.
- **Idiopathische Form:** Vermutlich Druckschädigung der Trigeminusnervwurzel durch eine kreuzende (degenerativ veränderte) Arterie in der Nähe des Hirnstamms. Dadurch kommt es möglicherweise

zu einer lokalen Entmarkung (Demyelinisierung) des Nervs und infolgedessen zu einer Art Kurzschluss zwischen Fasern, die z. B. Berührungsreize leiten, und solchen, die eine Schmerzempfindung vermitteln.
- **Symptomatische Form:** Als Folge v. a. von → Multipler Sklerose (Seite 147) oder von Tumoren im Bereich des Kleinhirnbrückenwinkels

Mitunter ruft eine Zahn-(wurzel-)behandlung eine sogenannte **Trigeminusneuropathie** hervor. Der Schmerzcharakter der Trigeminusneuropathie unterscheidet sich jedoch grundlegend von der klassischen Trigeminusneuralgie. In diesem Fall besteht ein Dauerschmerz, blitzartige Schmerzattacken fehlen.

Symptome
- Meist einseitig auftretende, extrem heftige, scharfe, elektrisierende, blitzartig einschießende Schmerzattacken im Versorgungsgebiet des Trigeminusnervs, die einige Sekunden bis wenige Minuten andauern. Auslöser sind einfachste Berührung, aber auch kalte Luft, Sprechen, Kauen, mimische Bewegungen, Zähneputzen oder emotionaler Stress.

Zunächst treten die Attacken nur sporadisch, im Abstand von Wochen und Monaten auf. Später nehmen sie an Häufigkeit zu, bis sie sich schließlich viele Male am Tag wiederholen. Zudem werden die Schmerzen mit längerer Krankheitsdauer heftiger und können sich auf benachbarte Areale ausdehnen.
- Bei der symptomatischen Form evtl. auch Sensibilitätsstörungen, mitunter ist der Gesichtsschmerz doppelseitig.

Welche Untersuchung?
- Anamnese durch einen Neurologen; bei der idiopathischen Form kann die Diagnose oft bereits anhand der geschilderten Symptome gesichert werden.
- Tastuntersuchung (falls zumutbar): Durch Berührung bestimmter Triggerzonen (→ Glossar, Seite 272) wird ein typischer Schmerzanfall ausgelöst.
- Evtl. Kernspintomographie (v. a. zum Ausschluss einer Tumor- und anderer Erkrankungen)

Welche Therapie?
- Medikamentöse Therapie mit unmittelbar am Gehirn wirkenden schmerzstillenden Wirkstoffen (z. B. Carbamazepin)
- Evtl. gezielte Infiltration der Nervenendigungen (Hautäste) mit lokalen Betäubungsmitteln, die injiziert werden

- Evtl. Zerstörung von Nervenfasern des Ganglion Gasseri, einer zentralen Schaltstelle des Trigeminusnervs, durch Hitzeeinwirkung (Thermokoagulation), Ballonkompression oder Glycerolinjektion
- Evtl. operative Befreiung des Trigeminusnervs von dem komprimierenden Gefäß (Operation nach Janetta)
- **Symptomatische Form:** Behandlung der Grunderkrankung
- → (Ohr-)Akupunktur (Seite 246), → Neuraltherapie (Seite 257), → Homöopathie (Seite 254) oder ausleitende Verfahren als Begleitmaßnahmen

Triglyceridwert, erhöhter
→ Fettstoffwechselstörungen (Seite 61)

Tripper → Gonorrhö (Seite 80)

Übergewicht

Übergewicht entsteht, wenn dem Körper über einen längeren Zeitraum durch die Nahrung mehr Fett und Kalorien zugeführt werden, als dieser für den täglichen Energiebedarf benötigt. Macht der Anteil der Fettmasse am Körpergewicht bei Frauen mehr als 30% bzw. bei Männern mehr als 20% aus, besteht eine Fettsucht (**Adipositas**). Übergewicht ist keine eigenständige Erkrankung, doch wirkt es sich ungünstig auf zahlreiche Körperfunktionen aus, v. a. auf Stoffwechselfunktionen, und gilt als Risikofaktor für eine Reihe von Erkrankungen.
- In den westlichen Industrieländern haben rund 20% der Erwachsenen einen BMI von 30 und mehr, sind also stark übergewichtig.
- Auch etwa 20% der Kinder und Jugendlichen sind hierzulande übergewichtig. Damit steigt die Gefahr, bereits in jungen Jahren z. B. an → Diabetes Typ 2 (Seite 49) zu erkranken.
- Neben Rauchen und Alkoholismus gehört Übergewicht zu den 3 wichtigsten Ursachen vermeidbarer Erkrankungen und Todesfälle.
- Übergewicht besteht oft gemeinsam mit anderen Erkrankungen des metabolischen Syndroms (→ Bluthochdruck, Seite 34).

Ursachen
- Überernährung und körperliche Inaktivität
- Selten genetisch bedingt
- Selten organische Ursache, z. B. → Schilddrüsenunterfunktion (Seite 183), Cushing-Syndrom (Überproduktion von Nebennierenrindenhormonen, in 3 bis 5% der Fälle)

BMI-KLASSIFIKATION

(nach der Deutschen Gesellschaft für Ernährung, DGE)

Klassifikation	BMI bei Männern	BMI bei Frauen
Untergewicht	unter 20	unter 19
Normalgewicht	20 bis 25	19 bis 24
Übergewicht (Grad I)	25 bis 30	24 bis 30
Adipositas (Grad II)	30 bis 40	30 bis 40
Adipositas (Grad III)	über 40	über 40

Berechnung des BMI: Gewicht (in kg) dividiert durch Größe (in m), Ergebnis dividiert durch Größe (in m)

Symptome

- Mehr oder weniger ausgeprägte Fettleibigkeit, bei Männern oft mit einem besonders hohen Fettanteil an Bauch und Taille (Apfelform, abdominale [→ Glossar, Seite 260] Form), bei Frauen vornehmlich an Hüften, Po und Oberschenkeln (Birnenform, hüftbetonte [= glutaeofemale] Fettverteilung)

Die hüftbetonte Körperfettverteilung hat sehr viel weniger gefährliche Auswirkungen für Herz und Kreislauf als die bauchbetonte Fettverteilung. Deshalb plädieren Mediziner inzwischen dafür, zur Abschätzung des Risikos für eine Herz-Kreislauf-Erkrankung neben dem BMI auch den Waist-to-Height-Ratio (WHtR) zu bestimmen, für den der Taillenumfang durch die Körpergröße geteilt wird: Je höher der WHtR, desto größer das Risiko.

- Verminderte körperliche Belastbarkeit, evtl. mit Kurzatmigkeit und rascher Ermüdung
- Evtl. Beschwerden in belasteten Gelenken (v. a. in Knie- und Hüftgelenken)
- Verstärkte Schweißneigung

Menschen mit Übergewicht haben ein stark erhöhtes Risiko für die Entwicklung einer Herz-Kreislauf-Erkrankung bzw. für Risikofaktoren wie → Fettstoffwechselstörungen (Seite 61), → Bluthochdruck (Seite 34) und erhöhte Blutzuckerwerte (→ Diabetes mellitus, Seite 49), aber auch für die Entstehung von → Arthrose (Seite 20) und hormonellen Störungen etc.

Welche Untersuchung?

- Gespräch über Befindlichkeit, Ess-, Lebensgewohnheiten
- Beurteilung des Körpergewichts mittels BMI

- Bestimmung des Fettverteilungstyps durch Messen des Hüft- bzw. Taillenumfangs
- Blutuntersuchung zur Bestimmung der Schilddrüsenhormone, um eine Schilddrüsenunterfunktion auszuschließen
- Evtl. weiterführende Untersuchungen zum Nachweis/Ausschluss weiterer Risikofaktoren (z. B. Blutfettwerte)

Welche Therapie?
Ziel ist es, mithilfe geänderter Lebens- und Essgewohnheiten das Normalgewicht zu erreichen und den Betroffenen darin zu stärken, diese Maßnahmen dauerhaft beizubehalten.

- Diätberatung für eine Ernährungsumstellung hin zu einer ausgewogenen, nähr- und ballaststoffreichen und v. a. kalorien- und fettarmen Kost

Nach den Empfehlungen der Deutschen Adipositas-Gesellschaft sollten nicht mehr als 30 % der Gesamtkalorien durch Fett gedeckt werden.

- Bewegungstherapie (z. B. Ausüben einer Ausdauersportart wie Schwimmen, Jogging, Radfahren und/oder im Winter Skilanglauf in Kombination mit einem gezielten Kraft- bzw. Gerätetraining zum Aufbau von Muskeln)
- Evtl. Verhaltenstherapie zum Wiedererlernen eines natürlichen Hunger- und Sättigungsgefühls
- → Entspannungstherapie (Seite 252) zum Stressabbau (z. B. Yoga, Autogenes Training)
- Homöopathische Konstitutionsbehandlung

Ulcus duodeni → Magen- und Zwölffingerdarmgeschwür (Seite 138)

Ulcus ventriculi → Magen- und Zwölffingerdarmgeschwür (Seite 138)

Urolithiasis → Harnsteine (Seite 87)

Urtikaria → Nesselsucht (Seite 153)

Varikose (Krampfaderleiden) → Krampfadern (Seite 114)

Venenthrombose, tiefe → Lungenembolie (Seite 127)

Verschlusskrankheit, periphere arterielle (pAVK)

Die periphere arterielle Verschlusskrankheit wird auch als »Schaufensterkrankheit« bezeichnet. Sie wird hervorgerufen durch Durchblutungsstörungen infolge einer fortschreitenden Verengung bzw. einem Verschluss v. a. in den Beinarterien (periphere Arterien) bzw. in der vorgeschalteten Gefäßversorgung (z. B. Bauchschlagader, Beckenarterie).

- Etwa 5 % der über 55-Jährigen leiden unter der pAVK, wobei die Häufigkeit mit dem Lebensalter steigt. Männer sind sehr viel häufiger als Frauen betroffen.

Ursachen

- In 95 % der Fälle → Arteriosklerose (Seite 15)
- Als Hauptrisikofaktoren gelten Rauchen und → Diabetes mellitus (Seite 49) sowie alle Risikofaktoren, die die Entstehung einer → Arteriosklerose (Seite 15) begünstigen.

Die Schmerzen beim Gehen entstehen, weil die Muskulatur (z. B. der Waden und Oberschenkel) infolge der Durchblutungsstörung nicht mehr ausreichend mit Sauerstoff versorgt wird.

Symptome

Es werden verschiedene Krankheitsstadien unterschieden.

- Im **Stadium I** sind die Arterien in den Beinen bereits verengt, doch machen sich Beschwerden in der Regel erst ab dem 2. Stadium bemerkbar.
- Leitsymptom **(ab dem Stadium II)**: Schmerzen in den Beinen beim Gehen. Diese vergehen, wenn der Betroffene kurz stehen bleibt (daher Schaufensterkrankheit).
- Blasse, kühle Füße und verzögerte Wundheilung
- Störung der Sensibilität

Im Stadium IIa beträgt die schmerzfreie Gehstrecke über 200 Meter, im Stadium IIb liegt sie darunter.

- **Stadium III:** Schmerzen treten nun auch im Ruhezustand auf, besonders nachts und verstärkt nach Anheben des betroffenen Beins.
- **Stadium IV:** Hautveränderungen wie Verfärbung, Verhärtung oder die Bildung von offenen Geschwüren (Ulcus arteriosum) bzw. Absterben von Gewebe (Nekrose, Gangrän, »Raucherbein«) infolge der nunmehr stark eingeschränkten Durchblutung. Im Extremfall sterben Teile des Fußes (z. B. Zehen) ab.

Welche Untersuchung?

- → Anamnese (Seite 215)
- Gehtest, evtl. auf dem Laufband

- Untersuchung der Beine, um das Krankheitsstadium und das Ausmaß der hiermit verbundenen Hautschädigungen einschätzen zu können, v. a. durch Begutachtung der Haut, Prüfung der Sensibilität und Hauttemperatur; Abhören bzw. Tastuntersuchung der Fußpulse, die je nach Stadium kaum oder nicht tastbar sind
- → Ultraschall- (Seite 232) bzw. → Farbdoppleruntersuchung (Seite 221)
- Röntgen- oder MR-Angiographie mit Kontrastmittel

Welche Therapie?
- Individuell abgestimmte Therapie, die sich sowohl am Schweregrad (Stadium) der pAVK orientiert als auch an zusätzlich bestehenden Erkrankungen bzw. Risikofaktoren.
- **Stadium II**
  - Ausschalten der Risikofaktoren (z. B. Rauchverzicht), evtl. medikamentöse Behandlung von → Bluthochdruck (Seite 34), → Fettstoffwechselstörungen (Seite 61), → Diabetes mellitus (Seite 49) etc.
  - Tägliches Gehtraining, um die Durchblutung in den Beinen zu steigern
  - Allgemeine Maßnahmen, um schlecht heilende Verletzungen zu verhindern, wie z. B. Vermeiden von engem Schuhwerk, Tragen von Strümpfen ohne Gummizug, keine warmen Bäder oder Wärmflaschen
  - Medikamentöse Therapie mit Thrombozytenaggregationshemmern (→ Glossar, Seite 272), v. a. Acetylsalicylsäure, zur Vermeidung von Blutgerinnseln
  - Evtl. medikamentöse Therapie zur Verbesserung der Fließeigenschaften des Blutes bzw. der Durchblutung (z. B. Buflomedil, Naftidrofuryl)
  - Evtl. Ginkgoextrakt als Fertigarznei, der u. a. die Fließeigenschaften des Bluts verbessern soll
- **Zusätzlich in Stadium III und IV**
  - Evtl. Ballondilatation hochgradiger Gefäßverengungen und Einsatz eines Stents (Seite 240)
  - Evtl. Ausschälen von verengten und thrombosierten Gefäßbereichen oder Bypass-Operation (→ Seite 240) mithilfe eines Teils einer Beinvene oder Implantation eines künstlichen Gefäßabschnitts
  - Falls diese Maßnahmen nicht möglich sind, evtl. Behandlung mit gefäßerweiternden Prostaglandinen

- Sorgfältige Fußpflege und Wundversorgung von Geschwüren wie tägliche Reinigung und Verbinden, Abtragen von abgestorbenem Gewebe, bei feuchten Formen der Einsatz von speziellen Wundverbänden, die der Arzt individuell verordnen sollte, Antibiotika bei Infektionen (z. B. Amoxicillin)
- Tieflagerung der Beine
- Evtl. Amputation von abgestorbenen Gliedmaßen

Verstopfung (Obstipation)

Unter Verstopfung versteht man eine verzögerte, oft auch erschwerte und gelegentlich unvollständige Darmentleerung. Meist ist Verstopfung funktionell bedingt (chronisch habituelle Obstipation) und geht nur in seltenen Fällen auf eine organische Erkrankung des Darms zurück.

- 20 bis 30 % der Bevölkerung, die älter als 60 Jahre ist, leiden unter Verstopfung. Sie gilt als Zivilisationskrankheit.

Ursachen
- **Chronisch-habituelle Obstipation**
  - Ballaststoffarme Kost und mangelnde Flüssigkeitszufuhr
  - Mangelnde Bewegung
  - Unterdrückung des Stuhlgangreflexes (z. B. aus »Zeitgründen«, auf Reisen)
- **Weitere Ursachen**
  - → Reizdarm (Seite 175) und organische Darmerkrankungen: z. B. → Darmkrebs (Seite 46), → Divertikulitis (Seite 53), → Crohn-Krankheit (Seite 45)
  - Fieberhafte Erkrankungen, Bettlägerigkeit, Ernährungsumstellung auf Reisen, Schichtarbeit
  - Bestimmte Medikamente, z. B. Antidepressiva, Opiate
  - Elektrolytstörungen (gestörte Ionenkonzentration in den Körpersäften, etwa von Kalium oder Natrium), oft als Folge eines Abführmittelmissbrauchs
  - → Schilddrüsenunterfunktion (Seite 183)
  - Schmerzhafte → Hämorrhoiden (Seite 83), Analfissuren
  - Selten auch bei → Parkinson-Krankheit (Seite 165), → Multipler Sklerose (Seite 147) oder langjährig bestehendem → Diabetes mellitus (Seite 49)
  - Schwangerschaft

Symptome
- **Chronisch-habituelle Obstipation**

- Seltene (weniger als 3-mal pro Woche), erschwerte, mitunter unvollständige Darmentleerung
- Oft massive Verfestigung des Stuhls, Schwierigkeiten bzw. Schmerzen bei der Stuhlentleerung
- Evtl. (blutende) Einrisse im Schließmuskel
- Evtl. Völlegefühl sowie (krampfartige) Bauchschmerzen und Blähungen
- Bei sehr seltener Darmentleerung evtl. Stuhlschmieren (→ Glossar, Seite 272)

Welche Untersuchung?
- → Anamnese (Seite 215) und → körperliche Untersuchung (Seite 226)
- Evtl. → Blutuntersuchung (Seite 218), v. a. zur Bestimmung des Kaliumwerts (bei Verdacht auf eine Elektrolytstörung), der Schilddrüsenwerte (bei Verdacht auf eine → Schilddrüsenunterfunktion, Seite 183)
- Evtl. → Stuhluntersuchung auf verborgenes Blut (Seite 231)
- Evtl. weiterführende Untersuchungen bei Verdacht auf eine Erkrankung des Darms (z. B. → Ultraschalluntersuchung des Darms, Seite 232, → Darmspiegelung, Seite 220)

Welche Therapie?
- **Chronisch habituelle Obstipation**
  - Ernährungsumstellung hin zu einer ballaststoffreichen Kost (z. B. Vollkornprodukte, Obst, [rohes] Gemüse, Salat) und dem regelmäßigen Verzehr von Sauermilchprodukten (z. B. Buttermilch, Kefir, Joghurt) sowie Steigerung der Flüssigkeitszufuhr auf mindestens 2 l pro Tag
  - Verzicht auf Nahrungsmittel, die die Verstopfung fördern, z. B. Weißbrot, Schokolade, schwarzer Tee, Kakao
  - Regelmäßige körperliche Bewegung
  - Möglichst umgehend die Toilette aufsuchen, wenn sich der Stuhlgangreflex einstellt
  - 10-minütige leichte Bauchdeckenmassage vor dem Aufstehen
  - Morgens nüchtern 1 Glas lauwarmes Wasser oder 1 Glas Sauerkrautsaft trinken
  - In Wasser eingeweichte getrocknete Feigen, Aprikosen oder Dörrpflaumen zum Frühstück essen
- Weitere Therapien
  - Bei Verstopfung infolge Medikamenteneinnahme evtl. Absetzen oder Wechsel auf ein anderes Mittel
  - Behandlung der ursächlichen Erkrankung

- Förderung der Darmentleerung mit natürlichen Füll- und Quellmitteln (z. B. Flohsamenschalen oder Leinsamen, dabei reichlich trinken) oder Milchzucker (Laktulose)
- → Colon-Hydro-Therapie (Seite 251)
- → Homöopathie (Seite 254)
- → Kinesiologie (Seite 255), → Akupunktur (Seite 246), → Akupressur (Seite 246), → Biochemie nach Dr. Schüßler (Seite 250)

Um die Darmentleerung zu fördern, sollten Abführmittel (Laxantien), wenn überhaupt, nur kurzfristig (unter ärztlicher Aufsicht) eingenommen werden. Länger eingenommene Abführmittel können u. a. zu entzündlichen Veränderungen der Darmschleimhaut oder Elektrolytstörungen durch Mineralienverlust (v. a. Kalium) führen, was wiederum die Verstopfungsneigung verstärkt.

- Evtl. Einsatz eines Klistiers (Einlauf, Einmal-Präparate aus der Apotheke) zur Beseitigung von harten Kotballen im Enddarm, die die Stuhlentleerung erschweren.

Vorhofflimmern

Vorhofflimmern ist die häufigste Herzrhythmusstörung. Sie ist durch unregelmäßige, unkoordinierte Erregungen der Herzvorhöfe gekennzeichnet, die unregelmäßig auf die Kammern übertragen werden. Dadurch gerät das Herz »aus dem Takt« und schlägt arrhythmisch, mitunter auch zu schnell (Tachyarrhythmie: mehr als 150 Schläge/Minute) oder zu langsam (Bradyarrhythmie: weniger als 60 Schläge/Minute).

- In Deutschland leiden ca. 5 bis 10 % der über 70-Jährigen an Vorhofflimmern, wobei die Häufigkeit mit dem Alter steigt.

Während Vorhofflimmern für ansonsten gesunde Menschen ungefährlich ist, erfahren herzkranke Patienten eine (weitere) Einbuße ihrer Herzleistung. Auch für sie ist diese Rhythmusstörung nicht akut lebensbedrohlich, sie kann aber das Risiko eines → Schlaganfalls erhöhen (Seite 187).

Ursachen
- Überwiegend als Folge einer Herzerkrankung, v. a. → Herzschwäche (Seite 103), Herzklappenfehler, koronare → Herzkrankheit (Seite 99), → Herzinfarkt (Seite 96), Erkrankungen des Herzmuskels, nach einer Herzoperation
- **Weitere Ursachen**
  - → Bluthochdruck (Seite 34)
  - → Schilddrüsenüberfunktion (Seite 182)

- → Lungenembolie (Seite 127)
- Erniedrigter Kaliumspiegel im Blut (z. B. infolge einer Nieren- oder Nebennierenerkrankung)
- Exzessiver Nikotin-, Alkohol-, Kaffee- oder Teekonsum oder plötzlicher emotionaler Stress

Symptome
Es gibt verschiedene Einteilungen des Vorhofflimmerns, z. B. die idiopathische (primäre) Form bei Herzgesunden (15 % der Fälle) in Abgrenzung zur sekundären Form (70 %), die als Folge einer Herzerkrankung auftritt. Zudem wird unterschieden zwischen der anfallsartigen (paroxysmalen) und der chronischen (länger als 6 Monate) bzw. permanent bestehenden Form.
- **Akute Form bzw. anfallsweise auftretendes Vorhofflimmern:** Meist plötzlich auftretender Beginn von Herzstolpern oder -klopfen (das »Herz schlägt bis zum Hals«), evtl. zu schneller Herzschlag (Tachykardie) oder auch zu langsamer Herzschlag (Bradykardie). Anfallsartig auftretendes Vorhofflimmern kann außerdem mit Übelkeit, Atemnot, Schwindel bis hin zur Ohnmacht einhergehen.

Die akute Form ist oft Vorläufer der chronischen Form.
- **Chronisches bzw. permanent bestehendes Vorhofflimmern:** Oft unbemerktes Auftreten und symptomloser Verlauf, evtl. ist die körperliche Belastbarkeit infolge einer Minderung der Herzleistung beeinträchtigt.

Studien zeigen, dass Vorhofflimmern die Lebenserwartung um bis zu 5 Jahre bei Männern und um bis zu 9 Jahre bei Frauen verringern kann. Unbehandeltes Vorhofflimmern hat auf Dauer eine Vergrößerung der Vorhöfe zur Folge. Dadurch erhöht sich das Risiko für die Bildung von Blutgerinnseln im Vorhof. Gelangen sie mit dem Blutstrom in den Körper, können sie einen Arterienverschluss, z. B. im Gehirn (→ Schlaganfall, Seite 187), verursachen. Ebenso kann sich eine → Herzschwäche (Seite 103) einstellen. Die meisten Betroffenen haben aber über Jahre hinweg nur geringe Beschwerden wie Herzklopfen und Atemnot bei (körperlicher) Belastung.

Welche Untersuchung?
- Anamnese und körperliche Untersuchung (z. B. Abhorchen von Herz und Lunge)
- Messen von Blutdruck und Puls, der oft arryhthmisch ist, → EKG (Seite 222), evtl. auch Langzeit-EKG zum Nachweis von anfallsartig auftretendem Vorhofflimmern
- Evtl. → Echokardiographie des Herzens (Seite 221)
- Evtl. weiterführende Untersuchungen zur Ursachenfeststellung

Welche Therapie?

Ziel der Behandlung ist es, einerseits einen zu schnellen oder zu langsamen unregelmäßigen Puls weitgehend zu normalisieren oder das unregelmäßige Vorhofflimmern wieder in einen regelmäßigen Sinusrhythmus zu überführen. Andererseits muss das Risiko für die Entstehung von Embolien so weit wie möglich gesenkt werden.

- Wenn möglich, Behandlung der ursächlichen Erkrankung, z. B. einer → Schilddrüsenüberfunktion (Seite 182)
- Senkung eines zu schnellen arrhythmischen Pulses mithilfe von Digitalispräparaten, v. a. bei gleichzeitiger → Herzschwäche (Seite 103), oder mit anderen herzfrequenzsenkenden Medikamenten
- Bei sehr niedrigem arrhythmischem Puls und Symptomen wie ausgeprägter Herzschwäche, Schwindel oder Bewusstlosigkeit muss ein Schrittmacher eingesetzt werden.
- In geeigneten Fällen kann versucht werden, das Vorhofflimmern mithilfe von Medikamenten (z. B. Amiodaron, Sotalol) oder mit einer Elektrotherapie wieder in einen regelmäßigen Sinusrhythmus zu überführen. Bei der Elektrotherapie wird dem Betroffenen in Kurznarkose über großflächige Brustwandelektroden ein EKG-getriggerter Gleichstromstoß zugeführt, beginnend mit einer relativ niedrigen Energiedosis (z. B. von 100 Joule).
- Blutverdünnende Medikamente, um einem Gefäßverschluss durch ein verschlepptes Blutgerinnsel vorzubeugen (Thromboembolie), z. B. Acetylsalicylsäure, Kumarine (Marcumar®), sind fast immer notwendig.

Wechselfieber → Malaria (Seite 140)

Zecken-Borreliose → Borreliose (Seite 36)

Zervixkarzinom → Gebärmutterhalskrebs (Seite 70)

Zöliakie/Sprue (glutensensitive Enteropathie)

Bei dieser Erkrankung handelt es sich um eine lebenslange Unverträglichkeit des Klebereiweißes Gluten, die unbehandelt eine chronische Entzündung der Dünndarmschleimhaut verursacht. Dies hat zur Folge, dass die lebensnotwendige Nährstoffaufnahme durch den Dünndarm allmählich zerstört wird. Besteht die Erkrankung von Geburt an, wird sie als Zöliakie bezeichnet; tritt sie erst im Erwachsenenalter auf, wird sie oft Sprue genannt.

- Einer von 500 Einwohnern in Europa leidet unter Zöliakie/Sprue, wobei Frauen häufiger als Männer betroffen sind.
- Die häufigere Form ist die Zöliakie, deren Symptome sich bereits im Säuglingsalter zeigen und immer mit einer Milchzuckerunverträglichkeit einher geht. Bei Erwachsenen treten die ersten Symptome der Sprue oft zwischen dem 30. und 40. Lebensjahr auf.

Ursachen
- Vererbbare, genetisch bedingte Autoimmunerkrankung, bei der Antikörper produziert werden, die sich gegen körpereigenes Gewebe richten und es schädigen
- Auf welchem Weg Gluten die Dünndarmschleimhaut schädigt, ist bislang nicht bekannt. Fest steht, dass durch die Aufnahme von Gluten mit der Nahrung eine Entzündungsreaktion der Dünndarmschleimhaut ausgelöst wird. Dies beeinträchtigt die Nährstoffaufnahme, die Nahrung gelangt nur halbverdaut in den Dickdarm. Bleibt die Entzündung unbehandelt, werden die Zotten der Dünndarmschleimhaut nach und nach zerstört (Zotten-Atrophie).
- Oft tritt gleichzeitig eine Milchzucker-Unverträglichkeit (Laktose-Intoleranz) auf.

Symptome
- Typisch sind Durchfälle mit fetthaltigen Stühlen, Blähungen und aufgetriebener Bauch, Gewichtsverlust sowie eine krankhafte Störung der Aufnahme von Nährstoffen (Malabsorption), wodurch es zu verschiedenen Mangelerscheinungen (v. a. → Eisenmangelanämie, Seite 56) kommt.
- Bei Kindern kommt es sehr häufig auch zu Gedeihstörungen und Wachstumsverzögerung.
- Bei Erwachsenen kommt es vor, dass statt der Durchfälle auch Verstopfung auftritt.
- Oft entwickelt sich auch eine → Osteoporose (Seite 162).
- Evtl. atypische Verläufe, bei denen sich die Glutenunverträglichkeit primär durch stark juckenden und brennenden Bläschenausschlag oder Fleckenbildung auf der Haut, die schubweise auftreten, äußert.

Welche Untersuchung?
- Blutuntersuchung zum Nachweis von Antikörpern
- → Biopsie (Seite 216) von Dünndarmgewebe zur feingeweblichen Untersuchung, um nachzuweisen, dass die Dünndarmzotten zerstört sind bzw. die Dünndarmschleimhaut abgeflacht ist.

Die Gewebeprobenentnahme erfolgt beim Patienten im Rahmen einer endoskopischen Untersuchung des Dünn- bzw. Zwölffingerdarms (Duodenoskopie).
- Positives Ansprechen auf eine glutenfreie Ernährung

Welche Therapie?
- Lebenslange glutenfreie Diät; glutenhaltige Nahrungsmittel sind z. B. Produkte aus Weizen, Roggen, Hafer, Gerste, Dinkel und Grünkern. Kein Gluten enthalten Produkte aus Buchweizen, Reis, Mais oder Sojamehl.
- Diese Maßnahme führt nach mehreren Monaten häufig zum Abklingen der Schleimhautschädigungen und damit zur völligen Beschwerdefreiheit.
- Besteht zusätzlich eine Laktose-Intoleranz, dann auch Verzicht auf Milch und Milchprodukte

Bei Zöliakie-/Sprue-Patienten ist das Risiko für die Entstehung eines bösartigen Dünndarmlymphoms erhöht; das Risiko kann aber durch eine konsequente glutenfreie Ernährung deutlich reduziert werden.

IN DIESEN PRODUKTEN STECKT GLUTEN

- Brote, Brötchen, mehlhaltiges Gebäck
- Pizza
- (Hartweizengrieß-)Nudeln
- Cornflakes, Haferflocken
- Müsliriegel
- Hefe oder Backpulver auf Weizenbasis
- Panierte Lebensmittel und mit Mehl eingedickte Soßen
- Grießhaltige Lebensmittel (z.B. Grießknödel, Grießbrei, Grießeinlagen in Suppen)
- Fast alle Fertiggerichte

Zuckerkrankheit → Diabetes mellitus (Seite 49)

Zystitis → Blasenentzündung (Seite 31)

Die wichtigsten Untersuchungsmethoden von A–Z

Schulmedizinische Untersuchungen

Abstrich

Entnahme von Haut- und Schleimhautbelag (z. B. Scheidensekret) mithilfe eines Spatels, Tupfers oder einer Bürste. Mit dem Abstrich werden Krankheitserreger (z. B. Bakterien, Viren, Parasiten) nachgewiesen und identifiziert. Hierfür wird das gewonnene Zellmaterial auf einer Glasplatte ausgestrichen und nach Fixieren und Färben direkt unter dem Mikroskop ausgewertet. Die Identifikation der Krankheitserreger erfolgt mittels Anzucht auf geeigneten Nährböden oder -lösungen. In der Gynäkologie dient der Abstrich auch zur Früherkennung von Gewebeveränderungen, v. a. des Muttermunds und Gebärmutterhalses. Mithilfe einer speziellen Färbemethode lassen sich krebsverdächtige Zellen identifizieren. Der Befund wird nach der Klassifikation von Papanicolaou (griechischer Arzt, **Pap-Abstrich**) eingeteilt.

PAP-ABSTRICH

Das Ergebnis des Krebstestes wird nach internationalem Standard in den Kategorien von »Pap I« (= unverdächtiger Zellbefund) bis »Pap V« (= bösartige Zellen sind nachweisbar) angegeben. Treten wiederholt »Pap-III«- sowie »Pap-IV«- und »Pap-V«-Befunde auf, wird eine Gewebeprobe aus der Gebärmutter mikroskopisch untersucht, evtl. auch eine Ausschabung oder Konisation (→ Glossar, Seite 267) gemacht.

Allergietests

Sie helfen eine Allergie nachzuweisen sowie die Stoffe, die die allergische Reaktion hervorrufen (Allergene), zu identifizieren.

Prick-Test

Allergenextrakte (z. B. Pollen, Hausstaubmilben, Schimmelpilze, Tierhaare) werden auf die Innenseite der Unterarme aufgetragen und mit einer Nadel (Pricklanzette) oberflächlich in die Haut eingebracht. Zur Kontrolle wird gleichzeitig ein Tropfen Kochsalzlösung (Negativkontrolle) sowie eine Histaminlösung (Positivkontrolle) aufgetragen. Nach 15 bis 60 Minuten wird die Hautreaktion auf die eigentliche Testsubstanz mit den Hautreaktionen der Negativ- und Positivkontrolle verglichen. Bei einer positiven Testreaktion kommt es im Testfeld zu Rötung (roter Hof), Juckreiz und Quaddelbildung.

Intrakutan-Test

Variante des Prick-Tests. Die Testsubstanz wird mit einer dünnen Nadel flach in die Haut (intrakutan) gespritzt. Weil allergische Spätreaktionen möglich sind, sollte der Patient noch einige Stunden danach unter ärztlicher Beobachtung bleiben.

Epikutan-Test

Wichtigster Hauttest zur Identifikation der Substanzen, die ein allergisches Ekzem hervorrufen. Es werden Pflaster für 24 oder 48 Stunden auf Rücken oder Oberarm geklebt, die mit Kontaktallergenen (z. B. Kosmetika, Nickel) versehen sind. Zeigen sich im Testfeld eine Rötung und evtl. Bläschen, ist der Befund positiv.

RAST (Radio-Allergo-Sorbent-Test)

Allergologische Laboruntersuchung zum Nachweis eines erhöhten Spiegels von Antikörpern (Immunglobulin E, IgE) im Blutserum, die sich gegen spezielle Antigene richten. Eine Allergie gilt als wahrscheinlich, wenn sich entsprechende Antikörper gehäuft im Blut nachweisen lassen. Allerdings ist dieser Spiegel bei einer Allergie nicht immer erhöht bzw. kann auch bei bestimmten anderen Erkrankungen erhöht sein.

Provokations-Test

Er wird bei unklarem Befund der o. g. Tests durchgeführt und kann die Diagnose sichern. Die Allergene werden in niedriger Konzentration direkt an das von der allergischen Reaktion betroffene Organ gebracht, so z. B. bei Verdacht auf eine → Pollenallergie (Seite 167) auf die Nasenschleimhäute. Da bei diesem Test schwere allergische Reaktionen bis hin zum allergischen Schock möglich sind, wird der Patient ärztlich überwacht.

Anamnese

Befragung des Patienten (Eigenanamnese) oder seiner Angehörigen (Fremdanamnese) durch den Arzt im direkten Gespräch und/oder über Fragebögen zur Vorgeschichte der Erkrankung, v. a. Art, Entstehung und Verlauf der aktuellen Beschwerden und wie das (subjektiv empfundene) Allgemeinbefinden ist. Weitere Schwerpunkte sind frühere bzw. aktuelle

Begleiterkrankungen (z. B. Allergien) und wie diese behandelt werden, Lebens- und evtl. Essgewohnheiten, die beruflichen und familiären Verhältnisse etc. Mitunter ergänzen Fragen nach Erkrankungen in der Verwandtschaft (v. a. Verwandte 1. Grades) die Anamnese. Im weiteren Verlauf ist die Anamnese Grundlage für das diagnostische Vorgehen und die Therapiebestimmung.

Angiographie

Durch Einspritzen eines Kontrastmittels in das betroffene Gefäß lässt sich dieses auf dem Röntgenbild (in Form eines Schwarz-Weiß-Kontrasts) deutlich von seiner Umgebung hervorheben. Dadurch können Arterien (Arteriographie) und Venen (Phlebographie) auf Engstellungen, Aussackungen, Fehlbildungen und Verschlüsse sowie die jeweilige Durchblutungssituation untersucht bzw. eine Thrombose nachgewiesen werden.

Mithilfe der **digitalen Substraktions-Angiographie (DSA)** werden die Bilder digital aufgenommen und weiterverarbeitet. Dadurch können die zu untersuchenden Strukturen besonders gut dargestellt werden. Außerdem ist weniger Kontrastmittel nötig und die Strahlenbelastung geringer. Auch das Kernspin- (→ Kernspintomographie, Seite 225) oder das Computertomogramm (→ Computertomographie, Seite 219) werden inzwischen immer häufiger zur Begutachtung bzw. zum Nachweis von angeborenen oder erworbenen Gefäßveränderungen herangezogen.

Bauchspiegelung (Laparoskopie)

Endoskopische Begutachtung (Spiegelung) von Bauch- und Beckenorganen zur Diagnose und meist auch gleichzeitigen Behandlung, z. B. zur Lösung von Verwachsungen, Blutstillung, mitunter auch zur Entfernung von erkrankten Organen, z. B. dem Blinddarm. Die Bauchspiegelung dient v. a. der Abklärung von unklaren Bauchschmerzen; in der Tumordiagnostik und in der Gynäkologie z. B. zur Begutachtung bzw. Entfernung von Eierstockzysten oder Endometrioseherden.

Biopsie

Entnahme von Körpergewebe mithilfe von Hohlnadel, Stanze, Skalpell, Zange oder Kürette zur mikroskopischen (histologischen) Untersuchung. Eine Biopsie wird an zahlreichen Geweben des Körpers bei unterschiedlichen Fragestellungen durchgeführt. Im Rahmen der Krebsdiagnostik ist sie in vielen Fällen das wichtigste diagnostische Verfahren, um gutartige von bösartigen Gewebeveränderungen abzugrenzen.

- Die **Nadelbiopsie** wird v. a. zur Gewinnung von Gewebeproben aus der Schilddrüse, Leber oder Prostata eingesetzt.
- Gewebeproben aus Magen, Darm oder Blase werden mit einer Biopsiezange, die sich am Endoskop befindet, unter Sichtkontrolle entnommen (**endoskopische Biopsie**).
- Bei der **Exzisionsbiopsie** wird das Gewebestück mit einem Skalpell herausgeschnitten und anschließend entweder sofort tiefgefrostet oder in Paraffin eingebettet. Dadurch lässt sich die Probe in dünne Scheibchen schneiden, die einzeln begutachtet werden können.
  Die Exzisionsbiopsie wird oft durchgeführt, wenn das Ergebnis der Nadelbiopsie unklar ist.
- Bei der **Knochenmarkbiopsie** wird meist mittels einer Stanze am Brustbein (Sternalpunktion) oder am Beckenkamm Knochenmark entnommen.

Blasenspiegelung (Zystoskopie)

Endoskopisches Verfahren (→ Endoskopie, Seite 223), um Erkrankungen der Harnblase und Harnröhre zu diagnostizieren bzw. um Gewebeproben zu entnehmen oder kleinere Eingriffe (z. B. Entfernung von → Harnsteinen, Seite 87) vorzunehmen. Dazu wird über die zuvor betäubte Harnröhre ein starres oder flexibles Sichtinstrument (Zystoskop) in die Harnblase vorgeschoben.

Im Rahmen der Blasenkrebsdiagnostik wird eine Blasenspiegelung inzwischen oft mit fluoreszierenden Substanzen (**Flureszenzzystoskopie**) durchgeführt. 2 bis 3 Stunden vor der eigentlichen Untersuchung werden dem Patienten eine spezielle unschädliche Substanz (5-Aminolevulinsäure, 5-ALA) in die Blase gespritzt, die sich in den kranken Zellen anreichert. Mit blauem Licht bestrahlt, fluoreszieren die angereicherten kranken Zellen während der Blasenspiegelung, wodurch die Betrachtung (und Entfernung) des Tumors deutlich erleichtert wird.

Blutdruckmessung

Ermittlung des Drucks, der in den Blutgefäßen und den Herzkammern herrscht. Die Blutdruckmessung dient der Kontrolle der Herz-Kreislauf-Situation und kann erste Hinweise auf Erkrankungen liefern. Das Verfahren wird routinemäßig bei den meisten körperlichen Untersuchungen und immer in Notfallsituationen durchgeführt. Zudem ist die Blutdruckmessung eine wichtige Kontrollmaßnahme bei bekanntem → Bluthochdruck (Seite 34).

- **Direkte Messung** über einen Katheter, der in eine Arterie eingebracht wurde (z. B. bei großen Operationen)

- **Indirekte Messung** mithilfe einer Manschette, die an den Oberarm angelegt und aufgepumpt wird, bis die Schlagader am Oberarm kein Blut mehr durchlässt. Durch Ablassen der Luft vermindert sich der Druck in der Manschette. Der Herzmuskel zieht sich zusammen, um das Blut wieder in die Gefäße zu pumpen. Dadurch entsteht ein Klopfen in der Arterie, das den oberen bzw. systolischen Wert angibt. Das Verschwinden des Geräuschs markiert den unteren bzw. diastolischen Wert.
- **24-Stunden-Blutdruckmessung** unter Alltagsbedingungen, wird durchgeführt bei Verdacht auf Bluthochdruck. Der Patient trägt die Manschette, die mit einem Gerät zur Aufzeichnung der Messergebnisse verbunden ist, 24 Stunden am Oberarm. Tagsüber wird der Blutdruck automatisch alle 15 Minuten, in der Nacht alle 30 Minuten gemessen.

Blutgasanalyse

Bei der Blutgasanalyse wird eine Messung der Konzentration von Sauerstoff und Kohlendioxid im arteriellen oder Kapillarblut zur Beurteilung des Gasaustauschs in der Lunge durchgeführt. Oft wird auch die Sauerstoffsättigung, also der Anteil des roten Blutfarbstoffs, der Sauerstoff gebunden hat (Hämoglobin), bestimmt. Ein Analysegerät misst die Konzentrationen von Sauerstoff und Kohlendioxid sowie den Säuregrad (pH-Wert) in einer Blutprobe. Da der Säure-Basen-Haushalt eng mit den Blutgaskonzentrationen verknüpft ist, werden neben dem pH-Wert auch die Bikarbonatkonzentration bzw. der Basenüberschuss mitbestimmt. Eine Blutgasanalyse wird oft auch im Rahmen einer → Lungenfunktionsprüfung (Seite 227) durchgeführt.

Blutuntersuchung

Standarduntersuchung zur Bestimmung von Blutbestandteilen oder im Blut gelösten Substanzen, womit organische bzw. Blut- und Stoffwechselerkrankungen abgeklärt sowie der Verlauf und die Therapie kontrolliert werden können. Eine Abweichung von der Norm, etwa eine abnorm erhöhte oder krankhaft verminderte Konzentration von Stoffen, oder der Nachweis einer Substanz, die im Blut im Normalfall nicht enthalten ist, lässt in vielen Fällen sicher auf eine Funktionsstörung eines Organs schließen. Ebenso können die Bestandteile des Blutes selbst, wie etwa Größe, Erscheinungsbild und Anzahl der drei Blutzellarten rote Blutkörperchen (Erythrozyten), weiße Blutkörperchen (Leukozyten), Blutplättchen (Thrombozyten) und deren Vorläuferzellen, Hinweise auf bestimmte Erkrankungen geben.

Außerdem können auch eventuelle Risikofaktoren eingeschätzt werden, so z. B. durch die Bestimmung der Blutfettwerte. Mitunter kann mithilfe einer Blutuntersuchung eine Krankheit in einem frühen Stadium aufgedeckt werden, noch ehe sie spürbare Beschwerden verursacht.
Für eine Blutuntersuchung wird das Blut entweder aus einer Vene – in der Regel aus der Armvene in der Ellenbeuge (**Venenblut**) – oder aus der großen Leistenarterie oder der Speichenarterie am Handgelenk (**arterielles Blut**) entnommen. Sollen nur ein oder wenige Stoffe, wie z. B. Blutzucker, bestimmt werden, wird meist **Kapillarblut** aus den kleinen Blutgefäßen (Kapillaren) der Fingerkuppe oder des Ohrläppchens entnommen.

Blutbild

Das kleine Blutbild ist meist Teil einer ausführlichen körperlichen Untersuchung. Gemessen werden die Konzentrationen der Blutzellen, die Menge des roten Blutfarbstoffs (Hämoglobin) sowie der prozentuale Anteil aller Blutzellen am Gesamtvolumen des Blutes (Hämatokrit). Wird zusätzlich das Differenzialblutbild bestimmt, handelt es sich um ein **großes Blutbild**.
Das **Differenzialblutbild** dient der genaueren Untersuchung der weißen Blutkörperchen bzw. deren Untergruppen. Außerdem werden Größe und Struktur der Blutplättchen (z. B. bei Verdacht auf eine Knochenmarkserkrankung) sowie der roten Blutkörperchen (z. B. bei Verdacht auf eine → Eisenmangelanämie, Seite 56) näher untersucht.

Bronchoskopie

Endoskopische Begutachtung (Spiegelung) der Bronchien zur Abklärung einer Lungenerkrankung oder bei Verdacht auf einen verschluckten Fremdkörper mittels eines flexiblen, schlauchartigen Sichtinstruments (Bronchoskop). Es wird unter örtlicher Betäubung über Nase oder Mund in die Luftröhre bis in die Bronchien vorgeschoben. Neben der Untersuchung der Atemwege können bei Bedarf Gewebeproben der Bronchialschleimhaut und/oder Schleim entnommen werden.

Computertomographie (CT)

Bildgebendes Verfahren, das mithilfe von Röntgenstrahlen detaillierte Schichtaufnahmen von nahezu allen Körperregionen bzw. inneren Organen anfertigt und als dreidimensionale Abbildung das Körperinnere darstellt. Wie bei der → Röntgenuntersuchung (Seite 230) macht sich die CT die unterschiedliche Durchlässigkeit verschiedener Körpergewebe für Röntgenstrahlen zunutze. Je dichter ein Gewebe ist, desto schlechter lässt es die Strahlen durch. So können z. B. Knochen, Luft (in der Lunge) oder Wasseransammlungen im Körper und Weichgewebe anhand unterschiedlicher Graustöne differenziert werden. Die Röntgenröhre bewegt sich kreisförmig um die Längsachse des Patienten. Dabei dringen die Röntgenstrahlen von allen Seiten durch den Körper. Die Strahlen, die das Gewebe durchgelassen hat, werden von gegenüberliegenden Messköpfen (Detektoren) als Signal empfangen, elektronisch aufbereitet und an einen Computer übermittelt. Daraus setzt der Computer ein Schnittbild des durchstrahlten Körpergewebes zusammen. Um die einzelnen Körpergewebe bzw. Organe besser voneinander abgrenzen zu können, wird für einige Untersuchungen ein Kontrastmittel eingesetzt – welches, hängt von der Fragestellung ab.

- Bei den neueren Geräten handelt es sich meist um **Spiral-Computertomographen,** die eine schnellere Untersuchung erlauben. Während der Untersuchung dreht sich die Röntgenröhre fortlaufend spiralförmig um den Patienten.
- Die **Mehrzeilen-Computertomographie (Multislice-CT)** arbeitet mit mehreren parallelen Detektorbereichen gleichzeitig. Damit können sowohl Querschnitte als auch dreidimensionale Bilder mit hoher räumlicher Auflösung erzeugt werden. Bei Untersuchungen mit Kontrastmitteln kann die Kontrastmittelverteilung besser erfasst und dargestellt werden. Über die dünnen Schichten können ebenfalls beliebige Schnittrichtungen berechnet und so Bilder in verschiedenen Ebenen dargestellt werden. Mit der Multislice-CT lassen sich u. a. Gefäßsystem, Herz, Bronchien, Bauchorgane und Skelett untersuchen. Praktisch ersetzt die Multislice-CT in vielen Fällen die Katheterangiographie (v. a. → Herzkatheteruntersuchung, Seite 225) für diagnostische Zwecke.

Der Patient ist während der schmerzlosen Untersuchung einer – wenn auch in der Regel geringen – Strahlenbelastung ausgesetzt.

Darmspiegelung (Koloskopie)

Endoskopisches Verfahren (→ Endoskopie, Seite 223), um Erkrankungen des Dickdarms zu diagnostizieren und gegebenenfalls zu therapieren. Außerdem gilt die Methode als wichtigste Früherkennungsuntersuchung zur Vorbeugung von Darmkrebs.

Konventionelle Darmspiegelung

Dabei wird ein Endoskop über After und Enddarm in den Dickdarm vorgeschoben. Über eine Videosonde liefert es farbige Bilder der Darmabschnitte auf einen Bildschirm, sodass diese genau betrachtet werden können. Mithilfe einer Minizange können Gewebeproben zur Abklärung von krankhaften Veränderungen entnommen sowie kleinere Wucherungen wie z. B. Dickdarmpolypen abgetragen werden (→ Darmpolypen, Seite 48).

Virtuelle Darmspiegelung

Sie erfolgt mittels Multislice-CT (→ Seite 220). Dabei werden Schichtaufnahmen des gesamten Dickdarms erstellt. Die Bilddaten werden in einem Computer zu einem dreidimensionalen Bild zusammengesetzt. Vor der Untersuchung wird ein Medikament zur kurzzeitigen Ruhigstellung des Darms verabreicht. Außerdem wird der Darm zur Entfaltung der Darmwände mit etwas Luft gefüllt. Die Entnahme einer Gewebeprobe ist bei dieser Untersuchung nicht möglich. Wie bei der konventionellen Darmspiegelung muss der Darm vorher mit Abführmitteln gereinigt werden.

Doppler- und Farbduplexuntersuchung

Spezielle Methoden der → Ultraschalluntersuchung (Seite 232), mit denen die Blutflussgeschwindigkeit in Arterien und Venen bestimmt sowie Gefäßverengungen und -verschlüsse oder Gefäßwandveränderungen, z. B. Ablagerungen, erkannt werden können. Dabei wird der Ultraschall durch das verschieden schnell strömende Blut unterschiedlich reflektiert, die Schallwellen werden in einem Rechner in einen hörbaren Ton umgewandelt und/oder auf einem Bildschirm sichtbar gemacht.
Bei der **Farbduplexuntersuchung (Farb-Doppler)** werden die unterschiedlichen Fließrichtungen und Turbulenzen des Blutes sowie das Gefäß mit seiner Umgebung durch unterschiedliche Farben zweidimensional dargestellt.

Echokardiographie

Bei der Echokardiographie handelt es sich um eine Untersuchung des Herzens mit einem Ultraschallgerät von außen (Brustkorb) zur ein- und zweidimensionalen (B- und M-Mode) Darstellung von Funktion und Bewegungsabläufen der Herzklappen, Herzhöhlen und Herzwände. Die Untersuchung kann sowohl in Ruhe als auch unter Belastungsbedingungen (ähnlich wie beim Belastungs-EKG) durchgeführt werden. Unter Belastung lassen sich noch bessere indirekte Hinweise erzielen, ob bestimmte Teile des Herzmuskels relativ oder absolut mit zu wenig Blut versorgt werden, ob also ein Herzinfarkt droht.

Farb-Doppler-Echokardiographie

Mit diesem Verfahren lassen sich sowohl die Richtung als auch die Geschwindigkeit des Blutstroms durch das Herz farblich darstellen. Für eine noch genauere Beurteilung der Vorhöfe, Aorten- und Mitralklappen kann der Schallkopf auch durch die Speiseröhre (**transösophageale Echokardiographie**) geführt werden, z. B. wenn beim Patienten der Verdacht auf eine Herzklappenentzündung besteht.

EEG (Elektroenzephalographie)

Aufzeichnung der elektrischen Gehirnimpulse zu diagnostischen Zwecken, z. B. zur Abklärung von Epilepsie, bestimmten Stoffwechselerkrankungen, Entzündungen, Tumoren oder Funktionsstörungen des Gehirns. Hierfür werden am Kopf des Patienten Elektroden befestigt, die an ein Aufzeichnungsgerät angeschlossen sind. Dieses erstellt ein Kurvenbild von den gemessenen Hirnströmen. Bei bestimmten Fragestellungen werden während der Untersuchung spezielle Nervenbahnen stimuliert (z. B. Lichtblitze zur Stimulation des Sehnervs bei Verdacht auf → Multiple Sklerose, Seite 147), um anhand evtl. Abweichungen des Kurvenbilds diagnostische Hinweise zu erhalten. Zudem können ergänzend ein **Langzeit-EEG** über 24 Stunden oder ein **Schlafentzugs-EEG** durchgeführt werden.

EKG (Elektrokardiographie)

Aufzeichnung der Herzstromkurve zur Diagnose oder zur Verlaufskontrolle von Herzerkrankungen, Herzrhythmusstörungen und Durchlässigkeit der Herzkranzgefäße. Neben dem ambulanten Einsatz in der Arztpraxis spielt das EKG auch eine wichtige Rolle in der Notfall- und Intensivmedizin sowie zur Überprüfung der Herzfunktion während einer Operation. Elektroden werden auf der Brust des Patienten und an den Hand- und Fußgelenken befestigt, die an ein Aufzeichnungsgerät angeschlossen sind. Dieses erstellt ein Kurvenbild von den gemessenen elektrischen Herzströmen.

DIE ARTEN DES EKG

- Das **Ruhe-EKG** findet im Liegen statt und gehört zu den kardiologischen Basisuntersuchungen. Da es nur einige Sekunden dauert, lässt es sich auch in Notfällen unkompliziert anwenden.
- Beim **Langzeit-EKG** erfolgt die Aufzeichnung mithilfe eines tragbaren Aufzeichnungsgeräts kontinuierlich über 24 Stunden; es dient der Abklärung von Herzrhythmusstörungen oder Ohnmachtsanfällen (Synkopen).
- Beim **Belastungs-EKG** tritt der Patient meist stehend oder liegend in die Pedale eines Standfahrrads, wobei die körperliche Belastung allmählich gesteigert wird. Bestimmt werden das maximale Belastungsniveau sowie der Anstieg von Blutdruck und Herzfrequenz unter Belastung. Durchführung z. B. bei Verdacht auf eine Durchblutungsstörung am Herzen bzw. bei einer belastungsabhängigen Herzrhythmusstörung.

Endoskopie

Direkte Betrachtung (Spiegelung) von Hohlorganen, Körperhöhlen und Gelenken unter Videoüberwachung mit einem starren oder flexiblen Sichtinstrument (Endoskop), das mit einer Lichtquelle sowie mit verschiedenen Arbeitskanälen ausgestattet ist. Bei der Endoskopie kann die diagnostische Begutachtung mit einer Gewebeprobenentnahme und/oder einem therapeutischen Eingriff (z. B. Polypenabtragung) kombiniert werden.

Entzündungsparameter

Bestimmung der Blutkörperchensenkungsgeschwindigkeit (BSG) und oft auch des C-reaktiven Proteins (CRP) im Blutserum bei Verdacht auf eine entzündliche Erkrankung bzw. zu deren Verlaufsbeurteilung, ergänzend Bestimmung meist auch der Anzahl der weißen Blutkörperchen (Leukozyten).

Blutkörperchensenkungsgeschwindigkeit (BSG)

Dabei wird die Geschwindigkeit gemessen, mit der die roten Blutkörperchen aus einer bestimmten Menge Blut nach Zugabe eines gerinnungshemmenden Stoffs in einer senkrechten Röhre nach unten sinken. Nach 1 bis 2 Stunden wird die Strecke gemessen, die die Blutkörperchen in der Röhre zurückgelegt haben. Eine (stark) erhöhte Senkungsgeschwindigkeit kann auf akute oder chronische Infektionen mit Viren oder Bakterien, auf fortgeschrittene bösartige Tumoren, Autoimmunerkrankungen, die subakute Schilddrüsenentzündung de Quervain sowie auf Anämien, Leukämien, Leberschäden und bestimmte Nierenkrankheiten hinweisen.

C-reaktives Protein (CRP)

CRP ist ein wichtiger Abwehrstoff, der u. a. Krankheitserreger unschädlich macht und als unspezifische Antwort auf entzündliche Prozesse und Tumoren gebildet wird. Bei einer bakteriellen Entzündung steigt der CRP-Spiegel im Blut innerhalb von wenigen Stunden an, während er bei einer virusbedingten Infektion nicht oder nur mäßig erhöht ist. Die Höhe des CRP-Spiegels ist abhängig von der Schwere der Entzündung und damit auch ein wichtiger Parameter für den Verlauf einer Krankheit. Mit dem hs-CRP steht inzwischen ein Risikomarker zur Verfügung, der eine Arteriosklerose bzw. das Risiko für eine koronare Herzkrankheit anzeigt (→ Herzkrankheit, koronare, Seite 99). »hs« bedeutet »high-sensitivity« = hochsensitiv. Im Vergleich zur CRP-Bestimmung ist ein hs-CRP-Test bis zu zwanzigmal empfindlicher und kann so bereits geringste CRP-Konzentrationen im Blut aufspüren.

Weiße Blutkörperchen

Sie haben die Aufgabe, Krankheitserreger und andere körperfremde Substanzen abzuwehren. Bei Infektionen, v. a. wenn Bakterien die Ursache sind, aber auch bei akutem Blutverlust, rheumatoider Arthritis, Herzinfarkt, chronischen Leukämien oder bei einer fortgeschrittenen Tumorerkrankung ist die Anzahl der weißen Blutkörperchen im Blut deutlich erhöht (Leukozytose); akute → Leukämien (Seite 123), → Leberzirrhose (Seite 119), → Influenza (Seite 112) und einige andere Viruserkrankungen können allerdings zu einer Abnahme der weißen Blutkörperchen führen. Insgesamt ist eine Erhöhung der weißen Blutkörperchen als einzelner Entzündungsparameter meist weniger aussagekräftig als die BSG und das CRP, außerdem ist zur weiteren Abklärung in der Regel ein Differenzialblutbild (→ Blutbild, Seite 219) notwendig.

ERC (Endoskopisch retrograde Cholangiographie)/ERCP (Endoskopisch retrograde Cholangiopankreatikographie)

Mit der **ERC** werden nur die Gallengänge untersucht. Die **ERCP** ist eine Kombination aus endoskopischer und Röntgenkontrastuntersuchung der Gallenwege und des Bauchspeicheldrüsengangs. Zunächst wird ein Endoskop (→ Endoskopie, Seite 223) über den Mund in den Zwölffingerdarm vorgeschoben, von dem aus die Mündungen von Gallen- und Bauchspeicheldrüsengängen gut zugänglich sind. Nach Einspritzen eines jodhaltigen Kontrastmittels in die Gallen- bzw. Bauchspeicheldrüsengänge wird eine Röntgenaufnahme angefertigt. Mit einer Mini-Kamera lassen sich die Gallen- bzw. Bauchspeicheldrüsengänge auch direkt begutachten. Falls notwendig, können gleichzeitig Gewebeproben entnommen (→ Biopsie, Seite 216) oder kleinere Eingriffe durchgeführt werden. Nicht durchgeführt werden darf die Untersuchung bei akuten (infektiösen) Entzündungen der Bauchspeicheldrüse, Gallenblase und Leber.

MRCP (Magnetresonanz-Cholangiopankreatikographie)

Bei dieser Variante des ERCP können Gallenwege, Bauchspeicheldrüsengang und Leber kernspintomographisch ohne Gabe von Kontrastmittel untersucht werden. Dieses Verfahren dient ausschließlich diagnostischen Zwecken.

Gelenkspiegelung (Arthroskopie)

Endoskopische (→ Endoskopie, Seite 223) Begutachtung (Spiegelung) eines Gelenks (v. a. Knie-, Sprung- und Schultergelenk) zu diagnostischen Zwecken und meist auch zur gleichzeitigen Behandlung von

Gelenkschädigungen. Über einen kleinen Schnitt in der Haut wird ein bleistiftdickes optisches Instrument (Arthroskop) direkt in den Gelenkinnenraum eingeführt; eine mit der Sonde verbundene Mikrokamera überträgt die Bilder aus dem Gelenk auf einen Farbmonitor, wo sie begutachtet werden. Gegebenenfalls werden sofort therapeutische Maßnahmen (z. B. eine Gelenkspülung oder minimalinvasive Versorgung einer Verletzung) eingeleitet.

Herzkatheteruntersuchung (Koronarangiographie)

Röntgenkontrastdarstellung der Herzkranzgefäße sowie der Herzinnenräume mittels eines dünnen Schlauchs (Katheter), der über ein Blutgefäß (meist Leistenvene oder -arterie) in das Herz vorgeschoben wird. Unter gleichzeitiger Röntgendurchleuchtung wird über den Katheter Kontrastmittel eingespritzt, um so die Herz- und Gefäßstrukturen auf dem Bildschirm sichtbar zu machen. Mit der Koronarangiographie lassen sich die Blutströmung in den Herzkranzarterien messen, die Herzfunktion in Bewegung begutachten oder Verengungen in den Herzkranzgefäßen feststellen und ggf. behandeln (z. B. durch Ballondilatation); außerdem können Blutproben entnommen werden.

Kernspintomographie (Magnetresonanztomographie, MRT)

Bildgebendes Verfahren, das unterschiedliche Schichtaufnahmen von nahezu allen Körperregionen ohne den Einsatz von Strahlen liefern kann. Zur Erzeugung der Bilder werden starke Magnetfelder und Radiowellen eingesetzt. Mithilfe der Kernspintomographie lassen sich neben den meisten inneren Organen (z. B. Leber, Darm, Milz, Nieren, Nebennieren, Eierstöcke, Prostata) unterschiedliche Weichteile, z. B. Binde-, Muskel- oder Nervengewebe, aber auch flüssigkeitsgefüllte Hohlräume wie Herz, Blutgefäße, Gallen- und Bauchspeicheldrüsengang darstellen. Außerdem können Organe und Gewebe in ihrer Bewegung begutachtet werden, sodass z. B. Gelenkfunktionen beurteilt werden können. Derzeit wird das Verfahren bei sämtlichen Erkrankungen des Gehirns und Rückenmarks, der Wirbelsäule und Gelenke eingesetzt. Um sehr ähnliche Körpergewebe voneinander abzugrenzen, aber auch bei bestimmten Tumoren oder Entzündungsherden ist für einige Untersuchungen der Einsatz eines Kontrastmittels notwendig. Für die Untersuchung wird der Patient in eine »Röhre« geschoben. Inzwischen werden jedoch immer häufiger auch offene Systeme eingesetzt, die v. a. für Kinder oder Patienten, die sich im »Tunnelsystem« unwohl fühlen, geeignet sind.

Die Kernspintomographie gilt als besonders schonend und risikoarm. Patienten mit einem Herzschrittmacher dürfen keiner kernspintomographischen Untersuchung unterzogen werden.

Körperliche Untersuchung

Die Erhebung des körperlichen Status stellt die Grundlage für das weitere diagnostische Vorgehen dar. Zur körperlichen Untersuchung gehören im Wesentlichen Abhören, Beklopfen, Betasten und Betrachten des Körpers. Je nach Art der Beschwerden können weitere spezielle Tests und/oder eine orientierende neurologische Untersuchung notwendig sein. Im weiteren Sinn gehören auch Messung der Körpertemperatur, → Blutdruckmessung (Seite 217) oder → Pulsmessung (Seite 229) dazu.

Betrachten (Inspektion)

Das Betrachten mit dem bloßen Auge vermittelt dem Arzt zunächst einen Überblick über den Allgemeinzustand und die Konstitution des Patienten. Alter, Größe, Körpergewicht, aber auch Körperbau und Körperhaltung, Ernährungs- und Pflegezustand erlauben ihm, die Befindlichkeit des Patienten einzuschätzen. Außerdem ist das Betrachten die wichtigste Untersuchung der Haut.

Abhören (Auskultation)

Durch Abhören mit einem Stethoskop werden Körpergeräusche erfasst. Bei der **Lungenauskultation** werden die Atem- und Atemnebengeräusche abgehört, die **Herzauskultation** erlaubt die Beurteilung der Herztöne und Herzgeräusche, die **abdominale Auskultation** dient der Erfassung der Darmgeräusche oder – bei einer Schwangeren – der kindlichen Herztöne. Ebenso können Gefäßgeräusche (z. B. Strömungsgeräusche in den Halsschlagadern) als Hinweis auf eine Arterienverengung abgehört werden. Elektronische Stethoskope können den Schall verstärken, verschiedene Töne hervorheben sowie störende Nebengeräusche abschwächen.

Beklopfen (Perkussion)

Hierbei beklopft der Arzt die Körperoberfläche mit den Fingern, um anhand des Klopfschalls Rückschlüsse auf den Zustand der darunter liegenden Organe zu ziehen. Das Beklopfen spielt v. a. zur Abklärung von Lungenerkrankungen eine Rolle.

Betasten (Palpation)

Durch Betasten mit den Händen können viele innere Organe anhand ihrer Größe und Festigkeit beurteilt werden, z. B. die Lymphknoten, Schilddrüse, Leber oder Milz.

Neurologische Basisuntersuchung

Eine neurologische Prüfung der wichtigsten Reflexe (Muskeleigenreflexe) an Armen und Beinen (z. B. mit einem Reflexhammer), des Pupillenreflexes an beiden Augen (mit einer Lichtquelle), der Empfindungsfähigkeit der Haut in verschiedenen Körperregionen (z. B. durch Bestreichen mit dem Stiel eines Reflexhammers) sowie des Gleichgewichtssinns (der Patient steht oder tritt auf einer Stelle mit geschlossenen Augen) ist häufig ebenfalls Teil einer umfassenden körperlichen Untersuchung. Hierbei achtet der Arzt darauf, ob die Reflexe überhaupt ausgelöst werden können und ob sie seitengleich und in normaler Stärke auslösbar sind.

Lumbalpunktion

Gewinnung von Gehirn-Rückenmark-Flüssigkeit (Liquor) zu diagnostischen Zwecken, z. B. bei Verdacht auf eine → Hirnhautentzündung (Seite 105), zur Abklärung von Tumorerkrankungen oder → Multipler Sklerose (Seite 147). Die Entnahme erfolgt mittels einer Hohlnadel aus dem Rückenmarkskanal im Lendenwirbelsäulenbereich. Die Lumbalpunktion erfolgt meist unter örtlicher Betäubung im Liegen oder Sitzen. Nach der Entnahme muss der Patient einige Stunden ruhig liegen, weil ansonsten stärkere Kopfschmerzen auftreten können.

Lungenfunktionsprüfung

Verschiedene Untersuchungsverfahren zur Messung der Leistungsfähigkeit der Lunge. Lungenfunktionsprüfungen werden v. a. zur Diagnose, aber auch zur Verlaufs- bzw. Therapiekontrolle von Lungenerkrankungen eingesetzt.

Mit der **Spirometrie** wird die Durchgängigkeit der Atemwege gemessen. Hierfür atmet der Patient durch ein Mundstück über ein Messsystem. Dabei werden das Atemzugvolumen (Atemvolumen, das bei jedem einzelnen Atemzug geatmet wird) und das Atemminutenvolumen (in einer Minute insgesamt geatmetes Volumen) bestimmt. Außerdem kann mit dem Messsystem die Sauerstoffaufnahme und die Kohlendioxidabgabe ermittelt werden. Das Ergebnis wird mit einem festgelegten Wert verglichen. Findet die Messung unter Belastung (z. B. Fahrradfahren) statt, handelt es sich um eine **Spiroergometrie**.

Mit dem **Atemstoßtest** kann das Volumen, das nach größtmöglicher Einatmung innerhalb 1 Sekunde wieder ausgeatmet wird (Einsekundenkapazität), bestimmt werden.

Mit dem **Peak-Flow-Meter** wird der maximale Fluss (Spitzenfluss) der Ausatmung gemessen und mit einem Sollwert oder dem persönlichen Bestwert verglichen. Die Peak-Flow-Messung ist die wichtigste Maßnahme zur täglichen Selbstkontrolle zu Hause bei → Asthma bronchiale (Seite 22). Das Gerät ist leicht zu handhaben und kann überall mit hingenommen werden.

Die **Atemgasanalyse** überprüft die Gaszusammensetzung der ein- und ausgeatmeten Luft.

Die **Plethysmographie** dient zur Prüfung des Atemwegswiderstands, d. h. des Widerstands, den die (verengten) Bronchien der durchströmenden Atemluft entgegensetzen. Die technisch sehr aufwändigen Geräte besitzen meist nur größere Kliniken und Facharztpraxen.

Magenspiegelung (Gastroskopie)

Endoskopisches Verfahren (→ Endoskopie, Seite 223), um Erkrankungen der Speiseröhre, des Magens und Zwölffingerdarms zu diagnostizieren. Hierfür wird ein Endoskop über den Mund in die Speiseröhre, den Magen und Zwölffingerdarm vorgeschoben. Über eine Videosonde liefert es farbige Bilder der gespiegelten Schleimhautabschnitte auf einen Bildschirm. Außerdem können Gewebeproben zur Abklärung von krankhaften Veränderungen der Speiseröhren-, Magen- und/oder Zwölffingerdarm-Schleimhaut und/ oder zum Nachweis einer Infektion mit dem Bakterium Helicobacter pylori entnommen und kleinere Eingriffe (z. B. Verödung von Speiseröhrenkrampfadern) vorgenommen werden.

Die **Virtuelle Magenspiegelung** erfolgt mittels eines Multislice-CT (Seite 220) oder eines hochauflösenden Kernspintomographen. Sie wird bislang nur in Ausnahmefällen eingesetzt. Die Entnahme einer Gewebeprobe ist bei diesem Verfahren nicht möglich.

Mammographie

Röntgenuntersuchung der weiblichen Brust insbesondere zur Früherkennung sowie bei Verdacht auf Brustkrebs. Bei der Mammographie werden die Drüsenstrukturen der weiblichen Brust mit einer speziellen Weichstrahltechnik dargestellt, um so Veränderungen der Gewebestruktur sichtbar zu machen. Vor der Aufnahme, die zum Seitenvergleich in der Regel von beiden Brüsten angefertigt wird, wird die Brust zunächst auf dem Filmtisch positioniert und dann für einen kurzen Moment komprimiert.

Digitale Vollfeld-Mammographie

Die digitale Technik ermöglicht eine schnelle Darstellung des Röntgenbilds am Computer, wodurch der Arzt die Auswertung sofort vornehmen kann. Am Bildschirm lassen sich z. B. bestimmte Bezirke rasch vergrößern, was die genaue Beurteilung eines verdächtigen Befunds erlaubt.

In der Regel können auch kleine Auffälligkeiten erkannt bzw. gutartige von bösartigen Veränderungen abgegrenzt werden. Die Strahlenbelastung ist gering.

Die **Microdosis-Mammographie** basiert auf einer neuartigen Detektortechnologie. Dieses Verfahren zeichnet sich durch eine noch geringere Strahlenbelastung aus. Außerdem erlaubt die hohe Detailauflösung der Aufnahme eine noch präzisere Diagnose.

PET (Positronenemissionstomographie)

Spezielles nuklearmedizinisches Verfahren zur Untersuchung von Stoffwechselprozessen und Messung der regionalen Durchblutung. Weil Krebsherde sich wegen ihres schnellen Wachstums durch einen hohen Energiebedarf auszeichnen und deshalb Glukose viel rascher als das meiste gesunde Gewebe aufnehmen, wird für die Untersuchung eine Zuckerlösung mit einem schwachen radioaktiven Element markiert, bei dessen Zerfall Elementarteilchen (Positronen) entstehen, und in den Blutkreislauf gespritzt. Bei einem erhöhten Zuckerstoffwechsel, z. B. bei Tumoren bzw. Metastasen, reichert sich diese Lösung kurzfristig messbar an. Der Zerfall der radioaktiven Substanz wird von einem PET-Scanner registriert und von einem Hochleistungsrechner in Querschnittsbilder umgesetzt.

Dient v. a. dem frühzeitigen Nachweis und der Lokalisation von Metastasen sowie der Therapiekontrolle von Krebserkrankungen. Außerdem lassen sich mit der PET Stoffwechselvorgänge im Gehirn und Herzmuskel sichtbar machen.

Pulsmessung

Die Pulsmessung gibt Auskunft über die Herz- und Kreislaufsituation und gehört zu den Routineuntersuchungen. Der Puls ist überall dort tastbar, wo eine oberflächliche Arterie gegen ein knöchernes oder muskuläres Widerlager gedrückt werden kann (z. B. an der Fußrücken-, Handgelenks-, Schläfen- oder Halsschlagader). Je nach diagnostischer Fragestellung erfolgt die Pulsmessung in Ruhe oder bei Belastung.

Rheumafaktoren

Gruppe von Autoantikörpern, die unterschiedlichen Immunglobulinklassen angehören und sich gegen andere Antikörper (Immunglobulin G, IgG) richten. Ihr Nachweis erfolgt im Blutserum oder in der Gelenkflüssigkeit mittels spezieller Tests (Latex-Fixationstest, Waaler-Rose-Test). Rheumafaktoren werden v. a. bei Verdacht auf eine rheumatoide

→ Arthritis (Seite 17) und andere rheumatische Erkrankungen (z. B.
→ Sjögren-Syndrom, Seite 193) bestimmt. Sie besitzen aber keine Spezifität und können deshalb auch bei nichtrheumatischen Erkrankungen sowie gelegentlich bei Gesunden nachgewiesen werden.

Röntgenuntersuchung

Bildgebendes Verfahren, bei dem die Darstellung von verschiedenen Körperregionen oder Organsystemen mittels Röntgenstrahlen erfolgt. Bei der Methode macht man sich zunutze, dass die Strahlendurchlässigkeit der verschiedenen Körpergewebe unterschiedlich ist. Gewebe, wie etwa Knochen, oder Flüssigkeiten, die kaum Strahlen durchlassen, sind dann auf der Röntgenaufnahme als helle Strukturen zu erkennen, stark strahlendurchlässige Gewebe, wie z. B. die Lunge, stellen sich dunkel dar. Besonders häufig wird die Röntgenuntersuchung zur bildlichen Darstellung des Brustkorbs und der in ihm befindlichen Organe (Röntgen-Thorax) zur Abklärung von Erkrankungen der Lunge und des Herz-Kreislauf-Systems eingesetzt. Aber auch Knochen und Gelenke können anhand einer Röntgenaufnahme gut beurteilt werden.
Die **Röntgenkontrastuntersuchung** dient der besseren Abgrenzung von Gefäßen, Körperräumen oder Hohlorganen von benachbartem Gewebe. Dazu wird ein Kontrastmittel eingesetzt.
Eine Röntgenuntersuchung ist schmerzlos, doch ist der Patient während der Untersuchung einer – wenn auch in der Regel geringen – Strahlenbelastung ausgesetzt.

SPECT (Single-Photon-Emission-Computertomographie)

Nuklearmedizinisches Verfahren, das Aufschluss über die Stoffwechselabläufe in der untersuchten Körperregion gibt. Die SPECT-Untersuchung wird v. a. in der Tumordiagnostik, zur Prüfung der Herzmuskeldurchblutung und -vitalität, aber auch zur Beurteilung der Stoffwechselvorgänge im Gehirn (z. B. bei Verdacht auf die → Parkinson-Krankheit, Seite 165) oder zum Nachweis von veränderten Stoffwechselaktivitäten in Knochen (z. B. bei Verdacht auf Knochenmetastasen) eingesetzt. Wie bei der
→ Szintigraphie (Seite 231) wird die Gammastrahlung von radioaktiv markierten Stoffen im Körper gemessen. Eine spezielle Gammakamera nimmt die Aktivität der Gammastrahlung auf, im Computer werden szintigraphische Schichtaufnahmen in verschiedenen Ebenen des Körpers erzeugt. Die SPECT-Untersuchung gehört zwar zu den besonders aufwändigen Verfahren, kommt jedoch inzwischen immer häufiger, v. a. in der Krebsdiagnostik, zum Einsatz.

Stuhluntersuchung

Sie wird zur Abklärung von verschiedenen Erkrankungen des Verdauungssystems durchgeführt. Zunächst werden Beschaffenheit, Farbe, Gewicht und Geruch des Stuhls begutachtet, die bereits Hinweise geben können, ob und in welchem Ausmaß eine Störung oder Erkrankung des Magen-Darm-Trakts, der Leber, Gallenwege oder der Bauchspeicheldrüse besteht.

- Eine **mikrobiologische Untersuchung** des Stuhls wird durchgeführt, um z. B. Krankheitskeime (wie Salmonellen, Shigellen), Wurmeier oder Parasiten im Stuhl nachzuweisen.
- Mit einer **laborchemischen Untersuchung** kann die Fettmenge im Stuhl bestimmt werden.

Haemoccult®-Test

Untersuchung des Stuhls auf okkultes, mit dem bloßen Auge nicht sichtbares Blut. Er gehört zur Früherkennung von → Darmkrebs (Seite 46). Hierzu erhält der Patient vom Arzt 3 Testbriefchen, auf die er Stuhlproben von 3 verschiedenen Tagen gibt. Durch Zugabe von chemischen Stoffen in der Praxis verfärbt sich das Testfeld bei Vorhandensein von Blut blau. Der Test weist schon geringe Mengen von Blut nach, doch muss dieses Blut nicht immer von einem Tumor stammen. Einen Tag vor Durchführung des Tests sollte man auf hochdosiertes Vitamin C (mehr als 50 mg) oder salicylsäurehaltige Medikamente verzichten und auch nicht größere Mengen Fleisch oder Wurst verzehren.
Ein neuer Stuhltest, der Krebszellen anhand des Enzyms Tumor M2-PK aufspürt, verspricht eine höhere Treffsicherheit.

Szintigraphie

Nuklearmedizinische Untersuchung, die der (Früh-)Erkennung von krankhaften Stoffwechselvorgängen und Durchblutungsstörungen im Körper dient. Im Gegensatz z. B. zur → Ultraschalluntersuchung (Seite 232) oder zur → Kernspintomographie (Seite 225), die v. a. die Struktur von Organen darstellen, erlaubt eine Szintigraphie die Prüfung von Organfunktionen. Radioaktive Substanzen, die bei ihrem Zerfall Gammastrahlen aussenden (Radionuklide), werden dem Patienten meist in eine Armvene gespritzt. Diese reichern sich selektiv in den zu untersuchenden Organen an und »markieren« dort den spezifischen Stoffwechselprozess. Die Verteilungsdichte der aus dem Organ freigesetzten Strahlung wird mit einer Gammakamera registriert und von einem Computer in ein Bild (Szintigramm) umgewandelt. Das Bild erlaubt eine Beurteilung der Durchblutung und Stoffwechseltätigkeit des Organs.

ARTEN DER SZINTIGRAPHIE

Schilddrüsenszintigraphie: Untersuchung der Schilddrüse
Ganzkörper- oder Knochenszintigraphie: Beurteilung von entzündlichen Veränderungen an Knochen und Gelenken
Nierenfunktionsszintigraphie: Funktionsprüfung der Nieren
Myokardszintigraphie: Untersuchen der Durchblutung und Belüftung der Lunge (z. B. bei Verdacht auf eine → Lungenembolie, Seite 127) und des Herzmuskels, z. B. zum Nachweis einer eingeschränkten Nährstoffversorgung infolge der koronaren → Herzkrankheit (Seite 99)

Tumormarker

Substanzen, die von bösartigen Zellen gebildet werden und ins Blut gelangen. Die Bestimmung der Tumormarker im Blut oder in anderen Körperflüssigkeiten erfolgt meist im Rahmen der Krebsdiagnostik bzw. -therapie. Nur wenige Tumormarker wie etwa das prostataspezifische Antigen (PSA) bei Verdacht auf → Prostatakrebs (Seite 170) eignen sich als Suchtest zur Krebsdiagnose; die meisten Tumormarker sind v. a. für die Verlauf- bzw. Therapiekontrolle von Bedeutung. Generell gilt: Ein erhöhter Tumormarker ist noch kein sicherer Hinweis auf eine Krebserkrankung. Umgekehrt kann eine Krebserkrankung nicht mit Sicherheit ausgeschlossen werden, wenn der Tumormarkerspiegel unauffällig ist. Wichtige Tumormarker sind z. B. CEA (z. B. bei Dickdarm-, Brust- oder Lungenkrebs), AFP (z. B. bei Hodentumoren, Leberzellkrebs), CA 125 (bei Eierstockkrebs), NSE (bei kleinzelligem Bronchialkarzinom), CA 15-3 (bei Brustkrebs) oder CA 72-4 (bei Magen- und Eierstockkrebs).

Ultraschalluntersuchung (Sonographie)

Bildgebendes Verfahren ohne Strahlenbelastung, bei dem Ultraschallwellen, die ein Schallkopf erzeugt, im Körper von Organen und Organteilen unterschiedlich stark reflektiert werden. Die reflektierten Schallwellen werden im Ultraschallgerät zu einem zweidimensionalen Bild verarbeitet, ein Gel zwischen Schallkopf und Körper verbessert den Kontakt.
Mit der Ultraschalluntersuchung lassen sich v. a. feste Organe und Gewebe sowie Flüssigkeiten gut beurteilen. Dagegen reflektieren Luft und Knochen den Schall zu stark, sodass eine Begutachtung der darunter liegenden Strukturen nicht möglich ist. Häufige diagnostische Einsatzgebiete sind die Beurteilung von Bauch- und Beckenorganen, aber auch von Herz, Schilddrüse und Gelenken. Außerdem spielt die Methode in der Gynäkologie und Geburtshilfe eine wichtige Rolle.

Urinuntersuchung

Sie wird zur Abklärung von Erkrankungen der Nieren, Harnleiter, Harnblase und Harnröhre sowie von (Stoffwechsel-)Erkrankungen, wie z. B. → Diabetes mellitus (Seite 49) oder → Gicht (Seite 75), durchgeführt. Hierfür wird entweder eine frische Urinprobe oder **24-Stunden-Sammelurin** (z. B. bei Gicht) genommen. Eine 24-Stunden-Sammlung beginnt nach dem ersten morgendlichen Toilettengang und schließt den Morgenharn des Folgetages ein. Soweit möglich, sollten Medikamente mindestens 3 Tage vor der Urinsammlung abgesetzt werden, um die Analysen nicht zu stören.

Für eine differenzierte Urinuntersuchung stehen verschiedene Methoden zur Verfügung:

- Makroskopische Urinuntersuchung: Beurteilung des Urins durch Betrachtung mit dem bloßen Auge auf Urinmenge, Farbe, Beschaffenheit und Geruch
- Urinuntersuchung mittels Teststreifen
- Begutachtung von Urinbestandteilen unter dem Mikroskop

Die Zusammenfassung der Untersuchungsergebnisse wird als **Urinstatus** bezeichnet.

Urin-Streifen-Schnelltest

Damit kann die Konzentration bestimmter Substanzen oder Blutbestandteile im Urin durch Verfärbungen der auf dem Teststreifen aufgebrachten Prüfsubstanzen ermittelt werden. Hierfür wird der Streifen kurz in den Mittelstrahlurin des Patienten eingetaucht, sodass alle Testfelder benetzt sind; nach kurzer Wartezeit werden die Testfelder mit einer Farbskala verglichen.

Zu den nachweisbaren Substanzen gehören v. a. weiße und rote Blutkörperchen, Bakterien, Eiweiß, Zucker, Nitrit sowie die Gallenfarbstoffe Bilirubin und Urobilinogen. Ebenso kann der Säuregehalt des Urins (pH-Wert) ermittelt werden.

Bakteriologische Urinuntersuchung

Zum Nachweis von Bakterien werden Nährböden (z. B. Urikult®-Test) in eine frische Urinprobe getaucht. Nach einer Bebrütung in einem Inkubator zeigen sich bei einem keimhaltigen Urin ca. 24 Stunden später Bakterienkolonien; die Anzahl der Keime gibt Aufschluss über das mögliche Vorliegen einer Harnwegsinfektion.

Mit dem Anlegen einer **Urinkultur** kann zum einen der ursächliche Krankheitserreger einer Harnwegsinfektion identifiziert, zum anderen die Wirksamkeit eines bestimmten Antibiotikums gegen die Bakterienkolonie ermittelt werden.

Auswertung des Urinsediments

Urinsediment ist der Bodensatz, der nach Zentrifugieren des Urins übrig bleibt. Die mikroskopische Auswertung des Urinsediments lässt Rückschlüsse auf bestimmte Erkrankungen zu, v. a. Entzündungen, → Harnsteine (Seite 87) und Tumoren im Bereich von Nieren und Harnwegen.

Videokapsel-Endoskopie

Spezielle Methode zur Begutachtung des gesamten Dünndarms, z. B. zur Abklärung von entzündlichen Dünndarmerkrankungen bzw. von unklaren Blutungen oder Beschwerden, für die im Rahmen einer Magen- oder Darmspiegelung keine Ursache gefunden werden konnte. Die Videokapsel-Endoskopie erfolgt mithilfe einer kleinen Kapsel, die vom Patienten mit etwas Flüssigkeit eingenommen wird und später auf natürlichem Weg wieder ausgeschieden wird. Ausgestattet ist die Kapsel mit einer Miniaturvideokamera, die während der natürlichen Darmpassage bis zu 70 000 Bilder über Funk sendet. Ihre Signale werden von einem Detektor aufgezeichnet; die Daten werden dann auf einer Computer-Workstation ausgewertet. Das Verfahren ist schmerzfrei und ohne Strahlenbelastung; der Patient kann während der Untersuchungszeit seinen gewohnten Aktivitäten nachgehen. Die Videokapsel-Endoskopie der Speiseröhre oder des Dickdarms spielen in Deutschland derzeit nur eine untergeordnete Rolle.

Alternativmedizinische Untersuchungen

Dunkelfeldmikroskopie

In der Alternativmedizin wird die Dunkelfeldmikroskopie nach Prof. Günther Enderlein zur diagnostischen Beurteilung des Blutbilds herangezogen, um Erkenntnisse über den Gesundheitszustand des Patienten zu erhalten. Gemäß der Vorstellung, dass das Blut das »Spiegelbild des Organismus« ist, soll auf diese Weise bereits eine Funktions- oder Regulationsstörung im Körper aufgedeckt werden können – im Idealfall noch bevor es zum Ausbruch einer Erkrankung gekommen ist. Anders als in der Schulmedizin wird diese Form der ganzheitlichen Blutuntersuchung durchgeführt, um sowohl die Zusammensetzung als auch die Funktion und Aktivität der verschiedenen Blutbestandteile zu ermitteln. Hierfür wird ein Tropfen Blut aus dem Finger (Kapillarblut) unter einem Spezialmikroskop unmittelbar nach der Entnahme in 100- bis 1000-facher Vergrößerung einer genauen Begutachtung unterzogen. Dabei wird sowohl die Anzahl der verschiedenen Blutzellen ermittelt als auch das Verhalten der einzelnen Blutbestandteile untersucht. Abweichungen von der Form und/oder Größe sollen dann Aufschluss über sich anbahnende oder bereits manifeste Erkrankungen des Bluts oder auch einzelner Organe geben.

Homöopathische Anamnese

Sie ist das Kernstück für die Arzneifindung. In diesem ausführlichen Gespräch versucht der homöopathische Therapeut zusammen mit dem Patienten das individuelle Mosaik der Krankheitssymptome möglichst vollständig zusammenzutragen. Hierzu gehören z. B. Fragen nach einem zeitnahen Auslöser der Krankheit oder ob sie sich schleichend entwickelt hat, nach Lokalisation und evtl. Ausbreitungsrichtung der Symptome, Art und Empfindung der Beschwerden, wodurch der Patient spontan Erleichterung oder Verschlimmerung der Symptome erfährt oder ob zusammen mit der Hauptbeschwerde zeitnah andere Veränderungen im körperlichen, seelischen oder geistigen Bereich aufgetreten sind.

- Bei **akuten Krankheiten** kann sich die Anamnese auf die aktuellen Krankheitssymptome beschränken.
- Bei **chronischen Erkrankungen** muss immer auch der konstitutionelle Hintergrund und die Krankheitsvorgeschichte mit in Betracht gezogen werden.

Da die Symptome nicht »bewertet«, sondern ausschließlich als Phänomene des kranken Organismus wahr- und ernst genommen werden, kann der Patient auch evtl. »unangenehme Wahrheiten« oder »peinliche« Symptome nennen. Dessen ungeachtet können vermeintlich banale oder nebensächliche Erscheinungen des Organismus wesentlich zur Mittelfindung beitragen. Der Zeitaufwand kann zwischen 30 Minuten und 3 Stunden liegen, entsprechend können auch die Kosten variieren.

Irisdiagnostik

Die Irisdiagnose beruht auf einer Analyse der Regenbogenhaut des Auges (Iris) mithilfe eines Augenmikroskops. Sie lässt Rückschlüsse auf allgemeine Gesundheitsprobleme bzw. auf Schädigungen bestimmter Organe zu. Inzwischen gibt es eine Reihe von Varianten der Irisdiagnostik. Besonders verbreitet ist ein Verfahren, bei dem die Iris wie bei einer Uhr in 60 verschiedene Abschnitte (Minuten) unterteilt wird. Durch die weitere Unterteilung in äußere (am Irisrand) und innere (in Pupillennähe) Kreise entstehen auf den »Minutenabschnitten« kleine Zonen. Jeder dieser Zonen, die teilweise überlappen, ist ein Organ oder Organsystem zugeordnet, wobei sich die linke Körperhälfte auf der linken, die rechte Körperhälfte auf der rechten Iris präsentiert.

Beurteilt wird die Iris nach der Augenfarbe sowie anhand von besonderen Erscheinungen wie strahlenförmigen Linien, dunklen oder schwarzen Malen (z. B. in Form von Tupfen oder Rauten), weißen Auflagerungen, unregelmäßiger Pigmentierung oder mangelnder Klarheit in bestimmten Abschnitten. Auch die Pupille wird auf Besonderheiten (Großpupille, Kleinpupille) oder Verformungen untersucht. Zeigt die Irisdiagnostik eine Gesundheitsstörung auf, sollten zur Abklärung weitere Untersuchungsverfahren eingeleitet werden. Bei ausgeprägten Beschwerden kann diese Methode eine exakte Diagnose durch einen Facharzt in keinem Fall ersetzen.

Kinesiologischer Muskeltest

Der kinesiologische Muskeltest (→ Kinesiologie, Seite 255) gibt Auskunft darüber, wie viel Energie ein Muskel (momentan) besitzt. Anhand des Testergebnisses zieht der Therapeut Rückschlüsse auf die Stressbelastung des Körpers seines Patienten.
Häufig wird der Deltamuskel am Oberarm (»Indikatormuskel«) getestet. Dabei steht der Untersuchende mit ausgestrecktem linkem oder rechtem Arm aufrecht da. Der Therapeut drückt den Arm am Deltamuskel leicht nach unten. Bleibt der ausgestreckte Arm in der gleichen Position, testet der Muskel stark, d. h. man verfügt über ein ausreichendes Energieniveau. Zittert der Arm oder sinkt er nach unten, verfügt man über weniger Energie auf dem diesem Muskel zugeordneten Meridian.
Der kinesiologische Muskeltest zeigt einen momentanen energetischen Zustand und gibt Auskunft über Energieblockaden im Meridiansystem, an der sich dann die kinesiologische Therapie orientiert. Außerdem soll mit dem Muskeltest u. a. geklärt werden können, ob eine medikamentöse Behandlung sinnvoll oder ein bestimmtes Nahrungsmittel bei Verdacht auf eine Nahrungsmittelallergie verträglich ist.
Der kinesiologische Muskeltest ist kein Ersatz für eine genaue ärztliche Diagnose bei bestimmten Beschwerden.

Pulsdiagnostik in der Ayurvedischen Medizin

In der ayurvedischen Medizin ist die Pulsdiagnose eine von insgesamt 8 Untersuchungsmethoden (Achtfache Diagnose).
Davon ausgehend, dass der Puls die gesamte Information der verschiedenen Organe im Körper enthält, sind über die Pulsdiagnose sowohl die Konstitution des Untersuchten als auch mögliche Krankheiten zu erkennen. Der Puls wird an der Speichenschlagader mit Zeige-, Mittel- und Ringfinger durch sanftes Auflegen getastet, und zwar bei Frauen am linken, bei Männern am rechten Handgelenk. Gemessen werden die Qualität, Lage, Geschwindigkeit, Tiefe, Stärke und Regelmäßigkeit des Pulses.

Pulsdiagnostik in der TCM

Die Befunderhebung des Pulses ist neben der → Zungendiagnostik (unten) das wichtigste diagnostische Verfahren der → TCM (Seite 258). Die Pulsdiagnostik verlangt vom Therapeuten viel Erfahrung und Feingefühl. Nach der TCM ist der Puls durch die 3 Ebenen Länge, Breite und Tiefe unter den tastenden Fingern definiert. Der Puls eines Gesunden ist in allen 3 Ebenen gut tastbar; er hat eine mittlere Frequenz von 60 bis 80 Schlägen pro Minute. Wird eine abweichende Pulsqualität festgestellt, kann die jeweilig veränderte Eigenschaft auf bestimmte Erkrankungen hinweisen. Dabei können die veränderte Frequenz, Tiefe, Kraft, Geschwindigkeit, Länge, Dicke, Gleichmäßigkeit, Rhythmus oder Qualität des Pulses Auskunft über Ort und Schweregrad der Erkrankung bzw. die Krankheitsprognose geben. Insgesamt unterscheidet die TCM 28 Pulsqualitäten (z. B. leerer, voller, versteckter oder beweglicher Puls). Getastet wird der Puls an der Speichenschlagader mittels Zeige-, Mittel- und Ringfinger, und zwar an beiden Handgelenken an jeweils 3 Taststellen und in 3 Ebenen (oberflächliche, mittlere und tiefe Ebene). Für die oberflächliche Ebene wird die Taststelle nur leicht gedrückt, für die tiefere Ebene hingegen wird ein festerer Druck ausgeübt.

Zungendiagnostik

Die Zungendiagnostik ist in der → TCM (Seite 258) eine wichtige diagnostische Methode zur Beurteilung des Gesundheitszustands. Gemäß der TCM ist die Zunge über Meridiane und Netzgefäße mit den inneren Organen verbunden und kann deshalb Auskunft über den Zustand der inneren Organe, den Krankheitsverlauf und die Prognose geben. Die leicht feuchte, glänzende Zunge eines Gesunden ist frei beweglich, hat einen leicht geröteten Zungenkörper und einen schwachen, dünnen, weißen Belag. Jede Veränderung des Zungenkörpers (Form, Haltung, Farbe, Beweglichkeit), Zungenbelags (Farbe, Qualität, Quantität) oder der Feuchtigkeit weist auf ein Mangel- oder Füllsyndrom hin. Die einzelnen Zungenregionen sind verschiedenen Organen zugeordnet (Zungenspitze = Herz und Lunge, Zungenmitte = Milz und Magen, Zungengrund = Niere, seitliche Zungenränder = Leber und Gallenblase).
Die Untersuchung, die unter guter Ausleuchtung (weißes Licht) erfolgen sollte, dauert nur wenige Sekunden. 2 Stunden vorher sollte nichts gegessen werden.
In der ayurvedischen Medizin ist die Zungendiagnostik ein wichtiges Verfahren der Achtfachen Diagnose.

Die wichtigsten Therapien von A–Z

Therapien der Schulmedizin

Chirurgie

Eine Operation gehört bei bestimmten Erkrankungen zu den therapeutischen Standardverfahren der Schulmedizin, etwa in der Krebstherapie die operative Entfernung des Tumors bzw. des befallenen Organs oder Gewebes. Demgegenüber ist bei einer Reihe von Krankheiten die Operation lediglich eine von mehreren Therapiemöglichkeiten. Jede Operation ist mit einem gewissen Risiko verbunden.

- Die Operation und die damit verbundene Narkose kann den Patienten einige Tage bis Wochen beeinträchtigen. Häufige Symptome sind v. a. Müdigkeit, Abgeschlagenheit, Kraftlosigkeit und eine erhöhte Infektanfälligkeit.
- Zusätzliche (postoperative) Komplikationen: z. B. Blutungen, Schmerzen oder Infektionen im Wundbereich; im Extremfall kann es Monate dauern, bis der Patient wiederhergestellt ist.
- Seltene, aber mögliche Folgeerscheinungen sind eine Thrombose oder Lungenembolie, selten ein lebensgefährlicher postoperativer Schock.

ÄRZTLICHE AUFKLÄRUNGSPFLICHT

Nach dem Gesetz gilt jede Operation in Deutschland als Körperverletzung. Deshalb muss, außer in Notfallsituationen, eine Einwilligungserklärung des Patienten vorliegen. Dieser wiederum muss ein ausführliches Gespräch mit dem operierenden Arzt und dem Anästhesisten vorausgegangen sein, bei dem der Patient über die möglichen Risiken und Komplikationen des Eingriffs, über Behandlungsalternativen und die Prognose der Erkrankung mit und ohne Operation aufgeklärt wird.

6 bis 8 Stunden vor der Operation darf der Patient nicht mehr essen, kein Kaugummi mehr kauen und oft auch nicht mehr trinken und rauchen, weil er für die Narkose nüchtern sein muss. Andernfalls besteht die Gefahr, dass der Patient erbricht und der Mageninhalt in die Atemwege gelangt (Aspiration).

Stationäre und ambulante Operation

Während eine Operation noch vor wenigen Jahren meist einen längeren Krankenhausaufenthalt nach sich zog (stationär), können heute bestimmte operative Eingriffe ambulant in einer Arztpraxis mit Operationssaal oder in der Klinik durchgeführt werden. Nach der ambulanten Operation wird der Patient am Operationstag wieder nach Hause entlassen. Ob eine geplante Operation ambulant oder stationär durchgeführt wird, hängt nicht nur von der Art des Eingriffs, sondern auch vom Gesundheitszustand des Patienten ab, außerdem davon, ob beim Patienten eine Rundum-Versorgung z. B. durch Angehörige oder den Partner v. a. in den ersten Tagen sichergestellt ist.

Muss der Körper des Patienten durch einen Schnitt eröffnet werden (offene Operation), ist nach wie vor ein mehrtägiger stationärer Aufenthalt erforderlich.

HÄUFIGE AMBULANTE OPERATIONEN

- Hernienchirurgie, z. B. Leistenbruch, kleiner Nabelbruch
- Handchirurgie, z. B. Karpaltunnelsyndrom
- Fußchirurgie, z. B. operative Korrektur einer Fehlstellung der Großzehe (Hallux valgus), Bänderriss am Sprunggelenk
- Venenchirurgie, z. B. operative Entfernung von Krampfadern
- Unfallchirurgie, z. B. Knochenbrüche, Entfernen von Metallen
- Weichteilchirurgie, z. B. operative Entfernung von Haut- und Weichteilgeschwülsten
- Operative Entfernung von Hämorrhoiden, Versorgung von Afterrissen (Fissuren)
- → Gelenkspiegelung (→ Seite 224), z. B. zur operativen Behebung eines Meniskusschadens am Knie

Knopflochchirurgie (Schlüssellochchirurgie, minimalinvasive Chirurgie)

Bei der minimalinvasiven Chirurgie werden mit miniaturisierten Instrumenten so wenige und so kleine Hautschnitte (chirurgische Zugänge) wie notwendig gesetzt, um den Eingriff für den Patienten möglichst schonend durchzuführen. Hierzu gehören ein Endoskop (→ Seite 223), das mit einer kleinen Kamera und einer Lichtquelle ausgestattet ist, sowie weitere Instrumente wie Zange, Spülkanal oder ein rotierendes Messer. Mithilfe der im Endoskop integrierten Optik erfolgt die ganze Operation unter Videoüberwachung, also unter Sichtkontrolle. Dabei wird das Innere des eröffneten Raums vergrößert auf einem Monitor abgebildet.

Beispiele sind alle laparoskopischen Eingriffe zur Entfernung von Organen, Geweben oder gutartigen Wucherungen, in der Orthopädie z. B. die Beseitigung von Gelenkschäden oder die therapeutische Versorgung eines Bandscheibenvorfalls. Die minimalinvasive Chirurgie hat mittlerweile viele konventionelle »offene« Operationsverfahren verdrängt.

Operative Verfahren der Gefäß- und Herzchirurgie

- Mit der **Ballondilatation** werden chronisch stark verengte arterielle Blutgefäße erweitert sowie im Akutfall arterielle Verschlüsse wiedereröffnet. Für diesen Eingriff eignen sich besonders kurzstreckige, gut zugängliche Engstellen.
  In die zu behandelnde Engstelle wird ein mit einem kleinen Ballon ausgestatteter Katheter eingebracht, der Ballon im Bereich der Engstelle entfaltet und für etwa 90 Sekunden dort belassen. Anschließend wird der Erfolg der Behandlung nochmals mit einer Kontrastmitteldarstellung überprüft. Ist die Verengung noch nicht bis auf einen Rest von ca. 20 % erweitert worden, kann die Ballondilatation ein- oder mehrmals wiederholt werden. Eine Ballondilatation ist zwar invasiv, eine »offene« Operation mit einem direkten Gefäßzugang ist jedoch in der Regel nicht notwendig.
- Die Ballondilatation von Engstellen an peripheren Arterien, z. B. der Becken- und Beinarterien, heißt **Perkutane Transluminale Angioplastie (= PTA)**, die der Herzkranzgefäße wird als **Perkutane Transluminale Koronarangioplastie (= PTCA)** bezeichnet.
- Als **Stents** bezeichnet man Gefäßstützen, die vornehmlich aus feinem Edelstahlgitter bestehen und in zusammengefaltetem Zustand – meist nach einer Ballondilatation (→ oben) – in das behandelte Gefäß eingebracht und an der erfolgreich aufgedehnten Engstelle entfaltet werden. Mithilfe von Stents lässt sich die Gefahr, dass sich eine erweiterte Engstelle in einer Herzkranzarterie wieder stark verengt, von 40 % auf unter 30 % senken.
- Mit einer **Bypass-Operation** umgeht man eine Engstelle, bei der eine Ballondilatation (→ oben) nicht möglich ist. Dazu verbindet man – sofern möglich – bevorzugt kleine Arterien aus dem Brustraum mit den Koronararterien hinter den Engstellen. Zusätzlich bzw. stattdessen werden auch Teile aus der Handgelenksarterie oder aus Beinvenen zur Umgehung der Engstellen eingesetzt. Bei der Bypass-Operation an Herzkranzgefäßen wird in der Regel der Brustkorb über einen Längsschnitt eröffnet, bei dem das Brustbein auseinandergesägt wird. Danach wird das Herz stillgelegt und der Kreislauf über eine Herz-Lungen-Maschine aufrechterhalten. Gelegentlich ist auch ein Zugang über ein kleines Brustkorbfenster möglich, wobei am schlagenden Herzen operiert wird.

Elektrotherapie des Herzens

Ein künstlicher Herzschrittmacher ist ein elektronischer Impulsgenerator, dessen Impulse den Herzmuskel zum Pumpen in einer weitgehend normalen Frequenz anregen.

- **Externer Schrittmacher** (oder Elektroschockgerät = Defibrillator): Er kann lebensrettend in bedrohlichen Situationen mit stark erhöhter oder erniedrigter Herzfrequenz, z. B. infolge eines akuten → Herzinfarkts (Seite 96) wirken.
- **Dauerhafter Schrittmacher** bei verschiedenen Formen chronischer Herzrhythmusstörungen, die zu starkem Schwindel, Bewusstlosigkeit oder einer schweren Herzschwäche führen.

Beim **dauerhaften Schrittmacher** wird der batteriegetriebene Impulsgeber in der Regel unter den rechten großen Brustmuskel eingepflanzt und die von ihm ausgehenden Elektroden, die den Herzmuskel zu einer weitgehend normalen Schlagfolge stimulieren, über eine Halsvene in die rechte Herzkammer und/oder den rechten Vorhof eingebracht. Je nach Art der Rhythmusstörung werden unterschiedliche Schrittmachertypen implantiert, deren jeweilige Funktion durch einen international gültigen, aus maximal 5 Buchstaben bestehenden Schrittmacher-Code gekennzeichnet ist.

Der **Defibrillator** hilft bei lebensbedrohlichen Herzrhythmusstörungen, die sich dauerhaft mit Medikamenten nicht sicher in den Griff bekommen lassen. Er wirkt diesen Rhythmusstörungen, sobald er sie wahrnimmt, sofort durch eine Art milden Elektroschock entgegen. Aktuelle Studien bescheinigen implantierbaren Defibrillatoren eine gute Erfolgsquote. Beide Schrittmachertypen können kombiniert werden, sodass sowohl ein zu langsamer als auch ein zu schneller Puls rasch und automatisch behandelt werden.

Krebstherapie

Hier werden neben der Operation die Strahlentherapie (Radioonkologie) und eingeschränkt auch die Chemotherapie eingesetzt. Behandlung oder Therapiekombination richtet sich in der Regel v. a. nach Art, Größe und Lage des Tumors, ob er bereits Metastasen gestreut hat und danach, in welchem körperlichen Zustand sich der Patient befindet.

Operative Tumorentfernung

Bei der Operation wird der Tumor zusammen mit dem umgebenden Bereich aus dem gesunden Gewebe herausoperiert. Wenn der Tumor vollständig entfernt werden kann und er keine Metastasen in anderen Organen gestreut hat, kann die Erkrankung auf diese Weise geheilt werden.

Strahlentherapie

Um auszuschließen, dass einzelne verbliebene bösartige Zellen später zu einem erneuten Tumorwachstum führen, wird in vielen Fällen vor oder nach, mitunter auch während der Operation eine Strahlentherapie (Radioonkologie) durchgeführt. Hierbei wird energiereiche Strahlung, und zwar Formen der elektromagnetischen Strahlung (Ultraröntgenstrahlen, Gammastrahlen) oder Teilchenstrahlen, örtlich begrenzt auf den Tumorbereich ausgerichtet, wodurch die bösartigen Zellen durch Schädigungen in der Erbsubstanz (DNA) zum Absterben gebracht werden sollen. Es stehen verschiedene Arten der Strahlentherapie zur Verfügung.

- **Externe Strahlentherapie:** Die Strahlenquelle befindet sich außerhalb des Körpers. Die Strahlung gelangt durch die Haut und die darunter liegenden Gewebe bis zum Zielort.
- **Intraoperative Strahlentherapie:** Der Tumor oder die Tumorreste werden während der Operation direkt bestrahlt.
- **Afterloading:** Die Bestrahlung erfolgt von innen über eine Strahlenquelle, die in einer speziellen Hülse direkt im (erkrankten) Hohlorgan (z. B. Speiseröhre, Gebärmutter) platziert wird, wo sie in genau berechneter Weise Strahlung abgibt.
- Bei oberflächlichen Tumoren können die Strahlenquellen auch direkt auf die Haut gelegt werden.
- Das strahlende Material wird mit Nadeln oder Schläuchen (unter Vollnarkose) direkt in das Tumorgewebe eingebracht.
- In einigen Fällen werden strahlende Substanzen (**Radiopharmaka**) verabreicht, die sich über die Blutbahn im Körper verteilen. Meist werden Stoffe genutzt, die sich aufgrund ihrer besonderen Eigenschaften im Tumor anreichern (z. B. radioaktives Jod zur Behandlung eines Schilddrüsenkrebses).

Nicht selten ruft die Strahlentherapie Nebenwirkungen, mitunter auch Spätreaktionen (z. B. Hautverfärbungen) hervor, die sich Monate bis Jahre nach der Behandlung bemerkbar machen können. Welche Beschwerden auftreten, hängt von der Strahlendosis ab und davon, welche Körperteile bestrahlt werden.

Bei einigen Tumorerkrankungen kann die Strahlentherapie mit einer Wärmebehandlung (**Hyperthermie**) kombiniert werden. Mittels Radio-Frequenz- oder Ultraschallwellen wird im zu behandelnden Gewebe eine Temperatur bis zu 44 °C erzeugt. Durch die Hitze sterben v. a. Zellen mit schlechter Sauerstoffversorgung ab, das sind gleichzeitig die Zellen, die am wenigsten strahlenempfindlich sind. Ein neues Verfahren ist die **Cyberknife-Therapie**, eine hoch präzise, schmerzlose, robotergesteuerte Präzisionsbestrahlung, die bei Tumorerkrankungen (z. B. kleinere Gehirn- oder Wirbelsäulentumoren) in bestimmten Fällen als Alternative oder Ergänzung zu einem offenen chirurgischen Eingriff durchgeführt werden kann.

Chemotherapie

Als Chemotherapie wird die medikamentöse Behandlung mit verschiedenen chemischen Substanzen (in der Krebstherapie z. B. **Zytostatika**) bezeichnet, mit denen Krankheitserreger wie Bakterien (z. B. mit Antibiotika) oder Tumorzellen gezielt bekämpft werden können. Die Zytostatika töten die bösartigen Zellen ab oder hemmen sie in ihrem Wachstum (bzw. Zellteilung), während normale Körperzellen weniger oder im besten Fall nicht von dieser Wirkung betroffen werden. Belastende Nebenwirkungen sind sehr häufig, so z. B. Übelkeit und Erbrechen, Müdigkeit, Fieber, Haarausfall, Schleimhautentzündungen oder Blutbildveränderungen mit erhöhter Infektionsanfälligkeit. Zudem werden viele Tumoren unter der Behandlung resistent gegen die Wirkstoffe.

Es gibt mehrere Chemotherapie-Kombinationen, die in ihrer Wirkung und Verträglichkeit sehr unterschiedlich sind. Eine solche Kombination wird unter Berücksichtigung von Art und Stadium der Erkrankung, aber auch des Allgemeinbefindens des Patienten individuell auf den Einzelfall abgestimmt.

Manuelle Therapien

In der **Manuellen Medizin** kommen diagnostische und therapeutische Handgrifftechniken zum Einsatz, um Funktionsstörungen, Bewegungseinschränkungen sowie Gelenkblockaden an der Wirbelsäule und den Extremitäten zu beheben. In Deutschland gilt der Begriff **Chirotherapie** als Synonym der internationalen Bezeichnung »Manuelle Medizin«. Zur Ausübung sind nur entsprechend weitergebildete Ärzte berechtigt. Manuelle Therapie darf auch von Physiotherapeuten mit einer entsprechenden Zusatzausbildung, nicht aber von Masseuren angeboten werden. Diese umfasst alle therapeutischen Maßnahmen mit Ausnahme der passiven Manipulationstechniken von blockierten Gelenkstrukturen an der Wirbelsäule.

Einsatzgebiete der Manuellen Medizin: Behandlung aller rückgängig zu machenden (reversiblen) Fehlfunktionen der Gelenke, Wirbelsäulenschmerzen im Hals-, Brust- und Lendenbereich, funktionelle Störungen wie → Spannungskopfschmerzen (Seite 195), Schwindel oder → Tinnitus (Seite 198).

Chirotherapie

Mithilfe spezieller Handgrifftechniken werden Gelenkblockaden gelöst, um so Schmerz- und Beschwerdenfreiheit zu erreichen. Diese tritt im Idealfall noch während bzw. kurz nach der Behandlung ein. Der Therapeut arbeitet mit verschiedenen Behandlungstechniken, von denen die Mobilisation und die Manipulation am bekanntesten sind.

- Bei der **Mobilisation** soll durch Dehnen und langsames Bewegen des Gelenks in die freie oder blockierte Bewegungsrichtung die natürliche Beweglichkeit wiederhergestellt werden. Gleichzeitig sollen Muskeln gelockert bzw. beweglicher gemacht sowie Bänder und Sehnen gestärkt werden. Meistens sind dafür mehrere Sitzungen notwendig.
- Bei der **Manipulation** wird die Blockade durch sanftes Einrenken gezielt gelöst und so das Gelenk wieder beweglich gemacht. Der Therapeut übt mit seinen Händen einen kurzen schnellen Impuls auf das gestörte Gelenk aus, z. B. indem es in die freie Bewegungsrichtung und kurz über die Beweglichkeitsgrenze hinausgeführt wird. Hierbei kommt es oft zu einem hörbaren »Knacken« in den Gelenkbereichen.

Physiotherapie (Krankengymnastik)

Seit 1994 gelten in Deutschland **Krankengymnastik** und **Physiotherapie** als Synonyme. Die Physiotherapie ist eine Form der Bewegungstherapie, die darauf abzielt, Funktionsstörungen des Stütz- und Bewegungsapparates zu beheben und das natürliche Bewegungs- und Haltungsmuster wiederherzustellen.

Die aktiven krankengymnastischen Elemente lassen sich grob in Bewegungs- und Halteübungen einteilen. Sie haben die Aufgabe, die Muskeln und Knochensubstanz zu stärken sowie die Koordination der Körperbewegungen zu verbessern. Hinzu kommen einige passive Elemente, bei denen nicht der Patient, sondern der Therapeut die Bewegungen der Gelenke ausführt oder sie zumindest gezielt unterstützt. Auf diese Weise sollen v. a. der Bewegungsspielraum der Gelenke erweitert und die Dehnfähigkeit von Muskeln, Bändern und Sehnen gefördert werden. Aktives Handeln des Patienten ist ein wichtiger Teil der Behandlung. In Deutschland ist die physiotherapeutische Behandlung an eine ärztliche Verordnung (Rezept) gebunden und wird dann von den gesetzlichen Krankenkassen übernommen, wobei der Patient den gesetzlich vorgesehenen Eigenanteil zahlt.

Physikalische Therapie

Grundprinzip der physikalischen Therapie ist es, auf den Organismus gezielt physikalische Reize auszuüben. Im Vordergrund stehen passive Maßnahmen, die keine Eigenaktivität vom Patienten verlangen. Dazu gehören u. a.
- **Massagen** durch manuelle Druckausübung und mit speziellen Techniken (z. B. Streichen, Kneten, Wringen, Reiben, Klopfen)
- **Wärmetherapie**, z. B. Wärmepackungen mit Fango oder Moor und andere Maßnahmen der passiven Wärmezufuhr (z. B. Bestrahlung mit Rotlicht, Ultraschall oder Hochfrequenztechniken)
- **Kältetherapie,** z. B. mit Eispackungen, Abreibungen mit Eis

- **Wassertherapie,** z. B. Teil- oder Vollbäder, Wickel, Auflagen, Güsse (→ Kneipptherapie, Seite 255)
- **Elektrotherapie** mit speziellen Geräten, die mithilfe von Elektroden elektrische Ströme in bestimmte Körperbereiche leiten

Die Maßnahmen der Physikalischen Therapie, wie z. B. Massagen, Wärme- oder Kälteanwendungen, sind in der Regel unterstützender Bestandteil einer chiropraktischen oder physiotherapeutischen Behandlung. Damit die gesetzlichen Krankenkassen die Kosten übernehmen, müssen die Heilmittel der Physikalischen Therapie separat verordnet werden, wobei auch hier der Patient den gesetzlich vorgesehenen Eigenanteil der Behandlung zahlt.

Medikamentöse Behandlung

Medikamente sind Stoffe oder Stoffgemische, die der Vorbeugung, Linderung und Heilung von Krankheiten dienen; einige werden auch zu diagnostischen Zwecken eingesetzt. Medikamente werden gesetzlich überwacht und sind hierzulande im Allgemeinen nur in Apotheken (Apothekenpflicht) erhältlich. Viele Arzneimittel sind zudem rezeptpflichtig, d. h. sie dürfen nur von Ärzten verordnet werden. Anders als die nichtrezeptpflichtigen Mittel werden sie in der Regel von den gesetzlichen Krankenkassen erstattet.

Medikamente können neben erwünschten Wirkungen auch unerwünschte Begleiterscheinungen haben oder in Wechselwirkung zu einem anderen Mittel treten. Es ist Sache des behandelnden Arztes, im Zweifelsfall Nutzen und Risiko gegeneinander abzuwägen. Außerdem müssen potenzielle Nebenwirkungen von Medikamenten auch gegen die Folgen einer unbehandelt fortschreitenden Krankheit abgewogen werden.

Die verschiedenen Darreichungsformen

Neben dem geeigneten Medikament ist häufig auch die Darreichungsform für den Erfolg einer Therapie von Bedeutung. Dabei hängen die Arten der Verabreichung v. a. davon ab, wie schnell ein Wirkstoff in das Blut aufgenommen werden soll.

- Die schnellstmögliche Wirkung wird durch die **intravenöse Verabreichung** erzielt: Das Mittel wird in die Vene gespritzt und gelangt so auf direktem Weg in die Blutbahn. In Notfallsituationen kann diese Vorgehensweise lebensrettend sein. Ähnlich rasch tritt die Wirkung von einigen Medikamenten ein, die man **unter der Zunge zergehen** lässt oder **in den Mund sprüht,** denn die Blutgefäße der Mundschleimhaut nehmen die Wirksubstanz besonders rasch auf.
- Dagegen setzt die Wirkung von **Tabletten, Kapseln und Dragees** wesentlich langsamer ein, da der Wirkstoff erst den Magen-Darm-Trakt

passieren muss, bevor er in die Blutbahn gelangt. **Magensaftresistente Kapseln,** die im Magen nicht von der Magensäure zerstört werden, setzen ihren Inhalt erst im oberen Dünndarm frei. Manche Mittel werden in den Muskel oder in die Haut gespritzt, so etwa Insulin bei Diabetes.

- Eine möglichst zielgenaue Behandlung von Lungen und Atemwegen erreicht man mit der **Inhalation.** Die Wirksubstanz gelangt rasch genau dorthin, wo sie – örtlich begrenzt – wirken soll. Vor allem Asthmatiker profitieren davon.
- Bei **Depot- bzw. Retardpräparaten,** etwa in Form von Tabletten, Kapseln, Dragees und Injektionslösungen, aber auch als Wirkstoffpflaster, erfolgt die Freisetzung des Wirkstoffs über einen längeren Zeitraum gleichmäßig. Dadurch wird im Körper eine anhaltende, kontinuierliche Wirkung erzielt.
- **Zäpfchen,** die in den Enddarm eingeführt werden, empfehlen sich vor allem dann, wenn eine Tabletteneinnahme nicht möglich ist, etwa bei häufigem Erbrechen. Die Wirkstoffaufnahme über die Darmschleimhaut erfolgt relativ rasch.
- Die Wirkstoffe in **Salben, Cremes und Lotionen** werden direkt über die Haut aufgenommen, ihre Wirkung bleibt aber in der Regel örtlich begrenzt.

Therapien der Alternativmedizin

Die im Folgenden genannten Verfahren gehören nicht zu den Regelleistungen der gesetzlichen Krankenkassen. Ausnahmen sind Akupunktur, Anthroposophische Medizin, Atemtherapie und Homöopathie.

Akupressur

Die Akupressur ist eine der ältesten Heilmethoden der Traditionellen Chinesischen Medizin (→ TCM, Seite 258), aus der später die stärker wirksame → Akupunktur (unten) hervorging.
Bei der Akupressur werden mithilfe einer bestimmten Drucktechnik mit einem oder mehreren Fingern bestimmte Akupunkturpunkte stimuliert. Akupressur eignet sich v. a. zur Behandlung von Allgemeinbeschwerden, Rücken-, Bauch- oder Kopfschmerzen.

Akupunktur

Die Akupunktur ist eine der wichtigsten Behandlungssäulen der Traditionellen Chinesischen Medizin (→ TCM, Seite 258), doch setzt sie hierzulande zunehmend auch die Schulmedizin ein.

Die Akupunktur basiert auf der Lehre von den **Meridianen** (Leitbahnen), in denen die Lebensenergie Qi fließt, die alle Körperfunktionen aufrechterhält. Ist ein Meridian gestört, führt dies zu einem Ungleichgewicht im gesamten Meridiansystem und damit zu Störungen von Körperfunktionen. Ziel der Akupunktur ist es, Energieblockaden aufzulösen und den Qi-Fluss in den Meridianen zu verbessern. Dazu werden an bestimmten Reizstellen, den sogenannten Akupunkturpunkten, auf der Körperoberfläche feine Nadeln eingestochen. Diese Punkte befinden sich direkt auf dem Verlauf der Meridiane.

Bei der **Moxibustion**, einer Variante der Akupunktur, unterstützt lokale Hitzeeinwirkung die Anregung des Energieflusses in den Meridianen. Dazu wird Chinesisches Beifußkraut zu einer »Moxazigarre« gerollt, angezündet und dicht an den jeweiligen Akupunkturpunkt gehalten. Oder kleine Mengen des watteähnlichen Krauts werden auf speziellen Akupunkturnadeln befestigt und über dem Akupunkturpunkt zum Glimmen gebracht.

Bei der **Ohrakupunktur** geht man davon aus, dass auf der Ohrmuschel der ganze Körper repräsentiert ist. Einzelne Körperzonen oder Organe entsprechen bestimmten Bereichen im Ohr und lassen sich über die Ohrakupunkturpunkte beeinflussen. Besonders bewährt hat sich die Ohrakupunktur zur Behandlung von Schmerzzuständen, etwa bei Neuralgien, Kopf- oder Zahnschmerzen, sowie als unterstützende Therapie bei Suchterkrankungen.

INDIKATIONSLISTE DER WELTGESUNDHEITSORGANISATION (WHO)

2003 veröffentlichte die Weltgesundheitsorganisation eine Indikationsliste für Akupunktur, die für die Therapeuten der Alternativmedizin bzw. Traditionellen Chinesischen Medizin (TCM) bis heute ihre Gültigkeit hat. Für die Erstattung der Behandlungskosten durch die gesetzlichen Krankenkassen bietet die Indikationsliste jedoch keine Grundlage: Hierzulande gehört die Akupunktur bei einem Großteil der Krankenversicherungen nur dann zum Leistungskatalog, wenn das Verfahren zur Linderung von chronischen Lendenwirbelsäulenschmerzen oder einer chronisch schmerzhaften Kniegelenksarthrose eingesetzt wird.

Außerdem erstatten einige Krankenversicherungen eine Akupunkturbehandlung bei folgenden Erkrankungen:

→ Asthma bronchiale (Seite 22), → Nasennebenhöhlenentzündung (Seite 151), → Magenschleimhautentzündung (Seite 136), → Verstopfung (Seite 207), → Spannungskopfschmerzen (Seite 195), chronische Schmerzzustände.

Anthroposophische Medizin

Die anthroposophische Medizin beruht auf der Lehre des österreichischen Philosophen Rudolf Steiner (1861–1925) und den praktischen Erfahrungen der holländischen Ärztin Ita Wegmann (1876–1943). Sie versteht sich als komplementäre Therapieform zur Schulmedizin. Für die Wahl der therapeutischen Maßnahmen wird – gemäß einem ganzheitlichen Verständnis – die Gesamtsituation des Betroffenen betrachtet. Nach anthroposophischer Anschauung besteht der Mensch aus **4 Wesensgliedern**, die in ihrem harmonischen Zusammenwirken die leibliche, seelische und geistige Gesundheit bestimmen. Liegt ein Ungleichgewicht vor, indem z. B. eines der 4 Wesensglieder überwiegt, sind Erkrankungen die Folge. Die anthroposophische Medizin bietet für jedes Ungleichgewicht und damit für die meisten akuten und chronischen Erkrankungen Anwendungsmöglichkeiten. Besonders widmet sie sich Patienten mit schweren bzw. chronischen Erkrankungen, wobei in anthroposophischen Kliniken v. a. Krebspatienten betreut werden. Da die Anthroposophische Medizin die naturwissenschaftliche Medizin grundsätzlich anerkennt, bezieht sie auch die moderne Labordiagnostik oder apparative Untersuchungstechniken mit ein.

MISTELTHERAPIE

Die Mistel ist die bekannteste Heilpflanze der anthroposophischen Medizin und kommt v. a. in der Krebstherapie zum Einsatz. Dabei wird ein in der Regel anthroposophisch hergestellter Extrakt aus Misteln entweder unter die Haut gespritzt oder per Infusion verabreicht (selten). Wie oft und wie lange die Behandlung erfolgt, hängt vom jeweiligen Mistelpräparat ab. Als Richtwert für eine angemessene Dosierung gilt meist die lokale Hautreaktion an der Einstichstelle. Ob und wie Misteln auf eine Krebserkrankung Einfluss nehmen, ist allerdings umstritten.

Weitere Teilgebiete sind eine **individuell abgestimmte Ernährung** aus kontrolliert biologisch-dynamischem Anbau, **künstlerische Therapien** (z. B. Malen, Modellieren, Musizieren), **psychotherapeutische Betreuung**, eine Bewegungstherapie, die mit Lauten, Sprache und Gesten kombiniert wird (**Heileurythmie**), rhythmische Massage, Wickel und Bäder. Die anthroposophische Medizin zählt nach den Regelungen des Krankenversicherungsrechts zu den besonderen Therapierichtungen. Im Einzelnen gehören jedoch anthroposophische Kunsttherapien, Heileurythmie sowie nichtverschreibungspflichtige Arzneimittel nicht zu den Regelleistungen der gesetzlichen Krankenkassen.

Aromatherapie

Bei der Aromatherapie handelt es sich um den therapeutischen Einsatz von ätherischen Ölen zur Anregung der Selbstheilungskräfte bei verschiedenen körperlichen Beschwerden und seelischen Verstimmungen. Aromaöle wirken entweder über den Geruchssinn oder über Haut und Schleimhaut.

Zu therapeutischen Zwecken werden Aromaöle v. a. inhaliert. Hierfür werden einige Tropfen entweder zur Verdunstung in eine mit Wasser gefüllte Duftlampe gegeben oder in Form eines Dampfbads eingeatmet. Weitere Anwendungsmöglichkeiten sind Spülungen, Gurgeln, Bäder, Massagen oder Einreibungen.

Atemtherapie

Die Atemtherapie umfasst verschiedene atemgymnastische Übungen, die im Wesentlichen darauf abzielen, den natürlichen Fluss des Atems wiederherzustellen. Spezielle Wahrnehmungsübungen sollen den Übenden zunächst sensibilisieren, sich des eigenen (falschen) Atemrhythmus bewusst zu werden. Der nächste Schritt besteht darin, die Atemtätigkeit durch spezielle Atemübungen so zu verändern, dass die Atemmuskulatur gestärkt, die Atemleistung erhöht und wieder eine ruhige Tiefen- und Zwerchfell- bzw. Bauchatmung möglich ist. Um dies zu erreichen, werden neben körperlichen meist auch stimmliche Übungselemente vermittelt, die oft mit → Entspannungstherapien (Seite 252), Visualisierungs- und meditativen Übungen kombiniert werden.

Wird die Atemtherapie im Rahmen einer physikalischen Therapie oder Rehabilitation verordnet, erstatten die gesetzlichen Krankenkassen in der Regel die Kosten.

Ayurvedische Medizin

Neben der → TCM (Seite 258) gehört der indische Ayurveda zu den ältesten überlieferten Gesundheitslehren und beruht wie diese auf einem ganzheitlichen Verständnis von Gesundheit und Krankheit. Grundlage des Ayurveda ist die Lehre von den 3 Körpersäften (Doshas) Vata, Pitta und Kapha. Diese stehen in Verbindung mit den 5 Naturelementen Feuer, Erde, Wasser, Luft und Äther (Raum). Krankheit ist gemäß der ayurvedischen Lehre Ausdruck einer Dosha-Störung, z. B. einem zu stark oder zu schwach ausgeprägten Dosha. Ziel ist es, die aus dem Gleichgewicht geratene Dosha-Balance zu harmonisieren und gleichzeitig die Selbstheilungskräfte des Körpers anzuregen und u. a. durch bestimmte Lebensregeln Krankheiten vorzubeugen.

Wichtige therapeutische Maßnahmen:
- Ausreichend Schlaf und Ruhe
- Eine das individuelle Dosha-Gleichgewicht fördernde Ernährung mit frischer, nicht ausschließlich vegetarischer Kost
- Einsatz von Heilkräutern, z. B. frische, aus wildwachsenden Heilkräutern zubereitete Pflanzensäfte, Pasten oder Aufgüsse
- Spezielle Reinigungskuren (Pancha Karma) zur Ausscheidung von Stoffwechselschlacken (z. B. Schwitzkuren, Darmeinläufe)
- Des Weiteren Ölungen (Snehana) mittels Ölmassagen oder der innerlichen Einnahme von Öl bei Vata-Krankheiten, aber auch chirurgische Eingriffe

Bewegungstherapien → Manuelle Therapien (Seite 243), → Entspannungsübungen (Seite 252)

Biochemie nach Dr. Schüßler

Im Zentrum des von Dr. med. Wilhelm Heinrich Schüßler (1821–1898) begründeten Naturheilverfahrens stehen 12 Mineralstoffe, die natürlicherweise im Organismus vorkommen. Schüßler ging davon aus, dass v. a. Mineralstoffe für jede Zellfunktion von elementarer Bedeutung sind und folglich ein Mineralstoffmangel in den Zellen Krankheiten hervorruft bzw. mit einer Erkrankung einhergeht. Durch den Einsatz der »Schüßler-Salze« soll das im Krankheitsfall gestörte biochemische Gleichgewicht im Organismus wiederhergestellt werden. Welcher der Mineralstoffe in welcher Dosierung dem Körper zugeführt werden muss, richtet sich nach dem Krankheitsbild und danach, welches Mineralsalz im Körper welche Aufgabe erfüllt. Seit Anfang des 20. Jahrhunderts sind zu diesen 12 Basissalzen weitere Ergänzungssalze hinzugekommen.

Die **Funktionsmittel** werden wie die homöopathischen Mittel verdünnt (potenziert) und kommen in den Potenzen D3, D6, D12 entweder in Tablettenform (evtl. auch als Pulver) oder als Salben, die äußerlich aufgetragen werden, zur Anwendung.

Biofeedback

Bei Biofeedback (engl. Rückkopplung) geht es darum, sich normale körperliche Vorgänge bewusst zu machen und zu lernen, diese zu steuern. Das Verfahren gehört zu den alternativen Therapien, wird aber auch von der Schulmedizin eingesetzt, z. B. im Sinne einer Verhaltenstherapie, um Zusammenhänge zwischen bestimmten psychischen Situationen (z. B. Stress, Angst) und damit einhergehenden körperlichen Reaktionen aufzuzeigen. Hierfür werden Körperfunktionen, die normalerweise unbewusst ablaufen, wie Atem- und Herzfrequenz, Muskelspannung oder Hautfeuchtigkeit, mit geeigneten Geräten gemessen und audiovisuell rückgemeldet. In einem zweiten Schritt wird versucht, diese Werte durch gezieltes Training, Visualisierung, Meditation, Elemente der → Atemtherapie (Seite 249) und → Entspannungstherapie (Seite 252) zu beeinflussen. Langfristig soll der Betroffene die durch Biofeedback erworbenen Fertigkeiten später zu Hause auch ohne Gerät anwenden können.

Bioresonanztherapie

Die Bioresonanztherapie (BRT) basiert auf der Vorstellung, dass jede Materie verdichtete Energie ist und durch ein elektromagnetisches Energiefeld in Form von spezifischen Schwingungsmustern bestimmt wird. Danach ist auch jeder Mensch durch sein eigenes energetisches Schwingungsmuster charakterisiert. Solange der Organismus gesund ist, die Körperenergie also harmonisch »schwingt«, befindet sich der Körper im energetischen Gleichgewicht. Krankheit äußert sich demnach durch ein Ungleichgewicht der körpereigenen elektromagnetischen Schwingungen. Hier setzt die Bioresonanztherapie an, die völlig schmerzfrei ist. Ziel ist es, die krankhaften »disharmonischen« Schwingungen des Organismus mithilfe eines speziellen Geräts in harmonische Schwingungen umzuwandeln und an den Organismus zurückzuleiten. Die Frequenzen werden so auf das körpereigene Schwingungsmuster abgestimmt, dass harmonische, aber abgeschwächte Frequenzen verstärkt und disharmonische Schwingungen spiegelbildlich entgegengesetzt (invertiert) zurückgeführt werden.

Colon-Hydro-Therapie

Die Colon-Hydro-Therapie ist eine Weiterentwicklung der Darmspülung mittels Einläufen. Ziel ist es, aus dem Dickdarm mithilfe von Wasser Schlackenstoffe auszuleiten, um Verdauungs- und andere Gesundheitsstörungen zu behandeln oder Erkrankungen vorzubeugen. Während des Spülvorgangs kann der Therapeut mit einer Bauchmassage Problemzonen ertasten und das einfließende Wasser dort hinlenken.

Eigenbluttherapie

Bei der Eigenbluttherapie wird Blut (zwischen 0,1 und maximal 5 ml) aus einer Vene entnommen (meist in der Ellenbeuge) und wieder in bzw. unter die Haut oder in den Muskel injiziert oder als Infusion verabreicht. Eine Variante, die v. a. bei Kindern angewendet wird, ist die Verabreichung als Tropfen (Eigenblut-Nosode); hierfür wird das entnommene

Blut homöopathisch potenziert. Durch die Eigenbluttherapie soll das Immunsystem aktiviert werden. Das Blut kann unverändert (native Eigenbluttherapie) oder aufbereitet (z. B. mittels Kurzwellen, UV-Strahlen) verabreicht werden. Mitunter werden dem entnommenen Blut auch verschiedene Substanzen beigemischt, z. B. Kochsalzlösung, Sauerstoff, Ozon, pflanzliche oder homöopathische Arzneien.

Entspannungstherapie

Eine Entspannungstherapie trägt dazu bei, einen Zustand körperlicher und seelischer Ausgeglichenheit zu erreichen. Wird sie zu therapeutischen Zwecken eingesetzt, handelt es sich meist um eine begleitende Maßnahme, z. B. zur besseren Bewältigung der Belastungen durch eine Erkrankung oder zum Abbau von Stress.

Autogenes Training

Es zielt darauf ab, durch die ruhige und konzentrierte Vorstellung von Körperempfindungen einen nachhaltigen Entspannungszustand zu erreichen. Dies geschieht durch Autosuggestion, eine Methode der Selbstbeeinflussung, die durch gedankliche Wiederholung von bestimmten Sprachformeln erfolgt. Die Formeln beziehen sich direkt auf die einzelnen Körperfunktionen und -empfindungen (z. B. Wärme oder Schwere) und beeinflussen so zugleich die unbewusste Körpersteuerung durch das vegetative Nervensystem.

Feldenkrais-Methode

Diese Form der Körpertherapie dient der bewussten Wahrnehmung des eigenen Körpers, aber auch der eigenen Persönlichkeit. Unter Anleitung werden verschiedene Wahrnehmungs- und Bewegungsübungen erlernt, die von einfachen Atemübungen bis hin zu komplexen Arm- und Beinbewegungen reichen und die falsche Haltungs- und Bewegungsmuster ersetzen. Eine Variante ist die **Funktionale Integration**, bei der der Teilnehmer durch leichtes Berühren Bewegungsimpulse erhält, wodurch er seine Bewegungsmuster besser erkennt und gegebenenfalls verändern kann.

Progressive Muskelentspannung nach Jacobson

Ziel ist eine bewusste Entspannung der Körpermuskulatur. Hierfür ist es wichtig, den Gegensatz zwischen Anspannung und Entspannung zu erspüren bzw. muskuläre Spannungszustände frühzeitig wahrzunehmen und diese dann aktiv zu vermindern. Während des Trainings werden nacheinander (»progressiv«) die wichtigsten Muskelgruppen zunächst einige Sekunden lang bewusst angespannt und dann wieder entspannt bzw. gelockert. Dabei sorgt die Anspannung für eine verstärkte Durchblutung der Muskeln, die in der Entspannungsphase als fließende Wärme und angenehme Schwere empfunden wird.

Qi Gong

Ziel ist es, die Lebensenergie Qi im Körper zu harmonisieren, sie wieder in gleichmäßigen Fluss zu bringen und so Krankheitsprozesse positiv zu beeinflussen. Der Übende konzentriert sich zunächst darauf, mithilfe einer Kombination von Atem-, Bewegungs- und Meditationsübungen sein eigenes Qi zu erfassen, es dann zu aktivieren und über die Meridiane durch den Körper zu leiten, um so Energieblockaden aufzulösen. Mitunter werden auch Qi-Gong-Kugeln eingesetzt. Mit ihnen kann man verschiedene Drehtechniken durchführen, Akupressurpunkte oder Hände und Füße massieren.

Yoga

Dieses jahrtausendalte buddhistisch geprägte Übungssystem aus Indien ist auch hierzulande eine anerkannte Methode, um Stresssituationen zu bewältigen und innerlich ausgeglichener zu werden. Yoga umfasst verschiedene Techniken, wie z. B. Atemtraining oder Konzentrationsübungen sowie verschiedene Körperübungen, die u. a. auf ein verbessertes Körperbewusstsein sowie auf den Abbau von seelischen und körperlichen Spannungen abzielen.

Ernährungstherapie

Eine vollwertige Ernährung, die den Organismus ausreichend mit Vital- bzw. Nährstoffen, Ballaststoffen und Flüssigkeit versorgt, war und ist Bestandteil der meisten Gesundheitslehren. In der westlichen Medizin spielt die Ernährungsumstellung u. a. eine wichtige Rolle zur Behandlung der sogenannten Wohlstandskrankheiten (→ metabolisches Syndrom, Seite 35). So wie eine falsche Ernährung schwerwiegende Stoffwechselstörungen hervorrufen oder deren Entstehung begünstigen kann, so kann umgekehrt eine Ernährungsumstellung die meisten Stoffwechselerkrankungen positiv beeinflussen und im Idealfall beseitigen.

Die ernährungstherapeutischen Ansätze der **klassischen Naturheilkunde** verfolgen im Prinzip ähnliche Ziele wie die Schulmedizin. Gemäß dem Grundsatz, dass Nahrung immer auch Heilmittel ist, kennt die Naturheilkunde eine Reihe von Heildiäten, mit denen (Verdauungs-)Organe gezielt gestärkt, Erkrankungen gelindert oder ein gestörter Säure-Basen-Haushalt (v. a. basische Kost gegen Übersäuerung) wieder ausgeglichen werden sollen. Das **Heilfasten**, also der freiwillige, zeitlich begrenzte Verzicht auf feste Nahrung, versteht sich v. a. als eine umfassende Entgiftungs- und Entschlackungskur für den Organismus. Diese fördert die Ausscheidung von Stoffwechselabbauprodukten und giftigen Rückständen aus dem Körper, entlastet die Verdauungsorgane und setzt damit den körpereigenen Regenerationsprozess in Gang. Wichtig sind eine gründliche Darmreinigung mit Darmreinigungssalzen oder Einläufen, eine Flüssigkeitszufuhr von 3 Litern und mehr pro Tag sowie der konsequente Verzicht auf Genussmittel wie Nikotin, Kaffee oder Alkohol.

Es gibt verschiedene Fastenkuren. Sie erfolgen teilweise in einer Klinik unter ärztlicher Aufsicht: **Fasten nach Buchinger**, **F.-X. Mayr-Kur** oder **Tee- und Saftkuren**.

Homöopathie

Die Homöopathie wurde Ende des 18. Jahrhunderts von dem deutschen Arzt Samuel Hahnemann (1755–1843) begründet. Das eigenständige, ganzheitliche Heilverfahren beruht auf dem **Ähnlichkeitsprinzip**: Danach kann eine Substanz, die beim gesunden Menschen bestimmte Krankheitssymptome hervorruft, einen kranken Menschen mit denselben Symptomen heilen. Hahnemann entdeckte dieses Wirkprinzip nach einem Selbstversuch mit der v. a. gegen Malaria eingesetzten Chinarinde. Als Heilmittel kommen in der Homöopathie stark verdünnte Substanzen zum Einsatz, die nach jedem Verdünnungsschritt rhythmisch und mit einer bestimmten Anzahl von Schüttelschlägen verschüttelt werden. Die Wirkung nimmt mit zunehmender Verdünnung zu (und nicht ab), wobei die Verschüttelung offenbar zu einer Dynamisierung (= Potenzierung) der Kräfte beiträgt.

Die Wahl des passenden Mittels, der angemessenen Potenz und Dosierung basieren auf der → homöopathischen Anamnese (Seite 235) und weiteren präzisen Anwendungsregeln. Grundsätzlich bietet sich die klassische Homöopathie für die Behandlung aller Erkrankungen an. Sind Organe oder Gewebe bereits irreparabel geschädigt, kann ein vollständiger Heilungserfolg allerdings ausbleiben. Im Idealfall bewirkt die Behandlung eine rasche Besserung der Symptome. Dies gilt v. a. bei akuten (heftigen) Beschwerden (Akuttherapie). Bei länger bestehenden (chronischen) dauert es in der Regel einige Tage oder Wochen, bis das Mittel greift und die Krankheit abklingt. In diesem Fall erfolgt meist eine Konstitutionstherapie: Es kommen Mittel zum Einsatz, die besonders tief in das Krankheitsgeschehen eingreifen. Die Auswahl der passenden Arznei erfolgt unter Berücksichtigung der ganzen Persönlichkeit. Sowohl bei der Akut- als auch bei der Konstitutionstherapie kann es vorübergehend zu einer **Erstverschlimmerung** kommen. Die homöopathische Behandlung gehört nicht zu den Regelleistungen der gesetzlichen Krankenkassen. Einzelne gesetzliche Krankenversicherungen übernehmen die Kosten für die Anamnese und die Konsultationen zur Verlaufsbeurteilung.

Kinesiologie

Die Kinesiologie geht davon aus, dass Muskelpartien des Menschen miteinander in Verbindung stehen (korrespondieren). Danach hat ein geschwächter Muskel auf den – korrespondierenden – Muskel auf der ihm gegenüberliegenden Körperseite bzw. auf bestimmte Organe und Körperpartien einen ungünstigen Einfluss. Ob ein Muskel stark oder schwach ist, hängt nach kinesiologischer Auffassung damit zusammen, ob das Verhältnis von Anspannung und Entspannung ausgewogen ist. Steht der Betroffene unter Stress, ist diese Balance gestört, das Energieniveau herabgesetzt. In diesem Fall zeigt der Muskel stellvertretend die Stressbelastung des Körpers für alle anderen Muskeln an. Zentrales diagnostisches Verfahren ist der → kinesiologische Muskeltest (Seite 236), der Grundlage für das therapeutische Vorgehen ist. Ziel der kinesiologischen Behandlung ist es, die natürliche Balance zwischen Anspannung und Entspannung wiederherzustellen. Die Therapie umfasst u. a. Massagen, Bewegungsübungen, Elemente der → Chirotherapie (Seite 243), → Osteopathie (Seite 258) und → Kraniosakraltherapie (Seite 256), Ernährungsumstellung etc. Außerdem werden oft Übungen zum Abbau von Stress bzw. zur Entspannung empfohlen. Die Kinesiologie kann bei Muskelverspannungen, Haltungsschäden oder Migräne helfen.

Kneipptherapie

Die Kneipptherapie wurde von Pfarrer Sebastian Kneipp (1821–1897) entwickelt und stützt sich auf 5 Naturheilverfahren:

- → **Hydrotherapie** (Seite 256)
- **Bewegungstherapie:** Regelmäßiges Training der Körperkräfte im Freien macht den Organismus widerstandsfähiger.
- **Phytotherapie:** Heilanwendungen von Kräutern zur innerlichen (z. B. als Tee) und zur äußerlichen Anwendung, etwa als Zusatz von Wickeln, Auflagen, Bädern oder Inhalationen
- **Ernährungstherapie:** Richtiges Essen nach Kneipp bedeutet v. a. der maßvolle Verzehr von naturbelassenen, qualitiv hochwertigen Lebensmitteln in kleineren Mahlzeiten, z. B. frisches Obst, Gemüse, Nüsse, Eier, Milch, Vollkornprodukte.
- **Ordnungstherapie:** Gemäß dem engen Zusammenspiel von Körper, Geist und Seele ist es wichtig, auf ausreichend Ruhe und Ausgeglichenheit zu achten und generell für ein gesundes Gleichgewicht zwischen Belastung und Entspannung und eine maßvolle Lebensführung zu sorgen.

Die ganzheitliche Wirkung der Kneipptherapie ist inzwischen durch zahlreiche Studien untermauert.

Hydrotherapie
Dazu gehören mehr als 100 Wasseranwendungen. Diese beruhen auf der Erkenntnis, dass Reize, die kaltes, temperiertes oder warmes Wasser auf die Haut ausübt, auf den ganzen Organismus harmonisierend wirken. Dauer und Intensität der Reize variieren, je nachdem, ob es sich um schwache (z. B. Waschungen, Unterarm- oder Fußbäder, Wassertreten), mittelstarke (z. B. Halb-, Sitzbäder, Sauna) oder sehr starke Reize (z. B. Überwärmungsbad, Vollblitzgüsse, Ganzkörperpackung) handelt.
Generell aktivieren kneippsche Wasseranwendungen Stoffwechsel und Atmung, regulieren die Hormonproduktion, verbessern die Durchblutung, entspannen die Muskulatur, stabilisieren den Kreislauf und stärken das Immunsystem.

Kraniosakraltherapie

Die Kraniosakraltherapie, eine schonende und risikoarme manuelle Therapieform, geht von der Annahme aus, dass im menschlichen Organismus neben verschiedenen Kreisläufen wie dem Blutkreislauf als weiteres in sich geschlossenes System das Kraniosakralsystem (KSS) existiert. Es besteht äußerlich aus den knöchernen Strukturen des Schädels (cranium), der Wirbelsäule und des Kreuzbeins (sacrum). Innerlich umfasst es die Hirn- und Rückenmarkshäute, die von der Hirnflüssigkeit (Liquor cerebrospinalis) umspült werden. Ihre Volumenschwankungen sorgen für den sogenannten Kraniosakralrhythmus (Kraniosakralpuls). Ist die Beweglichkeit z. B. durch Fehlhaltung oder Muskelverspannungen eingeschränkt, kann der Liquor nicht mehr ungehindert fließen und es treten Störungen im KSS auf.
Ziel der Kraniosakraltherapie ist es, den gestörten Kraniosakralpuls zu harmonisieren. Im nächsten Schritt wird das quer laufende Bindegewebe am Rumpf entspannt, anschließend werden weitere feine Manipulationen an Wirbelsäule, Kreuzbein, Becken und Kopf durchgeführt.

Magnetfeldtherapie

Die Magnetfeldtherapie zielt darauf ab, auf jede einzelne Körperzelle Einfluss zu nehmen, um den gestörten Energiehaushalt zu harmonisieren. Der stimulierende Effekt soll auf dem Resonanzprinzip basieren: Danach wirken die von den Magnetfeldern ausgehenden Frequenzen über Nervenbahnen auf die Körperzellen ein und erzeugen dort Ströme, die den körpereigenen Schwingungen sehr ähnlich sind und zu einer Steigerung der Zellaktivität führen. Auf diese Weise sollen z. B. die Versorgung der Zellen mit Nährstoffen und der Abtransport von Schlacken verbessert werden. Insgesamt werden der Magnetfeldtherapie eine Steigerung der Durchblutung, aber auch eine schmerzlindernde und entzündungshemmende Wirkung sowie ein beruhigender Effekt auf das Nervensystem zugeschrieben. Es wird unterschieden zwischen Magnetfeldgeräten, die pulsierende Magnetfelder erzeugen, und sogenannten Permanentmagneten, die statische Magnetfelder (z. B. Armbänder, Einlagen, Gürtel) produzieren. Geräte, die pulsierende Magnetfelder aufbauen, sind u. a. in Form von Magnetfolien, Kissen, Spulen und Ringapparaturen erhältlich. In Praxen von Ärzten und Heilpraktikern kommen meist niederenergetische Systeme zur Ganzkörperbehandlung oder als lokale Behandlung einzelner Körperpartien zum Einsatz, die die Impulse im Körper mittels pulsierender Magnetfelder erzeugen. Die von außen zugeführten elektromagnetischen Ströme werden computergesteuert mittels Applikatoren auf den Körper übertragen. Häufige Einsatzgebiete sind z. B. Störungen und Erkrankungen des Bewegungsapparats.

Neuraltherapie

Die Neuraltherapie beruht auf der Annahme, dass Erkrankungen Störfelder im Organismus hervorrufen, die an weit entfernten Körperteilen verschiedenste Krankheiten hervorrufen bzw. unterhalten können (Fernwirkung). Ihr Ziel ist es, in den gestörten Regelkreis einzugreifen und das Störfeld aufzulösen. Dazu wird dem Patienten ein örtlich wirkendes Betäubungsmittel (meist Procain, Lidocain) direkt in den Schmerzort (Lokalbehandlung) gespritzt, und zwar entweder in bzw. knapp unter die Haut (Quaddeln) oder in die Muskulatur. Kann ein Organ nicht direkt erreicht werden, erfolgt die Behandlung in dem Körperabschnitt, der mit dem Zielorgan durch einen gemeinsamen Nervenstrang versorgt wird, oder über bestimmte Akupunkturpunkte. Gelingt es, das Störfeld zu beseitigen, setzt sofortige Beschwerdefreiheit ein.

Orthomolekulartherapie

Als Orthomolekulartherapie wird die Behandlung mit Vitaminen, Mineralstoffen, Spurenelementen, Aminosäuren und essenziellen Fettsäuren in Tabletten-, Kapsel- oder Pulverform bezeichnet. Diese Stoffe kommen natürlicherweise im menschlichen Organismus vor, müssen ihm aber über die Nahrung zugeführt werden, weil er sie nicht selbst herstellen kann. Gesundheit bedeutet gemäß der Orthomolekulartherapie, dass im Körper diese Stoffe ausreichend vorhanden sind, damit alle Körperfunktionen reibungslos ablaufen. Falsche Lebens- und Ernährungsgewohnheiten tragen jedoch dazu bei, dass sie ihm meist zu wenig zur Verfügung stehen und dann zugeführt werden müssen.

Die Orthomolekularmedizin kennt mehr als 40 Substanzen, die zur Substitutionstherapie von Mangelzuständen eingesetzt werden. Zur Ermittlung, welche Substanz in welcher Dosierung eingenommen werden soll, werden u. a. spezielle Blut-, Urin-, Speichel-, Schweiß- und Haaranalysen durchgeführt.

Osteopathie

Die Osteopathie gehört zu den manuellen Therapieformen. Zur Diagnose und Therapie bedient sich der Therapeut seiner Hände, mit denen er leichten Druck ausübt. Es werden keine Medikamente oder Instrumente eingesetzt. Grundgedanke ist, dass eine Bewegungseinschränkung an einer bestimmten Körperstelle durch eine Störung an einer anderen Stelle ausgelöst worden sein kann. Solche Bewegungseinschränkungen können im sogenannten **parietalen System** (Skelett- und Muskelsystem) vorliegen, aber auch das **viszerale System** (innere Organe und Aufhängevorrichtungen) oder **kraniosakrale System** (Hirn- und Rückenmarkshäute, Aufhängung im Kreuzbein-Steißbein-Bereich und im Schädel) betreffen. Diese Systeme stehen miteinander in Verbindung bzw. in Wechselbeziehung zueinander. Ziel der osteopathischen Behandlung ist es, diese Selbstregulierungskräfte zu aktivieren und so die Selbstordnung des Körpers wiederherzustellen.

Phytotherapie

Der modernen westlichen Phytotherapie stehen eine Reihe von pflanzlichen Arzneimittelzubereitungen (Phytopharmaka) zur Verfügung, die als Tees, Kapseln, Tinkturen oder Salben, als Inhalate, Ölauszug oder Zusatz in Bädern, Wickeln, Auflagen und Umschlägen zur Anwendung kommen. Meist sind sie als standardisierte Extrakte oder als sogenannte Reinstoffpräparate in der Apotheke erhältlich und werden gezielt zur Behandlung von bestimmten Krankheitssymptomen eingesetzt.

TCM (Traditionelle Chinesische Medizin)

Die Traditionelle Chinesische Medizin (TCM) gehört neben der → ayurvedischen Medizin (Seite 249) zu den ältesten überlieferten Heilkünsten und basiert auf den Vorstellungen des Qi, des Yin-Yang und des Systems der Fünf Elemente. Dabei geht die TCM davon aus, dass die Lebensenergie Qi der Entstehung und Aufrechterhaltung aller Funktionen des menschlichen Organismus zugrunde liegt. Diese Energie ist im Idealfall ständig im Fluss und strömt ungehindert durch die Meridiane und Gefäße, die Leitbahnen des Qi. Wird dieser Energiestrom gestört oder blockiert, wird der Mensch krank. Die Annahme von der Existenz und dem Fließgleichgewicht des Qi geht auf ein naturphilosophisches Weltbild daoistischer Prägung zurück, wonach der Mensch Teil einer umfassenden kosmischen Ordnung ist, in der selbst die kleinsten Teile miteinander in Zusammenhang stehen und sich gegenseitig beeinflussen. Kernstück dieser Anschauung ist das Yin-Yang-Prinzip: Zwischen diesen beiden polaren Kräften erzeugt das Dao (das große Ganze, Dao, Tao = Weg, aber auch »Ordnung der Natur«) ein Spannungsfeld, das schließlich die Lebensenergie Qi hervorbringt.

Gemäß ihrem ganzheitlichen Grundverständnis betrachtet die TCM den Menschen als organische Einheit im Einklang mit der Natur. Klimatische, seelische und konstitutionelle Faktoren können ebenso eine Disharmonie – ein gestörtes Gleichgewicht der Lebensenergie – bewirken wie eine falsche Lebensweise oder ungesunde Ernährung.

Nicht die Symptome, sondern die Krankheitsursachen werden behandelt. Hierbei richtet sich die TCM primär nach den individuellen Befindlichkeiten und der Funktion der erkrankten Organsysteme, für deren Beurteilung sie spezielle diagnostische Verfahren einsetzt (→ Pulsdiagnostik, Seite 237, → Zungendiagnostik, Seite 237). Therapeuten der TCM wenden die einzelnen Verfahren bei allen akuten oder chronischen Erkrankungen mit körperlichen Beschwerden an, nicht jedoch bei »klassischen« psychischen Leiden wie Schizophrenie oder Psychosen.

Die wichtigsten TCM-Behandlungsformen

- Zur äußerlichen Behandlung: → Akupunktur (Seite 246), → Moxibustion (Seite 247), → Akupressur (Seite 246), Tuina-Massage, → Qi-Gong (Seite 253), Tai Qi, Schlamm-, Wasser- und Bäderbehandlung, Schröpfkopfbehandlung
- Zur innerlichen Behandlung: individuell abgestimmte und speziell zubereitete Abkochungen von chinesischen Heilkräutern (Dekokt) sowie Nahrungsmittel (aber keine synthetisch hergestellten Chemiepräparate) und – im weiteren Sinn – Meditation. Dabei werden pflanzliche, tierische und mineralische Arzneimittel nicht nach ihrer pharmakologischen Wirkung, sondern nach ihrem Bezug zur Fünf-Elemente-Lehre bzw. nach Eigenschaften wie z.B. kalt, warm, süß, bitter, leer oder voll klassifiziert und ausgleichend eingesetzt.

Glossar: Medizinische Fachbegriffe von A–Z

abakteriell: nicht durch Bakterien verursacht
abdominal: den Bauch betreffend
abducens: seitwärts wegführend
Abszess: abgekapselte Eiteransammlung, häufig bakteriell bedingt
Adenom: gutartige Geschwulst, die vom Drüsengewebe ausgeht
Adenoviren: Erreger von Krankheiten der Atemwege
Adiponektin: Eiweißhormon, das u. a. am Hunger-Sättigungs-Regulationssystem beteiligt ist und zudem die Wirkung des »Blutzuckerhormons« Insulin an den Fettzellen verstärkt
Adhäsion: Anhaftung (z. B. von Bakterien an die Schleimhautoberfläche), Verklebung, Verwachsung (z. B. von Organabschnitten nach einer Operation)
adstringierend: zusammenziehend
aerob: Sauerstoff zum Leben brauchend (z. B. aerobe Bakterien)
afebril: fieberfrei
Affektion: Erkrankung
akut: plötzlich einsetzend und rasch verlaufend
Algesie: Schmerzempfindung, Schmerzempfindlichkeit
Allopathie: Schulmedizin (in Abgrenzung zur Homöopathie)
ambulant: medizinische Versorgung, die außerhalb eines Krankenhauses durchgeführt wird
Amnesie: meist vorübergehender Verlust des Erinnerungsvermögens, z. B. infolge einer Bewusstseinsstörung, einer Kopfverletzung oder eines traumatischen Erlebnisses
Amyloide: krankhaft veränderte Eiweiße, die sich in Organen ablagern
Anabolika: den Aufbaustoffwechsel fördernde Substanzen
anaerob: lebensfähig ohne Sauerstoff (z. B. anaerobe Bakterien im Verdauungstrakt)
anal: zum After gehörend, den After betreffend
Analgesie: Verlust der Schmerzempfindung durch Medikamente (Analgetika) oder infolge einer Erkrankung
Aneurysma: abnorme Ausweitung, Aussackung, Ausbeulung einer Arterie, oft infolge einer Gefäßwandveränderung
Angiektasie: abnorme Erweiterung von Blut- oder Lymphgefäßen
Ankylose: Gelenksteife 1. Versteifung eines Gelenks infolge knöcherner Verwachsungen 2. chirurgisch herbeigeführte Versteifung zur Schmerzlinderung bei Arthrose
Ann-Arbor-Klassifikation: Stadieneinteilung der Lymphome nach der Ausbreitung im lymphatischen System
Anorexie: Appetitlosigkeit

Antagonist: Gegenspieler
anterior: vordere, die Vorderseite betreffend
Antidot: Gegengift
Antigen: Substanz (z. B. Krankheitserreger, Allergen), die vom Immunsystem als fremd erkannt wird und so eine Antigen-Antikörper-Reaktion auslöst
Antikörper: Immunglobuline; Eiweißverbindungen, die nach Kontakt mit einem Antigen vom Immunsystem gebildet und dann ins Blut abgegeben werden, um im Rahmen einer Antigen-Antikörper-Reaktion das Antigen unschädlich zu machen
antiviral: gegen Viren gerichtet
Aphthen: entzündliche Schleimhautveränderung im Mund
Apnoe: Atemstillstand
Arterie: Blutgefäß, das Blut vom Herz wegtransportiert
Aszites: Ansammlung von Flüssigkeit in der freien Bauchhöhle
Atherom: Grützbeutel; Zyste im Bereich eines Haarfollikels
Atresie: 1. angeborenes Fehlen oder Verschluss einer natürlichen Körperöffnung 2. Rückbildung eines Organs
Atrophie: Gewebeschwund; Schrumpfung eines ursprünglich normal entwickelten Gewebes oder Organs
auditiv: das Gehör betreffend
Ausbruch: → Eruption
Autoantigen: körpereigene Substanz, die vom Immunsystem nicht als körpereigen angesehen wird
Autoantikörper: durch → Autoantigene hervorgerufene → Antikörper
Autoimmunkrankheit: Krankheit, bei der sich Abwehrreaktionen des Immunsystems gegen körpereigene Strukturen richten
Autolysat: Extrakt aus lebenden Mikroorganismen (z. B. Hefe)
avirulent: nicht ansteckend, keine Krankheit verursachend

bakterizid: bakterienabtötende Wirkung einer Substanz (z. B. Desinfektionsmittel, Antibiotika)
benigne: gutartig
bilateral: beidseitig; zweiseitig; beide Seiten betreffend
biliär: mit Gelbsucht verbunden
bipolar: zweipolig; mit zwei Polen ausgestattet
bizellulär: zweizellig; aus zwei Zellen bestehend
B-Lymphozyten: spezielle Immunzellen, Produktionsstätte der Immunglobuline, die als Antikörper agieren
Body-Mass-Index (BMI): Körpermasseindex; Richtwert zur Beurteilung des Körpergewichts
bougieren: Aufdehnen von verengten Hohlorganen durch eine Dehnsonde
Bradykardie: zu langsamer Herzschlag mit einem Puls von unter 60 Schlägen in der Minute
Bronchospasmus: Verkrampfung der Bronchialmuskulatur
Bruxismus: Zähneknirschen

Candidamykose (Candidiasis): durch Hefepilze verursachte Infektion meist der Haut und Schleimhaut, selten der inneren Organe

cardiopulmonale Reanimation: Herz-Lungen-Wiederbelebung

Cholestase: Gallenstauung, z. B. infolge eines Gallensteins

Chromosom: in jedem menschlichen, tierischen und pflanzlichen Zellkern vorkommender Träger des Erbguts, der aus DNA besteht und auf dem die Erbanlagen (Gene) liegen

chronisch: über einen längeren Zeitraum andauernd

Conduit: künstlich angelegter, kanalförmiger Ausgang, z. B. künstlicher Harnableitungsweg

Coxsackieviren: Erreger u. a. der »Sommergrippe«, abakterieller Meningitis

CRP (C-reaktives Protein): in der Leber im Rahmen der =› Immunantwort durch Interleukin 6 gebildetes Eiweiß, dessen Produktion bei einer akuten Entzündung oder Infektion um ein Vielfaches erhöht ist

Cutis: Haut

Defektheilung: unvollständige Heilung einer Krankheit/ Verletzung

Defensine: kleine, aus bis zu 47 Aminosäuren bestehende Peptide, die zum angeborenen Immunsystem gehören und die Zellwände von Bakterien zersetzen (»körpereigene Antibiotika«); kommen u. a. auf der Haut oder der Darmschleimhaut vor

Degeneration: Verfall, Rückbildung von Zellen, Geweben oder Organen mit eingeschränkter Funktionsfähigkeit

Dehydratation: Austrocknung, Wassermangel des Körpers

Dekontamination: Entseuchung

Demenz: fortschreitender Verfall der geistigen Fähigkeiten, meist als Folge einer Gehirnerkrankung (z. B. Alzheimer-Krankheit)

Dermatose: Sammelbegriff für Hauterkrankungen

dermatrop: mit Wirkung auf die Haut

Desinfektion: Entkeimung; Abtötung oder Inaktivierung aller Keime

Desoxyribonukleinsäure (DNA/DNS): chemische Substanz in Form einer doppelten, gewundenen Spirale (Doppelhelix), die sich in den Chromosomen befindet und Träger der Erbinformationen ist

Deszensus (Descensus): Senkung oder Vorfall eines Organs (z. B. Descensus uteri, Gebärmuttersenkung) oder von Organteilen

Detoxikation: Entzug; Entgiftung des Körpers z. B. von Suchtmitteln

Detritus: Trümmer, z. B. von Geweben oder Zellen

Deviation: Abweichung von der Norm, Abweichung von der Normalstellung

devital: leblos; ohne Zeichen von Leben

dexter: rechts, der rechte

Diarrhö: Durchfall

Diastole: Erschlaffungsphase des Herzens

Distorsion: Verstauchung, Zerrung

dorsal: rückseitig, zur Rückseite hin; zum Rücken gehörend

Dosis: verordnete oder verabreichte Menge eines Arzneimittels

Dysästhesie: Sensibilitätsstörung, schmerzhafte Wahrnehmung von Berührungsreizen

dysmorph: fehlerhaft entwickelt

Dyspepsie: Verdauungsstörung mit Oberbauchbeschwerden unterschiedlichster Ursache (z. B. durch psychische Faktoren)

Dysphagie: Schluckbeschwerden, Schluckstörungen

Dysplasie: Fehlbildung oder Fehlentwicklung eines Organs

Dyspnoe: Atemnot, Luftnot, Kurzatmigkeit

Echoviren: Erreger z. B. fieberhafter Erkrankungen der Atemwege

Effloreszenz: sichtbare Hautveränderung infolge einer Erkrankung, z. B. Quaddel, Schuppe, Bläschen, Pustel

Eiweiß-Spaltprodukte: entstehen beim Um- und Abbau von Eiweißen im Stoffwechsel

Ektomie: vollständige operative Entfernung eines Organs

Ektopie: angeborene Gewebe- oder Organverlagerung an einer unüblichen Stelle im Körper

Emesis: → Vomitus

Emphysem: krankhaftes oder künstlich induziertes Vorkommen von Luft in Körpergeweben, -organen oder -höhlen

Empyem: Eiteransammlung in einer Körperhöhle oder einem Hohlorgan infolge einer bakteriellen Infektion

endogen: ohne äußere Einflüsse, im Körper selbst entstanden

endokrin: Hormone in den Blutkreislauf absondernd, die Hormonsekretion betreffend

Enkopresis: Einkoten

enteral: auf den Darm bezogen

Enuresis: Bettnässen

Epidermis: Oberhaut; gefäßlose, äußerste Schicht der Haut

Epikrise: kritischer Abschlussbericht über den Verlauf einer Erkrankung im Krankenhaus

Epilation: Enthaarung

Epithel: Deckgewebe des Haut- und Schleimhautgewebes; Auskleidung von Hohlorganen

Erosion: auf die Oberfläche der Haut oder Schleimhaut beschränkte Gewebeschädigung (z. B. Hautabschürfung)

Erreger: Mikroorganismen, die Krankheiten verursachen, z. B. Viren, Bakterien, Pilze, Einzeller

Eruption (Ausbruch): z. B. Hervortreten eines Hautausschlags

Erythem (Erythema): Röte; entzündliche Rötung einer Hautstelle

Erythrozyten: rote Blutkörperchen

Exanthem: entzündlicher, sichtbarer Hautausschlag

Exkretion: Ausscheidung, Absonderung

exogen: durch äußere Faktoren verursacht, von außen in den Körper eindringend

exokrin: (bei Drüsen) nach außen absondernd

exspektativ: abwartend; eine Behandlung abwartend

Exspiration: Ausatmung

Exstirpation: vollständige Entfernung eines umschriebenen Gebildes, z. B. eines Tumors, einer Zyste oder eines Organs

extrakorporal: außerhalb des Körpers (liegend oder ablaufend)

Extrasystole: Extraschlag des Herzens

Exulzeration: Geschwürbildung
Exzision: Ausschneidung; Entfernung eines Gewebe- oder Organteils mit einem scharfen Instrument (z. B. Skalpell)

fakultativ: gelegentlich, wahlweise
familiär: in einer Familie gehäuft auftretend (und damit mitunter erblich)
Faszie (Fascia): bindegewebige Hülle um Muskeln
Fäzes: Stuhl, Kot
fazial: das Gesicht betreffend; zum Gesicht gehörend
Fazialisparese (Fazialislähmung): Gesichtslähmung, Lähmung des Nervus facialis und der von ihm versorgten Gesichtsmuskeln
febril: fieberhaft, fiebrig, mit Fieber verbunden
Febris: Fieber
Feiung: aktive Immunisierung, z. B. durch Schutzimpfung
Fettstuhl: glänzender Stuhl mit lehmartiger Färbung, reichlich Neutralfette enthaltend
Fibra: z. B. Bindegewebsfaser, Nervenfaser
Fibrom (Fibroma): gutartige Wucherung des Bindegewebes auf der Hautoberfläche, z. B. als kleiner Knoten nach Verletzung
Fibrose: krankhafte Vermehrung von Bindegewebe
Fissur: 1. schmerzende tiefe Einrisse in der Haut oder Schleimhaut (z. B. Analfissur) 2. feiner Knochenbruch, Haarriss
Fistel: abnormer Verbindungsgang zwischen einem Organ und der Körperoberfläche (äußere Fistel) oder zwischen zwei oder mehreren Organen (z. B. Blasenfistel)

Flatulenz: Blähungen
Flimmerepithel: Schleimhautgewebe mit Flimmerhärchen auf der Oberfläche (z. B. in den Atemwegen)
Fotopletysmographie: → Pletysmographie-Verfahren, bei dem die unterschiedliche Streuung roten Lichts durch gut bzw. schlecht durchblutetes Gewebe genutzt wird
Fötor: schlechter Geruch, z. B. Mundgeruch
fragil: zerbrechlich, sehr zart
Fraktur: Bruch, Knochenbruch
fulminant: plötzlich auftretend, rasch und heftig verlaufend
funikulär: bandartig, strangartig
futil: sinnlos, wirkungslos

Ganglion: 1. Überbein 2. Nervenknoten, Ansammlung von Nervenzellen zur Reizübertragung
Gangrän: Untergang von Gewebe mit schwärzlicher Verfärbung infolge einer Durchblutungsstörung
Genmutation: eine nur ein Gen betreffende Mutation
Glandula: Drüse
Granulozyten: Blutkörperchen aus der Gruppe der weißen Blutkörperchen
Gravidität: Schwangerschaft
Grimmdarm: Teil des Dickdarms

Halbwertzeit: bei Medikamenten die Zeit, nach deren Ablauf die Hälfte der Wirkstoffe im Körper abgebaut ist
Hämangiom: Blutschwamm
Hämarthrose: blutige Ergussbildung in einem Gelenk

Hämatemesis: Bluterbrechen
hämatogen: 1. im Blut entstanden 2. durch Blut übertragen
Hämatom: Bluterguss
Hämatopenie: Blutmangel; Verminderung des Blutvolumens
hämatoplastisch: blutbildend
Hämochromatose: Eisenspeicherkrankheit
Hämorrhagie: Blutung, Einblutung
Hämostase: natürliche Blutstillung des Körpers
Helminthiasis: Wurminfektion
Hemiplegie: vollständige Lähmung einer Körperhälfte
Hepatomegalie: Vergrößerung der Leber
Hernie: Eingeweidebruch, Verlagerung eines Teils der Bauchorgane durch eine Bruchpforte in eine angeborene oder erworbene Ausstülpung des Bauchfells
Hiatus: Spalt, Spalte, Ritze, schmale Öffnung
Hidrose (Hidrosis): Schweißabsonderung
histogen: aus dem Gewebe stammend, vom Gewebe gebildet
histotoxisch: gewebeschädigend
homomorph: von gleicher Gestalt
humoral: Flüssigkeiten des Körpers betreffend
hydropektisch: wasserbindend, wassereinlagernd
Hydrops: Flüssigkeitsansammlung in einer Körperhöhle
Hyperemesis: heftiges, unstillbares Erbrechen
Hyperparathyreoidismus: Überfunktion der Nebenschilddrüse
Hyperplasie: Vergrößerung eines Gewebes durch Zellvermehrung

Hyperpyrexie: hohes Fieber über 41 °C
Hyperthermie: Überwärmung (ohne Fieber zu haben)
Hypertrophie: → Hyperplasie
Hyperventilation: zu rasche Atmung, die über den erforderlichen Bedarf des Körpers hinausgeht
Hypoplasie: angeborene oder erworbene Unterentwicklung eines Organs oder Gewebes
Hypopnoe: flache, langsame Atmung
Hypoventilation: verminderte Belüftung der Lungenbläschen (Alveolen) durch eine eingeschränkte Lungenfunktion
Hypovolämie: Blutvolumenmangel, z. B. durch starke Blutverluste
Hypoxämie: verminderter Sauerstoffgehalt im Blut

idiopathisch: spontan, ohne erkennbare Ursache, nicht erklärbar
Idiosynkrasie: Überempfindlichkeit
IGCCCG-Klassifikation (International-Germ-Cell-Cancer-Collaboration-Group): eine Einteilung fortgeschrittener Tumorstadien
immobil: unbeweglich, starr, fest
immun: unempfindlich gegen Krankheitserreger
Immunantwort: Reaktion des Immunsystems auf Substanzen oder Organismen, die es als fremd erkannt hat
Immunglobulin: → Antikörper
Immunmodulation: Immunstimulation
Immunsuppressiva: Präparate, die die Aktivität des Immunsystems unterdrücken

Implantation: Einbringen von Fremdmaterial in den Körper
inapparent: symptomlos, klinisch nicht in Erscheinung tretend
Indikation: Grund zur Anwendung für eine bestimmte diagnostische oder therapeutische Maßnahme
indiziert: angezeigt, angebracht
Indolenz: Unempfindlichkeit, Schmerzlosigkeit
Induration: Verhärtung oder Verdichtung eines Gewebes
infaust: aussichtslos, sehr ungünstig
infektiös: ansteckend, übertragbar
inferior: tiefer, unterer, weiter unten befindlich
Infiltration: 1. Eindringen von Substanzen (z. B. Flüssigkeit, Zellen, Tumorzellen) ins Gewebe 2. Injektion einer Substanz ins Gewebe
Inflammation: Entzündung
Infraktion: unvollständige Fraktur, Haarbruch
Infusion: Flüssigkeitszufuhr in eine Vene (intravenöse Infusion), eine Arterie (intraarterielle Infusion) oder in das Unterhautfettgewebe (subkutane Infusion) über einen Plastikschlauch und eine Hohlnadel
Ingestion: Nahrungs- bzw. Nährstoffaufnahme
Injektion: Einspritzen von Flüssigkeit in den Körper mittels einer Spritze oder Hohlnadel
Inhalation: Einatmung z. B. von Dämpfen, Gasen oder gelösten oder zerstäubten Medikamenten zur Therapie akuter oder chronischer Erkrankungen der Atemwege
Inkarzeration: Einklemmung eines Organs oder Körperteils, z. B. Brucheinklemmung
Inkontinenz: unfreiwilliger Abgang von Harn oder Stuhl
Inkubationszeit: Zeit zwischen der Ansteckung mit einem Erreger und dem Auftreten der ersten Symptome
Innervation: Versorgung von Gewebe und Organen mit Nerven(reizen)
inoperabel: nicht zu operieren
Inspiration: Einatmung
instabil: unbeständig
Instillation: Einträufelung, Tropfinfusion
Insudat: aus der Blutbahn in die Gefäßwand eingedrungene Flüssigkeit
Insuffizienz: Funktionsschwäche eines Organs oder Organteils
Insult: Anfall, Attacke
interkritisch: zwischen zwei Krankheitsschüben
interkurrierend (interkurrent): zwischenzeitlich auftretend, hinzukommend
intermediär: dazwischen liegend, verbindend
Intermission: symptomfreie Phase im Krankheitsverlauf
intermittierend (intermittent): zeitweilig aussetzend, mit Unterbrechungen, in Schüben verlaufend
Interruptio: Unterbrechung, Abbruch
Intoleranz: Unverträglichkeit, z. B. Laktoseintoleranz
Intoxikation: Vergiftung
intrazellulär: innerhalb einer Zelle liegend oder ablaufend

intrinsisch: von innen kommend, innewohnend

Intubation: Einführung eines Tubus in die Luftröhre, wodurch eine kontrollierte Beatmung hergestellt wird

Intumeszenz: Anschwellung

invertiert (invers): umgekehrt, entgegengesetzt

Inzidenz: 1. Auftreten, Vorkommen, Verbreitung 2. Anzahl von neuen Erkrankungsfällen einer bestimmten Erkrankung in einem bestimmten Zeitraum

Inzision (Incisio): operativer Einschnitt in ein Gewebe mit einem scharfen Instrument (z. B. einem Skalpell)

Irrigation: Ausspülung, Durchspülung

Ischämie: Blutleere; eingeschränkte oder unterbrochene Durchblutung durch eine Verminderung der arteriellen Blutzufuhr

Isthmus: Verengung, verengte Stelle, schmale enge Verbindung

Kachexie: Auszehrung, extreme Abmagerung

kankroid: einer Krebserkrankung ähnlich

Kanüle: Hohlnadel zur Entnahme von Flüssigkeiten, zur Injektion

kanzerogen (karzinogen): krebserregend

kanzerös: von Krebs befallen, krebsartig

Kapillare: Haargefäß; kleinste Blutgefäße

kardinal: grundlegend, primär, hauptsächlich

kardiovaskulär: Herz/Kreislauf bzw. Herz/Gefäße betreffend

Karzinom: bösartiger Tumor

Karzinogenese: Krebsentstehung, Entstehung von Tumoren

Katheter: röhren- oder schlauchförmiges, starres oder flexibles Instrument zur Einführung in Organe und Gefäße zu diagnostischen oder therapeutischen Zwecken

kaudal: nach dem Körperende hin, abwärts, fußwärts

Keratose: angeborene/erworbene Verhornungsstörung der Haut

Klinik: 1. Krankenhaus 2. Symptomatik und Verlauf einer Krankheit

Klistier: Einlauf, Darmeinlauf

Knochenfissur: → Infraktion

Koagulation: Blutgerinnung

Koaleszenz: Verschmelzung, Zusammenwachsen

kohärent: zusammenhängend

Kolik: schubweise auftretende, krampfartige Schmerzen in einem (Hohl-)Organ

kollateral: seitlich, benachbart, nebeneinander liegend, außen liegend

Koma: tiefe Bewusstlosigkeit, aus der der Betroffene nicht erweckt werden kann

Komplikation: unerwartetes Geschehen im Verlauf einer Krankheit, wodurch deren Ablauf ungünstig beeinflusst wird

Konisation: Ausschneiden eines Gewebekegels aus dem Gebärmutterhals

konjugiert: paarweise verbunden, paarig, gepaart

konkomittierend: begleitend, gleichzeitig (auftretend)

konservativ: erhaltend, bewahrend, nicht-operative(e) (Therapie)

Konsilium/Konsultation: ärztliche Beratung

kontagiös: übertragbar, ansteckend

kontaminiert: verschmutzt, verseucht, vergiftet

Kontraindikation: Gegenanzeige, Umstände, die die Anwendung einer diagnostischen oder therapeutischen Maßnahme verbieten

kontrahieren: (z. B. einen Muskel) zusammenziehen

Kontraktur: eingeschränkte Beweglichkeit durch Gelenkfehlstellung

Kontusion (Contusio): Prellung, Quetschung

koronar: kranzartig; die Herzkranzgefäße betreffend

Kortikosteroide: Sammelbezeichnung für Hormone der Nebennierenrinde (z. B. Kortison)

Kultur: Züchtung von Mikroorganismen, Zellen oder Geweben auf einem speziellen Nährmedium

Laparoskop: Endoskop zum Betrachten der Bauchhöhle und der Oberfläche der Bauchorgane

larviert: (Symptom, Krankheit) versteckt, verkappt

latent: unbemerkt, ohne Symptome verlaufend

lateral: zur Körperseite hin liegend, an/auf der Seite, seitlich

Latenzphase: → Inkubationszeit

Letalität: tödlicher Ausgang einer Erkrankung

Leukozyten: weiße Blutkörperchen

Lichen: Flechte, Hautkrankheit mit Knötchenbildung

Lichtreflexionsrheographie: Verfahren zur Abschätzung der Durchgängigkeit großer und mittlerer Arterien mithilfe der Lichtbrechung

Lippenbremse: Gegen den Widerstand der gespitzten, leicht geschlossenen Lippen wird langsam und dosiert ausgeatmet

Liquor: Körperflüssigkeit, meist Gehirn-Rückenmark-Flüssigkeit

lokal: örtlich (begrenzt)

lumbal: zur Lende gehörend, die Lende betreffend

Luxation: Verrenkung

Lymphom: Lymphknotenschwellung

Lymphozyten: weiße Zellen in Blut und Lymphe

maligne: bösartig, z. B. malignes Melanom (→ Hautkrebs, Seite 90)

makrozellulär: großzellig

Malabsorption: (krankhafte) Störung der Nahrungsaufnahme durch die Zellen der Darmschleimhaut

Mamma, -ae: Brust, Brüste

Manifestation: Erkennbarwerden, z. B. einer Erkrankung

medikolegal: gerichtsmedizinisch

medizinal: die Medizin betreffend, heilend, heilkräftig

mellitus: honigsüß; mit Erhöhung des Blutzuckerspiegels und Zuckerausscheidung im Urin einhergehend (→ Diabetes mellitus, Seite 49)

Metastase: Tochtergeschwulst, Absiedelung von Tumorzellen aus einem primären Krebsherd

mikrozellulär: kleinzellig

Miktion: Harn-, Wasserlassen, Urinieren, Blasenentleerung

minimalinvasiv: so gering wie möglich eindringend. Minimalinvasive Operationsverfahren mit kleinen Hautschnitten sind heute oft eine gewebeschonende Alternative zu »offenen« Operationen

Monozyten: Blutkörperchen aus der Gruppe der weißen Blutkörperchen, die sich im Gewebe zu Fresszellen (Makrophagen) umwandeln und so Bakterien oder Gewebetrümmer beseitigen (»fressen«)

Morbus: Krankheit, Erkrankung

Morbidität: Krankheitshäufigkeit, Anzahl der Patienten, die von ein und derselben Krankheit betroffen sind

Mukolyse: Schleimauflösung, Schleimverflüssigung

multifaktoriell: durch viele Faktoren bedingt, aus mehreren Faktoren bestehend

multipel (multiple): wiederholt, an vielen Stellen auftretend, vielfach

Mutation: erbliche Veränderung der Struktur oder Wirkung eines oder mehrerer Erbfaktoren durch endogene oder exogene Faktoren

Mykose: Pilzinfektion

Myxödem: Anreicherung schleimartiger Substanzen in der Haut

Nävus (Naevus): Muttermal

Nebenwirkung: therapeutisch nicht erwünschte und nicht beabsichtigte Wirkung eines Arzneimittels

Nekrose: örtlich begrenzter Untergang von Gewebe (Gewebstod)

nekrotisierend: absterbend, nekrotisch werden

Neoplasie: Neubildung von Gewebe, z. B. bei Heilungsprozessen

neurotrop: auf Nerven wirkend

nichtinvasiv: nicht eindringend, nicht infiltrierend

nichtsteroidal: kortisonfreie Medikamente, die den Entzündungsstoffwechsel beeinflussen, z. B. Acetylsalicylsäure (Aspirin®)

Nodulus: Knötchen, knotige Struktur

Nystagmus: (unwillkürliches) Augenzittern

Obduktion: Leicheneröffnung zur Feststellung der Todesursache

Obliteration: Verschluss, Verödung

Obstruktion: Verlegung, Verengung, Verschluss, Blockierung

Ödem: (krankhafte) Wasseransammlung in Geweben oder Zellen

okkult: verborgen, versteckt, z. B. okkultes Blut im Stuhl

onkogen: krebserregend, einen bösartigen Tumor erzeugend

operabel: operationsfähig

opportunistische Infektion: erst nach immunschwächender Vorerkrankung auftretende Krankheit

oral: den Mund betreffend, durch den Mund einzunehmen

organisch: 1. lebendig 2. ein Organ oder den Organismus betreffend

Orthese: orthopädisches Hilfsmittel, das zur Stabilisierung, Ruhigstellung, Entlastung oder Korrektur von Gliedmaßen oder des Rumpfes zum Einsatz kommt, z. B. Korsett

Orthostase: aufrechte Körperhaltung

ovarial: den Eierstock betreffend

palliativ: symptomlindernd, ohne zu heilen

Papel: Knötchen, kleine Erhebung auf der Haut

Paralyse: vollständige Lähmung
Parästhesie: subjektive Missempfindung, z. B. Kribbeln, Taubheitsgefühl
parenteral: Medikamentengabe unter Umgehung des Verdauungstraktes, z. B. durch Infusion
partiell: teilweise, nicht in vollem Umfang
Pathogenese: alle Faktoren, die zur Krankheitsentstehung, Krankheitsentwicklung beigetragen haben
pathogen: krank machende Eigenschaft, z. B. von Bakterien
pathologisch: krankhaft
Peak-Flow-Meter: Messgerät zur Bestimmung der maximalen exspiratorischen Atemstromstärke
perakut: extrem akut
perennial: das ganze Jahr fortbestehend, ständig, andauernd
Perforation: Durchbruch einer Organwand
Perfusion: Durchblutung
perkutan: durch die Haut
persistierend (persistent): anhaltend, dauernd
phlebogen: aus einer Vene stammend, von einer Vene ausgehend
Phlebographie: Röntgendarstellung der Venen, für die vorab ein Kontrastmittel gespritzt wird
physiologisch: normal, natürlich, nicht krankhaft
physisch: den Körper betreffend, körperlich
Plazebo: Scheinmedikament, pharmakologisch unwirksame Substanz
Plethysmograph: Vorrichtung zur Aufnahme und Darstellung von Volumenschwankungen bei Organen
Polydipsie: übermäßiges Durstgefühl

posterior: hinten, rückwärts liegend
postinfektiös: im Anschluss an eine Infektion
postoperativ: nach einer Operation auftretend (z. B. Nachblutungen)
Prävention: Vorbeugung
Proband: Testperson, Versuchsperson
Prognose: medizinische Einschätzung von Verlauf, Dauer und Heilungsaussichten einer Erkrankung
Progredienz: Verschlechterung einer Erkrankung
progressiv: fortschreitend
Prolaps: Vorfall, Hervortreten von Geweben/Organen aus ihrer ursprünglichen Lage (z. B. Bandscheibenvorfall)
Prophylaxe: Maßnahmen zur Vorbeugung einer Krankheit
Protonenpumpenhemmer: zurzeit stärkster Säurehemmer
Protozoen: einzellige Mikroorganismen
Pruritus: Juckreiz
psychisch: die Seele betreffend, seelisch
psychogen: seelisch bedingt
psychosomatisch: organische Veränderung, die auf einem chronischen Konflikt basiert
pulmonal: die Lunge betreffend
Punktion: Einstich in ein Gewebe oder einen Körperhohlraum zur Gewinnung von Material für die Diagnose
purulent: eitrig
Pyrexie: Fieber

Q**uaddel:** stecknadelkopf- bis handtellergroße, stark juckende Hauterhebung mit rotem Hof durch akutes Ödem in der Haut

Quaddelbehandlung: Behandlungsform, bei der therapeutisch wirksame Substanzen (z. B. Betäubungsmittel, Mistelextrakte) knapp unter die Haut injiziert werden

Radiojodtherapie: nuklearmedizinische Methode zur Behandlung von bestimmten Schilddrüsenerkrankungen (z. B. Überfunktion und/oder Vergrößerung bei Knoten in der Schilddrüse oder bei der Basedow-Krankheit), bei der eine Kapsel mit Radiojod geschluckt wird

Reanimation: Wiederbelebung

Reflex: unwillkürliche Reaktion eines Muskels oder Organs auf einen äußeren Reiz

regressiv: sich zurückbildend

rektal: zum (Mast-)Darm gehörend, über den After in den (Mast-)Darm einbringend, z. B. Zäpfchen

Remission: vorübergehende Besserung eines Krankheitszustands, ohne dass eine (vollständige) Heilung eingetreten ist

renal: die Niere betreffend

Repellents: Mittel zur Abschreckung von Insekten

Reposition: Einrenkung eines verrenkten Gelenks oder Einrichtung eines Knochens

resistent: widerstandsfähig, immun, nicht anfällig

resorbierend: ein- bzw. aufsaugend, aufnehmend

Respiration: (äußere) Atmung

Respirator: Beatmungsgerät (zur künstlichen Beatmung)

respiratorisch: die Atmung betreffend, atmungsbedingt

Retroviren: verursachen latente Infektionen

Rezeptor: für spezifische Reize empfindliche Einrichtung eines Organs oder einer Zelle

Rezidiv: Rückfall, erneuter Krankheitsausbruch nach vollständiger Ausheilung

Ruptur: Einreißen von Geweben oder Organen

Schilddrüsen-Rezeptor-Antikörper: Abwehrstoffe des Immunsystems, die an bestimmte Bindungsstellen der Schilddrüse andocken und so die Schilddrüse zu vermehrter Jodaufnahme und verstärkter Hormonproduktion anregen

Screening: Suchtest; Untersuchung auf eine bestimmte Fragestellung hin, z. B. Bestimmung von → Tumormarkern

Sebum: Talg

Seborrhö: gesteigerte Talgproduktion

Sedierung: Ruhigstellung, z. B. mithilfe eines Beruhigungsmittels

Sekretion: Absonderung von Substanzen (z. B. Schleim, Hormone) durch (Drüsen-)Zellen

septisch-metastatisch: Erregerstreuung vom Blut ins Gehirn infolge einer schweren Allgemeinerkrankung, z. B. einer Blutvergiftung (Sepsis)

solitär: allein, abgesondert, vereinzelt

Somnolenz: Benommenheit

Spasmolytika: die glatte Muskulatur erschlaffendes Präparat, krampflösendes Mittel

Spasmus: Krampf

Sputum: Auswurf

Stenose: Verengung, z. B. eines Blutgefäßes

steroidal: von Steroiden abgeleitet, im Wesentlichen Medikamente der Kortison-Familie (→ Kortikosteroide)
Stimulus: (physikalischer oder chemischer) Reiz
Stoffwechsel: Gesamtheit aller chemischen Ab- und Umbauvorgänge von Nahrungsstoffen und Sauerstoff im Organismus zum Aufbau körpereigener Stoffe und zur Energiegewinnung
Stoma: 1. Mund 2. künstlich hergestellte Öffnung eines Hohlorgans nach außen, z. B. künstlicher Darmausgang
Stridor: pfeifendes Atemgeräusch beim Einatmen
Stroma: 1. gefäßführendes Bindegewebe in einem Tumor 2. Bindegewebeart in einem Organ
Stuhlschmiere: unfreiwilliger Abgang kleiner Kotmengen
subfebril: leicht erhöhte Körpertemperatur
subklinisch: geringe Beschwerden verursachend
subkutan: unter der Haut, unter die Haut, z. B. bei einer Injektion
Sudor: Schweiß
Superinfektion: erneute Ansteckung mit dem gleichen Erreger bei noch nicht abgeklungener Erstinfektion
superior: oben, weiter oben befindlich
Symptom: Krankheitszeichen, Beschwerde infolge einer Krankheit
Syndrom: Gruppe von Krankheitszeichen (Symptomen)
Systole: Kontraktionsphase des Herzens

Tachykardie: zu schneller Herzschlag mit einem Puls von über 100 Schlägen in der Minute in Ruhe
T-Helferzellen: unterstützen die Antikörperbildung im Abwehrkampf gegen Krankheitserreger
Therapie: Behandlung zur Linderung/Heilung einer Krankheit
Thorax: Brustkorb
Thrombozyten: Blutplättchen
Thrombozytenaggregationshemmer: auch Plättchenfunktionshemmer, sie verhindern die Verklumpung der Blutplättchen
Thrombus: Blutpfropf, in einem Blutgefäß entstandenes Blutgerinnsel
T-Lymphozyten: spezielle Abwehrzellen, werden von der Thymusdrüse gebildet
TNM-Klassifikation: international angewandtes System zur Beschreibung der meisten malignen Tumoren anhand ihrer Ausbreitung
Tonus: Spannungs- oder Erregungszustand, z. B. von Muskeln
Toxikose: Vergiftung
Toxin: Giftstoff
transkutan: durch die Haut hindurch
transluminal: entlang des Gefäßinneren
Transplantat: in den Organismus eingebrachte (verpflanzte) Zellen, Gewebe oder Organe
Trauma: körperliche Verletzung oder psychische Erschütterung
Tremor: Zittern
Triggerzone: umschriebenes Areal, z. T. mit großer Schmerzhaftigkeit

T-Suppressorzellen: spezielle Abwehrzellen
Tussis: Husten

Ulkus (Ulcus): Geschwür
Ulzeration: Bildung von Geschwüren

Vakzine: Impfstoff
Vene: Blutgefäß, das Blut zum Herzen transportiert
Verruca: Warze
Vertebra: Wirbel
Viszera: Eingeweide; Sammelbegriff für Organe, die sich in der Bauch-, Brust-, Becken- oder Schädelhöhle befinden; umgangssprachlich sind jedoch meist die Baucheingeweide gemeint
vital: lebendig, funktionstüchtig
Vomitus: Erbrechen
Vulnus: Wunde

Wechselwirkung: pharmakologischer Begriff für die gegenseitige Beeinflussung zweier Wirkstoffe von gleichzeitig eingenommenen Arzneimitteln

Zelle: kleinste lebensfähige Einheit aller lebenden Organismen
zerebral: das Gehirn (Großhirn) betreffend
zervikal: zum Hals gehörig
Zirrhose: bindegewebig-narbiger Umbau von Gewebe infolge einer chronischen Entzündung (z. B. → Leberzirrhose, Seite 119)
Zoonose: Infektion, die bei Tieren vorkommt und auch auf den Menschen übertragen werden kann
Zyanose: Blaufärbung; akute oder chronische bläulich bleifarbene (livide) Verfärbung von Haut und/oder Schleimhäuten infolge eines verminderten Sauerstoffgehalts des Blutes
Zyste: Blase, Hohlraum im Gewebe mit flüssigem oder breiigem Inhalt
Zytostatika: das Zellwachstum hemmende Stoffe

Zum Nachschlagen

Bücher, die weiterhelfen

Bavastro, P., Fried, A., Kümmell, H.C.: Herz-Kreislauf-Sprechstunde. Verlag Urachhaus, Stuttgart

Bichler, A., Rüdiger, M.: Heilentschlacken. Kuren bei chronischen Beschwerden. Gräfe und Unzer Verlag, München

Bopp, A., Breitkreuz, T.: Bluthochdruck senken. Gräfe und Unzer Verlag, München

Heepen, G.: Schüßler-Salze. Gräfe und Unzer Verlag, München

Hien, P., Böhm, B.: Diabetes-Handbuch. Springer Verlag, Berlin

Jäckle, R., Hirsch, A., Dreyer, M.: Gut leben mit Typ-1-Diabetes. Elsevier Verlag, München

Jahn, E. Diabetes Typ 2: Wie Sie gezielt gegensteuern. Stiftung Warentest, Berlin

Kroiss, T.: Heilungschancen bei Krebs. Goldmann Verlag, München

Loisl, D., Puchner, R.: Diagnose Rheuma. Springer Verlag, Wien

Mathes, P.: Ratgeber Herzinfarkt: Vorbeugung, Früherkennung, Behandlung, Nachsorge, Rehabilitation. Springer-Verlag Berlin, Heidelberg, New York

Mosetter, K., Pape, D., Cavelius, A.: Die 4 Kräfte der Selbstheilung: Wie unser Körper wieder lernt, uns gesund und leistungsfähig zu machen. Gräfe und Unzer, München

Schaenzler, N., Bieger, W. P.: GU Kompass Laborwerte. Gräfe und Unzer Verlag, München

Schaenzler, N., Koppenwallner, C.: Leber und Galle reinigen und revitalisieren. Gräfe und Unzer, München

Schaenzler, N., Koppenwallner, C.: Magen und Darm natürlich behandeln. Gräfe und Unzer Verlag, München

Schaenzler, N.: Gesund leben im Säure-Basen-Gleichgewicht. Urania Verlag, Stuttgart

Schleip, T.: Reizdarm. Gräfe und Unzer Verlag, München

Sommer, S.: Homöopathie. Das Basisbuch. Gräfe und Unzer Verlag, München

Zum Nachschlagen

Adressen, die weiterhelfen

Deutsche Gesellschaft für Ernährung (DGE), Godesberger Allee 18, 53175 Bonn, www.dge.de

Deutsche Gesellschaft zur Bekämpfung von Fettstoffwechselstörungen und ihren Folgeerkrankungen

DGFF (Lipid-Liga) e. V., Bunsenstr. 5, 82152 Planegg, www.lipid-liga.de

Deutsche Diabetes-Gesellschaft (DDG), www.deutsche-diabetes-gesellschaft.de

Deutsche Rheuma-Liga, Maximilianstraße 14, 53111 Bonn, www.rheuma-liga.de

Deutscher Zentralverein, homöopathischer Ärzte, Am Hofgarten 5, 53113 Bonn, www.dzvhae.de

Rheumaliga Schweiz, Josefstrasse 92, 8005 Zürich, www.rheumaliga.ch

Österreichische Rheumaliga (ÖRL), Dorfstraße 4, 5761 Maria Alm, www.rheumaliga.at

Deutsche Krebshilfe e. V., Buschstr. 32, 53113 Bonn, www.krebshilfe.de

Krebsliga Schweiz, Effingerstrasse 40, 3001 Bern, www.swisscancer.ch

Deutsche Schmerzhilfe e. V., www.schmerzhilfe.de

Österreichische Schmerzgesellschaft, c/o Universität Salzburg, Naturwissenschaftliche Fakultät, FB für Organismische Biologie, Hellbrunnerstr. 34, A-5020 Salzburg, www.oesg.at

Schweizerische Gesellschaft zum Studium des Schmerzes, Pomcany's Marketing AG, Kommunikationsagentur, Aargauerstrasse 250, 8048 Zürich, www.pain.ch

Deutsche Gesellschaft für Verdauungs- und Stoffwechselkrankheiten e. V., Olivaer Platz 7, 10707 Berlin, www.dgvs.de

Österreichische Gesellschaft für Gastroenterologie und Hepatologie, c/o MAW Freyung 6, 1010 Wien, www.oeggh.at

Zentralverband der Ärzte für Naturheilverfahren und Regulationsmedizin e. V., Am Promenadenplatz 1, 72250 Freudenstadt, www.zaen.org

Sachregister

ABCDE-Schema 92
abdominale Auskultation 226
Abhören 226
Abstrich 214
Adenokarzinom 29, 135
adenomatöse Polypen 48
Adiponektin 52, 260
Adipositas 202
Afterloading 242
Ähnlichkeitsprinzip 254
Aids 10
Aids-related-complex 11
akinetische Krise 166
Akne 12
Akne vulgaris 12
Akropachie 26
aktivierte Arthrose 21
Akupressur 246
Akupunktur 246
akut nekrotisierende Pankreatitis 26
akut ödematöse Pankreatitis 26
akute Bauchspeicheldrüsenentzündung 26
akute Bronchitis 38
akute lymphatische Leukämie 124
akute myeloische Leukämie 124
akute postinfektiöse Glomerulonephritis 78
akuter Asthmaanfall 23
akuter Gichtanfall 76
akutes Koronarsyndrom 100
akutes Nierenversagen 159
ALL 124
Allergie 58
Allergie, gastrointestinale 149
Allergietest 214
allergisch bedingtes Ekzem 58
allergische Rhinitis 167
allergisches Asthma 22
allergisches Kontaktekzem 58
Altersemphysem 130
Altersosteoporose 162
Alzheimer-Krankheit 13
ambulant erworbene Pneumonie 132
ambulante Operation 239
AML 124
Anämie 56
Anämie, renale 160, 161
Anamnese 215
Anamnese, homöopathische 235
anaplastisches Karzinom 180
Angina pectoris 99, 100
Angiographie 216
Anlaufbeschwerden 20
Anophelesmücke 140
anorektale Gonorrhö 81
Anthroposophische Medizin 248
Apoplexie 187
Appendektomie 34
Appendix vermiformis 33
Appendizitis 33
ARC 11
Aromatherapie 249
arterielle Hypertonie 34
Arteriographie 216
Arteriosklerose 15
arteriosklerotische Plaques 16, 191
Arthritis, rheumatoide 17, 192, 193, 224, 229
Arthrose 20
Arthroskopie 224, 239
Ärztliche Aufklärungspflicht 238
Asthma bronchiale 22
Atemgasanalyse 228
Ateminsuffizienz 130
Atempausen im Schlaf 185, 186
Atemstoßtest 227
Atemtherapie 249
atopisches Ekzem 155
Ausgusssteine 88
Auskultation 226
Ausschabung 71, 73
Autogenes Training 252

autoimmune Schilddrüsenentzündung **178**
Autoimmunhyperthyreose **25**
Autoimmunthyreoiditis **178**
Ayurvedische Medizin **249**
Azidose **160**
Azotämie **159**

bakteriologische Urinuntersuchung **233**
Ballondilatation **240**
Basaliom **90**
Basedow-Krankheit **25**
Basisuntersuchung, neurologische **227**
Bauchspeicheldrüsenentzündung **26**
Bauchspeicheldrüsenkrebs **29**
Bauchspiegelung **216**
Bazillus-Calmette-Guerin-Immuntherapie **33**
BCG-Immuntherapie **33**
Beklopfen **226**
Belastungs-EKG **222**
Belastungsinkontinenz **84**
benigne Prostatahyperplasie **172**
Betasten **226**
Betrachten **226**
Bewegungstherapie **243, 252, 255**
Bilirubinsteine **67**
Biochemie nach Dr. Schüßler **250**
Biofeedback **250**
Biopsie **216**
Bioresonanztherapie **251**
Blasenentleerungsstörung **71, 86, 170, 172**
Blasenentzündung **31**
Blasenkarzinom **32**
Blasenkrebs **32**
Blasenschwäche **84**
Blasenspiegelung **217**
Blasenspültherapie **33**
Blasentraining **87, 149**
Blinddarmdurchbruch **34**

Blinddarmentzündung **33**
blue-bloater-Emphysemtyp **131**
Blutarmut **57**
Blutbild **219**
Blutdruckmessung **217**
Blutfettwerte **61**
Blutflussgeschwindigkeit **221**
Blutgasanalyse **218**
Blutgerinnsel **16, 17, 96, 127, 187, 189, 206, 210**
Bluthochdruck **34**
Blutkörperchen, weiße **224**
Blutkörperchensenkungsgeschwindigkeit **223**
Blutuntersuchung **218**
BMI-Klassifikation **203**
Borreliose **36**
Bowen-Krankheit **90**
Brachytherapie **171**
Bradyarrhythmie **209**
Bradykinese **165**
Bronchialasthma **22**
Bronchialkarzinom **134**
Bronchialobstruktion **22**
Bronchitis, akute **38**
Bronchitis, chronische **39**
Bronchopneumonie **132**
Bronchoskopie **219**
Bruchband **123**
Brustkrebs **41**
BSG **223**
Bypass-Operation **240**

CB **39**
CED **43**
13C-Harnstoff-Atemtest **138**
Check-up-35-Untersuchung **63**
Chemotherapie **243**
Chirotherapie **243, 255**
Chirurgie **238**
Chirurgie, minimalinvasive **239**
Cholangitis **67, 68**
Cholelithiasis **67**
Cholesterinspiegel **61**

Cholesterinsteine **67**
Cholesterinwert, erhöhter **62**, **63**
Cholezystitis **67**, **68**
chronisch entzündliche Darmerkrankungen **45**, **47**
chronisch lymphatische Leukämie **124**
chronisch myeloische Leukämie **124**
chronisch obstruktive Bronchitis **39**
chronisch progrediente Glomerulonephritis **78**
chronische Autoimmunthyreoiditis **178**, **179**
chronische Bauchspeicheldrüsenentzündung **27**
chronische Bronchitis **39**
chronische Herzinsuffizienz **103**
chronische Herzschwäche **103**
chronische Niereninsuffizienz **159**
chronische Polyarthritis **17**
chronisches Nierenversagen **159**
chronisches Schmerzsyndrom **64**
CLL **124**
CML **124**
Colchicintest **77**
Colitis ulcerosa **43**
Colon-Hydro-Therapie **251**
Computertomographie **219**
COPD **39**
Cor pulmonale **40**, **130**
C-reaktives Protein **223**
Cremes **246**
Crohn-Krankheit **45**
CRP **223**
CT **219**
Cushing-Syndrom **202**
Cyberknife-Therapie **242**
Cystadenokarzinom **29**
Cystinsteine **88**, **89**
C-Zell-Karzinom **180**

Darmdivertikel **53**
Darmdurchbruch **44**
Darmkrebs **46**
Darmpolypen **48**
Darmspiegelung **220**
Darmspiegelung, konventionelle **220**
Darmspiegelung, virtuelle **221**
Darreichungsformen **245**
Defibrillator **241**
Depotpräparate **246**
Diabetes mellitus **49**
diabetische Retinopathie **50**, **52**
diabetisches Koma **51**
Dickdarmpolypen **48**, **49**, **220**
Differenzialblutbild **219**
digitale Substraktions-Angiographie **216**
digitale Vollfeld-Mammographie **228**
Divertikel **53**
Divertikulitis **53**
Divertikulose **53**
Doppl007eruntersuchung **221**
Dragees **245**
Dranginkontinenz **86**
DSA **216**
Dunkelfeldmikroskopie **234**
Durchblutungsstörungen **16**, **205**, **231**
Dyspepsie, funktionelle **177**

Echokardiographie **221**
echte Grippe **112**
EEG **222**
Eierstockkrebs **55**
Eierstockzysten **55**
Eigenanamnese **215**
Eigenbluttherapie **251**
Eisenmangelanämie **56**
EKG **222**
Ekzem, allergisch bedingtes **58**
Ekzem, atopisches **155**
Elektroenzephalographie **222**

Elektrokardiographie **222**
Elektroschockgerät **241**
Elektrotherapie **245**
Elektrotherapie des Herzens **241**
Eliminationsdiät **150**
Embolektomie **129**
Embolie **127, 187**
Embolus **127**
endokriner Tumor **29**
Endolymphhydrops **142**
Endometriumkarzinom **72**
Endoskopie **223**
endoskopisch retrograde Cholangiographie **224**
endoskopisch retrograde Cholangiopankreatikographie **224**
endoskopische Biopsie **217**
Enteropathie, glutensensitive **211**
Entspannungstherapie **252**
Entzündungsparameter **223**
Enzephalitis **105, 107, 113**
epidemische Grippe **112**
Epikutan-Test **215**
epitheliales Ovarialkarzinom **55**
Eradikationstherapie **138**
ERC **224**
ERCP **224**
erhöhter Triglyceridwert **62**
Erkältungskrankheit **59**
Ernährungstherapie **253, 255**
Erstverschlimmerung **254**
erworbene Immunschwächekrankheit **10**
Erythema migrans **37**
essenzieller Bluthochdruck **35**
ESWL **89**
exogenes Asthma **22**
externe Strahlentherapie **242**
externer Schrittmacher **241**
Extrakorporale Stoßwellen-Lithotripsie **69, 89, 90**
Extrasystolen **102**

Extraurethrale Inkontinenz **85, 87**
extrinsic Asthma **22**
Exzisionsbiopsie **217**

Familiäre Adenomatöse Polyposis **48**
FAP **48**
Farb-Doppler-Echokardiographie **221**
Farb-Dopplerunteruntersuchung **221**
Farbduplexunteruntersuchung **221**
Fassthorax **130**
Fastenkuren **254**
Fazialislähmung **37, 264**
Feldenkrais-Methode **252**
Fettstoffwechselstörungen **61**
Fettsucht **202**
Fibromyalgie **64**
Fistelkomedonen **13**
Flitterwochenzystitis **31**
Fluoreszenzzystoskopie **32, 217**
folliculäres Karzinom **180**
fraktionierte Abrasio **73**
Fremdanamnese **186, 215**
Fructosamin-Test **52**
Frühsommer-Meningoenzephalitis **65**
FSME **65**
Fundoplicatio **175**
funktionelle Dyspepsie **177**
Funktionsmittel **250**
Fußchirurgie **239**

Gallenblasenentzündung **67, 68**
Gallengangentzündung **67, 68**
Gallenkolik **68**
Gallenstauung **68**
Gallensteine **67**
Ganzkörperszintigraphie **232**
Gastritis **136**
gastrointestinale Allergie **149**
Gastroskopie **228**
Gebärmutterhalskrebs **70**
Gebärmutterkörperkrebs **72**

Gelbsucht 68, 94, 95
Gelenkentzündung 18, 19, 37
Gelenkerguss 22
Gelenkspiegelung 224
Genitalherpes 74
Geschlechtskrankheit 74, 80
Gesichtslähmung 37, 264
Gestationsdiabetes 49
gestörte Glukosetoleranz 25, 50, 51
Gicht 75
Gichtknoten 76
Gicht-Niere 76
Gicht-Tophi 76
Gingivostomatitis herpetica 126
globale Herzinsuffizienz 103
Glomerulonephritis 77
glutensensitive Enteropathie 211
Glycerol-Test nach Klockhoff 142
Gonorrhö 80
Goodpasture-Syndrom 78
grippaler Infekt 59
Grippe, echte 112
Grippe, epidemische 112
großes Blutbild 219
Gruppenallergie 167
Gummibandligatur 84
Gürtelrose 82
gutartige Prostatavergrößerung 172

Haemoccult®-Test 231
Halsschmerzen 60, 61, 113
Hämatokrit 219
Hämaturie 32, 79
Hämorrhoidalknoten 83
Hämorrhoidektomie 84
Hämorrhoiden 83
Handchirurgie 239
Harnblasenentzündung 31
Harnblasenkarzinom 32
Harnflussmessung 86
Harninkontinenz 84
Harnleitersteine 89

Harnsepsis 158
Harnstauungsnieren 173
Harnsteine 87
Harnverhaltung 173
Hashimoto-Thyreoiditis 178
Hautkrebs 90
HDL-Cholesterin 62, 99
Heileurythmie 248
Heilfasten 253
heißer Knoten 117
Helicobacter pylori 137, 139, 228
hepatische Enzephalopathie 120
Hepatitis 92
Hepatitis-Suchprogramm 94
Herdpneumonie 132
Hernienchirurgie 239
Herpes genitalis 74
Herpes labialis 126
Herpes zoster 82
Herpesenzephalitis 126
Herpes-Simplex-Viren 74, 105, 126, 156
Herzauskultation 226
Herzbeschleunigung 118
Herzhinterwandinfarkt 97
Herzinfarkt 96
Herzinsuffizienz 103
Herzinsuffizienz, chronische 103
Herzkatheteruntersuchung 225
Herzkrankheit, koronare 99
Herzmuskelentzündung 101
Herzrhythmusstörungen 103, 209
Herzschrittmacher 225, 241
Herzschwäche, chronische 103
Heuschnupfen 167
HiFU 171
Hirnblutung 188, 189
Hirnhautentzündung 105
Hirninfarkt 187
Hirnschlag 187
hochintensiver fokussierter Ultraschall 171
Hodenfehllage 107
Hodenhochstand 107

Hodenkarzinom **107**
Hodenkrebs **107**
Hodgkin-Krankheit **109**
Höhlentherapie **24**
Homöopathie **254**
homöopathische Anamnese **235**
Hörsturz **110**
hs-CRP **17, 100, 223**
HSV 1 **126**
HSV 2 **74**
humanes Immundefizienz-Virus (HIV) **10**
Husten **22, 23, 38, 39, 60, 113, 128, 133, 135**
Hydrotherapie **255, 256**
Hyperakusis **200**
Hypercholesterinämie **61**
Hyperglykämie **51**
Hyperlipoproteinämie **61**
Hyperthermie **92, 173, 242, 265**
Hyperthyreose **182**
Hypertonie **34**
Hypertonie, arterielle **34**
Hypertriglyceridämie **61**
Hypoglykämie **51**
Hyposensibilisierung **169**
Hypothyreose **183**
Hysteroskopie **73**

idiopathische Bauchspeicheldrüsenentzündung **27**
idiopathische Trigeminusneuralgie **200**
IgA-Nephropathie **78, 80**
Ikterus **94**
Immunkomplexnephritis **78**
Immuntherapie, spezifische **169**
Immuntherapie, sublinguale **169**
Influenza **112**
Inguinalhernie **121**
Inhalation **246**
Inhalationsallergene **167**
Inspektion **226**
instabile Angina pectoris **100**

Insulinmangeldiabetes **27, 28**
Insulinresistenz **50**
intensivierte Insulintherapie **52**
interstitielle Pneumonie **132**
Intrakutan-Test **215**
intraoperative Strahlentherapie **242**
intravenöse Verabreichung **245**
intrinsic Asthma **23**
intrinsisches Asthma **23**
Irisdiagnostik **235**
ischämischer Hirninfarkt **187**

juvenile rheumatoide Arthritis **18**

Kalkscorescreening **100**
kalter Knoten **118, 181**
Kältetherapie **244**
Kalziumbilirubinatsteine **67**
Kalziumpräparate **164**
Kapseln **245**
Karzinogene **32, 135**
Keimzelltumoren **55, 107**
Kernspintomographie **225**
Ketoazidose **51**
KHK **99**
Kinesiologie **255**
Kinesiologischer Muskeltest **236**
klassische Naturheilkunde **253**
kleines Blutbild **219**
kleinzelliges Bronchialkarzinom **134, 135, 136**
Kneipptherapie **255**
Knochenfestigkeit, verminderte **162**
Knochenmarkbiopsie **217**
Knochenschwund **162**
Knochenszintigraphie **232**
Knopflochchirurgie **239**
Knopflochdeformität **19**
Knoten, heißer **117**
Knoten, warmer **117**
Kolonkarzinom **46**
kolorektales Karzinom **46**

Koloskopie 220
Kolposkopie 71
kombinierte Hyperlipidämie 62
Komedonen 13
Konisation 71, 214, 267
Kontaktekzem, allergisches 58
Kontaktekzem, toxisches 58
konventionelle Darmspiegelung 220
konventionelle Insulintherapie 52
Kopfschmerzen 144, 195
Korallensteine 88
Koronarangiographie 225
koronare Herzkrankheit 99
körperliche Untersuchung 226
Korpuskarzinom 72
Krampfadern 114
Krampfadern an der Speiseröhre 114
Kraniosakraltherapie 256
Krankengymnastik 244
Krebstherapie 241
Kreuzallergie 168
Kropf 116, 181
künstlerische Therapien 248
Kurzzeit-Immuntherapie 169

laborchemische Stuhluntersuchung 231
Langzeit-EEG 222
Langzeit-EKG 222
Laparoskopie 216
latente KHK 99
LDL-Cholesterin 62, 63
L-Dopa-Test 166
Leberentzündung 94
Leberhautzeichen 120
Leberinsuffizienz 119
Leberkoma 120
Leberzirrhose 119
Leistenbruch 121
Leistenhernie 121
Leukämie 123
Lichtenstein-Methode 123

Linksherzschwäche 103
Lippenherpes 126
Lobärpneumonie 132
Loslassschmerz 34
Lotionen 246
Lumbalpunktion 227
Lungenauskultation 226
Lungenembolie 127
Lungenemphysem 129
Lungenentzündung 132
Lungenfunktionsprüfung 227
Lungenkarzinom 134
Lungenkrebs 134
Lungenödem 79, 103, 141
Lyme-Borreliose 36
Lymphom, malignes 109
Lymphome 107, 109, 260

Magengeschwür 138
magensaftresistente Kapseln 246
Magenschleimhautentzündung 136
Magenspiegelung 228
Magenspiegelung, virtuelle 228
Magnetfeldtherapie 256
Magnetresonanz-Cholangiopankreatographie 224
Magnetresonanztomographie 225
Malaria quartana 141
Malaria tertiana 140
Malaria tropica 141
Malignes Melanom 91
Mallorca-Akne 12
Mammakarzinom 41
Mammographie 228
Mandelentzündung 60, 101
Manipulation 244
Manuelle Therapien 243
Massagen 244
Mastopathie 42
McBurney-Punkt 34
medikamenteninduzierter Kopfschmerz 146, 196
medikamentöse Behandlung 245

medulläres Schilddrüsenkarzinom 180, 181
Mehrzeilen-Computertomographie 220
Melanom, malignes 90
Menière-Krankheit 142
Meningismuszeichen 106
Meningitis 105
Meningoenzephalitis 66
Meningoenzephalomyelitis 66
metabolisches Syndrom 35, 50, 75
Metastasen 41, 47, 55, 70, 72, 90, 91, 107, 135, 136, 170, 171, 180, 229, 241
Microdosis-Mammographie 229
Migräne 144
Migräne mit Aura 145
mikrobiologische Stuhluntersuchung 231
Mikrohämaturie 79
minimalinvasive Chirurgie 239
Misteltherapie 248
Mobilisation 243
Morbus Crohn 45
Moxibustion 247
MRCP 224
MS 147
Multiple Sklerose 147
Multislice-CT 220
muskelinfiltrierendes Karzinom 32
Myelitis 37
Myokardinfarkt 96
Myokarditis 101
Myokardszintigraphie 232
Myxödem 26, 269
Myxödemkoma 183, 184

Nadelbiopsie 217
Nahrungsmittelallergie 149
Narbenemphysem 130
nasale Continuous Positive Airway Pressure 186
Nasennebenhöhlenentzündung 151
nCPAP-Therapie 186
Neoblase 33
nephrotisches Syndrom 77
Nesselsucht 153
Neuraltherapie 257
Neurodermitis 155
neurogene Inkontinenz 85
neurologische Basisuntersuchung 227
neurologische Erkrankung 85, 165
nichtallergisches Asthma 23
nicht-kleinzelliges Bronchialkarzinom 134, 135, 136
Nierenbeckenentzündung 157
Nierenbeckensteine 89
Nierenfunktionsszintigraphie 232
Niereninsuffizienz, chronische 159
Nierenkolik 88
Nierensteine 87
Nierenversagen, chronisches 159
non-small cell lung cancer 134
nosokomiale Pneumonie 132
NSCLC 134
Nykturie 158, 160

Obstipation 207
obstruktive Bronchitis 38
obstruktive Schlafapnoe 185
OGTT 51
Ohrakupunktur 247
Ohrgeräusche 198
Operation 238, 239, 241
Operation, ambulante 239
Operation, stationäre 239
operative Tumorentfernung 241
oraler Glukosetoleranztest 51
Orchiektomie 108
Ordnungstherapie 255
oropharyngeale Gonorrhö 81
Orthomolekulartherapie 257
OSAS 185
Ösophagitis 196
Ösophagusvarizen 114, 120
Osteopathie 258

Osteoporose **162**
Osteoporoseprävention **164**
Ovarialkarzinom **55**

Palmarerythem **120**
Palpation **226**
Pankreaskarzinom **29**
Pankreatitis **26**
Pap-Abstrich **214**
papilläres Karzinom **180, 181**
papilläres Urothelkarzinom **32**
Parkinson-Krankheit **165**
pAVK **205**
Peak-Flow-Meter **227**
perakuter Todesfall **113**
Pergamenthaut **37**
periphere arterielle Verschlusskrankheit **205**
Perkussion **226**
Perkutane Transluminale Angioplastie **240**
Perkutane Transluminale Koronarangioplastie **240**
PET **229**
Pfortaderhochdruck **119**
Phlebographie **216**
Photokontaktallergie **58**
Physikalische Therapie **244**
Physiotherapie **244**
Phytotherapie **255, 258**
Pigmentsteine **67**
pink-puffer-Emphysemtyp **131**
Plattenepithelkarzinom **90, 135**
Plethysmographie **228**
plötzlicher Herztod **99**
Plug-Technik **123**
Pneumonie **132**
Pollenallergie **167**
Polyarthritis, chronische **17**
Polyposis intestinalis **48**
Polyurie **160**
portale Hypertension **120**
Positives Brudzinski-Zeichen **106**
Positives Kernig-Zeichen **106**
Positives Lasègue-Zeichen **106**
Positronenemissionstomographie **229**
postmenopausale Osteoporose **162**
postzosterische Neuralgie **82**
Präurämie **159**
Prick-Test **214**
primäre Fettstoffwechselstörung **62**
primärer Bluthochdruck **35**
Progressive Muskelentspannung nach Jacobson **252**
Proktokolektomie **45**
Propionibacterium acnes **13**
Prostatahyperplasie, benigne **172**
Prostatakarzinom **170**
Prostatakrebs **170**
Prostatavergrößerung, gutartige **172**
Proteinurie **79**
Provokations-Test **215**
Pseudoallergie **150**
Psoriasis **190**
Psoriasis-Arthritis **190, 192**
Psoriasis geographica **191**
Psoriasis palmaris et plantaris **191**
Psoriasis punctata **191**
Psoriasis pustulosa **191**
Psoriasis vulgaris **190, 191**
PST **200**
psychotherapeutische Betreuung **248**
PTA **240**
PTCA **240**
pulmonale Hypertonie **103**
Pulsdiagnostik **236, 237**
Pulsierende Signaltherapie **200**
Pulsmessung **229**
PUVA-Therapie **157, 193**
Pyelitis **157**
Pyelonephritis **157**

Qi Gong 253
Quincke-Ödem 150, 154

RA 17
Radio-Allergo-Sorbent-Test 215
Radioonkologie 242
Radiopharmaka 242
rapid progressive Glomerulonephritis 78, 79
RAST 215
Rechtsherzschwäche 40, 103, 119, 130
Reflexinkontinenz 86
Reflexprüfung 227
Refluxkrankheit 174
Refluxösophagitis 196
Reizdarm 175
Reizkolon 175
Reizmagen 177
Rektumkarzinom 46
renale Anämie 160
Repellents 36, 67, 141, 270
Retardpräparate 246
Rezidivhernie 123
Rheumafaktoren 229
rheumatoide Arthritis 17, 192, 193, 224, 229
Rhinitis, allergische 167
Röntgenkontrastuntersuchung 230
Röntgenuntersuchung 230
Rotationsdiät 151
Ruhe-EKG 222
ruhende Arthrose 21

Salben 246
Sammelurin, 24-Stunden- 233
SAS 185
Schaufensterkrankheit 205
Schilddrüsenautonomie 116, 117
Schilddrüsenentzündung 178
Schilddrüsenkrebs 180
Schilddrüsenszintigraphie 232
Schilddrüsenüberfunktion 182
Schilddrüsenunterfunktion 183

Schilddrüsenvergrößerung 116
Schirmer-Test 194
Schlafapnoe-Syndrom 185
Schlafentzugs-EEG 222
Schlaganfall 187
Schlüssellochchirurgie 239
Schnupfen 59
Schrittmacher, externer 241
Schrittmacher, dauerhafter 241
Schrumpfleber 119
Schuppenflechte 190
Schüßler-Salze 250
Schwanenhalsdeformität 19
schwarzer Hautkrebs 91
SCLC 134
Seborrhö 12
Seitenastvarikosis 114
sekundäre Fettstoffwechselstörung 62
sekundärer Bluthochdruck 35
Seminome 107
Shouldice-Methode 123
Sicca-Syndrom 194
Single-Photon-Emission-Computertomographie 230
Sinusitis 151
Sjögren-Syndrom 193
small cell lung cancer 134
Sonographie 232
Soorbronchitis 38
Spannungskopfschmerzen 195
spastische Bronchitis 38
SPECT 230
Speiseröhrenentzündung 196
Speiseröhrenkrampfadern 120, 121, 228
Speläotherapie 25
spezifische Immuntherapie 169
Spinaliom 90, 91
Spiral-Computertomographie 220
Spiroergometrie 227
Spirometrie 227
Sprue 211
Stachelzellkrebs 90

Stammvarikosis **114**
stationäre Operation **239**
Stenose **54, 139, 271**
Stents **240**
Sternberg-Reed-Riesenzellen **109, 110**
Steroidakne **12**
Strahlentherapie **242**
Strahlentherapie, externe **242**
Strahlentherapie, intraoperative **242**
Stressinkontinenz **84**
Strippen **116**
Stromatumor **55, 107**
Struma **116**
Struvite **88**
Stuhluntersuchung **231**
stumme Gallensteine **68, 69**
subakute Thyreoiditis de Quervain **178, 179, 223**
sublinguale Immuntherapie **169**
symptomatische Gallensteine **68, 69**
symptomatische KHK **99**
symptomatische Trigeminusneuralgie **200**
Szintigraphie **231**

Tabletten **245**
Tachyarrhythmie **209**
Tachykardie **118, 210, 272**
TCM **258**
tender points **64**
TENS **65**
Tension-free Vaginal Tape **86**
Tension-free Vaginal Tape obturatorisch **87**
Thrombophlebitis **30, 115**
Thrombus **16, 187, 272**
Thyreoiditis **178**
Thyreotoxische Krise **116, 117**
TIA **188**
Tinnitus **198**
Tinnitus-Masker **200**

Tinnitus-Retraining **199**
toxisches Kontaktekzem **58**
toxisches Megakolon **44, 45**
Traditionelle Chinesische Medizin **258**
transistorische ischämische Attacken **188**
Transkutane elektrische Nervenstimulation **65**
transösophageale Echokardiographie **221**
transurethrale Prostataresektion **173**
Tremor **166, 272**
Trigeminusneuralgie **200**
Trigeminusneuropathie **201**
Triglyceridwert, erhöhter **62**
Triglyceridwerte **63**
Tripper **80**
Tröpfcheninfektion **60, 112, 126**
TRT **199**
Tumorentfernung, operative **241**
Tumormarker **232**
Tüpfelnägel **191**
TUR-P **173**
TVT-Methode **86**
TVT-O-Methode **87**
Typ-1-Diabetes **49**
Typ-2-Diabetes **49**

Überempfindlichkeit gegen Geräusche **200**
Übergewicht **202**
Überlaufblase **172**
Überlaufinkontinenz **86**
Überwärmungstherapie **92**
Überzuckerung **51**
Ulcus duodeni **138**
Ulcus venosum **115**
Ulcus ventriculi **138**
Ultraschalluntersuchung **232**
Unfallchirurgie **239**
Unterschenkelgeschwüre **115**
Untersuchung, körperliche **226**

Unterzuckerung 51
UPPP 186
Urämie **159**, **160**
Uratsteine **88**
Urinkultur **233**
Urinsediment **234**
Urinstatus **233**
Urin-Streifen-Schnelltest **233**
Urinuntersuchung **233**
    bakteriologische **233**
Urographie **89**
Urolithiasis **87**
Urosepsis **158**
Urtikaria **153**
Uvulopalatopharyngoplastik **186**

Varikose **114**, **115**
Varizen **114**, **120**
Vaskulitis **37**
Venenchirurgie **239**
Venenklappendefekt **114**
Venenschwäche **114**, **115**
Venenthrombose, tiefe **127**, **128**, **129**
Verengung der Atemwege **22**
Verschlusskrankheit, periphere arterielle **205**
Verstopfung **207**
Videokapsel-Endoskopie **234**
virtuelle Darmspiegelung **221**
virtuelle Magenspiegelung **228**
Vorhofflimmern **209**

Wanderröte **37**
warmer Knoten **117**
Wärmetherapie **244**
Wassertherapie **245**
Wechselfieber **140**
Weichteilchirurgie **239**
Weiße Blutkörperchen **224**
Wiederholungsbruch **123**
Windpocken **82**
Wohlstands-Syndrom **35**
Wurmfortsatz **33**, **34**

Zäpfchen **246**
Zecken-Borreliose **36**
zentrale Schlafapnoe **185**
zentralisierter Tinnitus **198**
Zervixkarzinom **70**
Zöliakie **211**
Zuckerkrankheit **49**
Zuckerverwertungsstörung **50**
Zungendiagnostik **237**
Zwölffingerdarmgeschwür **138**
Zyanose **130**, **131**, **273**
Zystitis **31**
Zystoskopie **217**
Zytostatika **19**, **243**, **273**

Impressum

Die **GU**-Homepage finden Sie im Internet unter **www.gu.de**

Umwelthinweis:
Dieses Buch ist auf PEFC-zertifiziertem Papier aus nachhaltiger Wirtschaft gedruckt.

© 2011 Gräfe und Unzer Verlag GmbH, München

Erweiterte und aktualisierte Neuausgabe von »Der große GU Kompass Medizinische Fachbegriffe«, GRÄFE UND UNZER VERLAG 2006, ISBN 978-3-7742-7205-7

Alle Rechte vorbehalten. Nachdruck, auch auszugsweise, sowie Verbrei-tung durch Film, Funk, Fernsehen und Internet, durch fotomechanische Wiedergabe, Tonträger und Datenverarbeitungssysteme jeder Art nur mit schriftlicher Genehmigung des Verlages.

Projektleitung: Maria Hellstern (Neuausgabe), Barbara Fellenberg (Erstausgabe)
Lektorat: Irmela Sommer
Herstellung: Markus Plötz
Gestaltung: independent Medien-Design, Horst Moser, München
Satz: Uhl + Massopust, Aalen
Fotos: Cover: Getty; U4: Getty (li.), Plainpicture (re.)
Druck und Bindung: Stürtz GmbH, Würzburg

ISBN 978-3-8338-2174-5

3. Auflage 2013

GRÄFE UND UNZER
Ein Unternehmen der
GANSKE VERLAGSGRUPPE

www.facebook.com/gu.verlag

Maßeinheiten

Konzentrationsangaben

- **m** = milli = 10^3 (Tausendstel)
- **μ** = mikro = 10^6 (Millionstel)
- **n** = nano = 10^9 (Milliardstel)
- **p** = pico = 10^{12} (Billionstel)

Gewichtseinheiten

g	Gramm		
mg	Milligramm	0,001 Gramm	10^{-3} Gramm
μg	Mikrogramm	0,001 Milligramm	10^{-6} Gramm
ng	Nanogramm	0,001 Mikrogramm	10^{-9} Gramm
pg	Picogramm	0,001 Nanogramm	10^{-12} Gramm

Flüssigkeitseinheiten

l	Liter		
dl	Deziliter	0,1 Liter	10^{-1} Liter
ml	Milliliter	0,001 Liter	10^{-3} Liter
fl	Femtoliter		10^{-15} Liter

Aktivitätseinheiten (sind nur teilweise standardisiert)

U	Units (Maßzahl für Enzymaktivität bzw. eine definierte Stoffmenge)		
IU	International Units		
I.E.	Internationale Einheiten		
mU	Milliunits	0,001 Units	10^{-3} U
U/l	Units pro Liter		
U/dl	Units pro Deziliter		
μU/l	Mikrounits pro Liter	0,000.001 Units	
IU/ml	International Units pro Milliliter		
mIU/l	Milli-International-Units pro Liter		
kU/l	Kilo-International-Units pro Liter		

Mengeneinheiten

mol	Mol (Maßzahl für Stoffmenge)		
mmol	Millimol	0,001 Mol	
μmol	Mikromol	0,001 Millimol	10^{-6} Mol
nmol	Nanomol	0,001 Mikromol	10^{-9} Mol
pmol	Picomol	0,001 Nanomol	10^{-12} Mol